Gerhard-W. Schmeisl
Schulungsbuch für Diabetiker

Gerhard-W. Schmeisl

Schulungsbuch für Diabetiker

Mit einem Geleitwort von Professor Dr. med. Rüdiger Petzoldt

6. vollständig überarbeitete und erweiterte Auflage

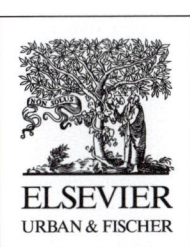

URBAN & FISCHER

München · Jena

Zuschriften und Kritik an:
Elsevier GmbH, Urban & Fischer Verlag, Karlstr. 45, 80333 München

Autor
Dr. med. Gerhard-W. Schmeisl
Internist, Angiologe, Diabetologe
Leitender Arzt der Deegenbergklinik
Burgstr. 21
97688 Bad Kissingen

Wichtiger Hinweis für den Benutzer
Die Erkenntnisse in der Medizin unterliegen laufendem Wandel durch Forschung und klinische Erfahrungen. Herausgeber und Autoren dieses Werkes haben große Sorgfalt darauf verwendet, dass die in diesem Werk gemachten therapeutischen Angaben dem derzeitigen Wissensstand entsprechen. Das entbindet den Nutzer dieses Werkes aber nicht von der Verpflichtung, anhand weiterer schriftlicher Informationsquellen zu überprüfen, ob die dort gemachten Angaben von denen in diesem Buch abweichen und seine Verordnung in eigener Verantwortung zu treffen.

Bibliografische Information der Deutschen Nationalbibliothek
Die Deutsche Nationalbibliothek verzeichnet diese Publikation in der Deutschen Nationalbibliografie; detaillierte bibliografische Daten sind im Internet über http://dnb.d-nb.de abrufbar.

Alle Rechte vorbehalten
6. Auflage 2009
© Elsevier GmbH, München
Der Urban & Fischer Verlag ist ein Imprint der Elsevier GmbH.

09 10 11 12 13   5 4 3 2 1

Für Copyright in Bezug auf das verwendete Bildmaterial siehe Bildnachweis.

Das Werk einschließlich aller seiner Teile ist urheberrechtlich geschützt. Jede Verwertung außerhalb der engen Grenzen des Urheberrechtsgesetzes ist ohne Zustimmung des Verlages unzulässig und strafbar. Das gilt insbesondere für Vervielfältigungen, Übersetzungen, Mikroverfilmungen und die Einspeicherung und Verarbeitung in elektronischen Systemen.

Um den Textfluss nicht zu stören, wurde bei Patienten und Berufsbezeichnungen die grammatikalisch maskuline Form gewählt. Selbstverständlich sind in diesen Fällen immer Frauen und Männer gemeint.

Planung: Heiko Krabbe, München
Lektorat: Ingrid Stöger, München
Herstellung: Kerstin Wilk, Leipzig
Satz: abavo GmbH, Buchloe/Deutschland, TNQ, Chennai/Indien
Druck und Bindung: MKT Print d.d., Ljubljana
Umschlaggestaltung: SpieszDesign, Büro für Gestaltung, Neu-Ulm
Titelfotografie: Stone/Mark Douet

Printed in Slovenia
ISBN 978-3-437-47272-5

Aktuelle Informationen finden Sie im Internet unter **www.elsevier.de** und **www.elsevier.com**

Geleitwort

Liebe Leserin, lieber Leser!

Das „Schulungsbuch für Diabetiker", das Sie hier in Händen halten, besteht aus 264 abwechslungsreichen Seiten, mit verständlichen Informationen über Diabetes und vielen guten Empfehlungen.

Wenn ein Buch in seiner 6. Auflage erscheint, dann spricht das für seine Aktualität und seinen Erfolg. Das „Schulungsbuch für Diabetiker" hat eine erfolgreiche Geschichte, die sich mit den Stichworten kompetent, praktisch und hilfreich beschreiben lässt. Von den Leserinnen und Lesern früherer Auflagen wird es längst als „der Schmeisl" gerühmt, den sie in ihrem Alltag nicht missen möchten. Mit Recht, wie ich meine, denn auch Sie, liebe Leserin, lieber Leser, werden schon beim ersten Hineinblättern viele Informationen und Hilfen für Ihr Leben mit Diabetes finden! Seien Sie gespannt und freuen Sie sich auf die weitere Lektüre, denn der Autor Dr. Gerhard-W. Schmeisl hat kein trockenes Schulbuch geschrieben, sondern mit diesem „Schulungsbuch für Diabetiker" auf eindrucksvolle Weise zweierlei erreicht. Er informiert fachlich kompetent, aktuell und sehr genau über alle Aspekte des Diabetes. Und: Er geht einfühlsam auf Ihre Aufgaben bei der täglichen Bewältigung des Diabetes ein, hilft Typ-1-Diabetikern wie Typ-2-Diabetiker durch sehr praktische Empfehlungen und vermittelt Ihnen damit viel Sicherheit im Umgang mit dem Diabetes.

In diesem Buch werden viele unterschiedliche Fragen angesprochen und hilfreiche Antworten gegeben. Wenn Sie dabei erkennen, was die richtige Behandlung für Ihren Diabetes ist, und wenn Sie diese Erkenntnisse täglich in richtiges Tun umsetzen, dann erreichen Sie, was ich Ihnen wünsche: die erfolgreiche Diabetesbehandlung – als Experte in eigener Sache.

Bad Oeynhausen, im September 2008
Prof. Dr. med. Rüdiger Petzoldt

Vorwort zur 6. Auflage

Chronisch Kranke, insbesondere Patienten mit Diabetes müssen heute oft das Gefühl haben, dass die Art ihrer Behandlung z. B. mit Analoginsulinen, die wesentlich zur Verbesserung ihrer Lebensqualität beitragen, ständig zur Disposition steht – je nach politischer Lage.

So haben zwar die Desease Managementprogramme (DMP) möglicherweise regional zu einer Verbesserung der Behandlung von Patienten mit Diabetes beigetragen, in der Masse sind diese jedoch wegen nicht optimaler Vorbereitung und Ausführung von vielen Patienten und Ärzten nicht angenommen worden. Klar ist auch nicht, ob die Programme überhaupt oder ggf. in anderer Form weitergeführt werden.

Andererseits sehe ich gerade in meiner Klinik, dass die Patienten mit Diabetes, insbesondere Typ-2-Diabetiker, nicht nur bezüglich ihres Diabetes, sondern insbesondere wegen zahlreicher Begleiterkrankungen wie der Koronaren Herzerkrankung und Gefäßerkrankungen intensiv behandelt werden müssen, damit sie trotz ihrer Erkrankung eine gute Lebensqualität haben.

Die Diagnose Diabetes Typ-2 wird häufig immer noch zufällig an Hand von Blutzucker-Nüchternwerten festgestellt, obgleich wir schon lange wissen, dass insbesondere die postprandialen Werte und auch die Vererbung eine entscheidende Rolle spielen. Ein Blutzuckerbelastungstest oder auch die gelegentliche Durchführung eines Blutzuckertagesprofils – insbesondere bei Risikopersonen – könnte die Diagnose früher stellen lassen. Auch die Blutzuckermessung selbst wird immer noch sehr reglementiert. Trotz der leichten Zunahme von Patienten mit Typ-1-Diabetes, aber auch insbesondere Typ-2-Diabetes bereits in jungen Jahren, ist die Prävention eher unzureichend.

Um zur Prävention insbesondere von Folgeschäden beim Diabetes etwas beizutragen sind in der 6. Auflage des Schulungsbuches die meisten Kapitel komplett überarbeitet worden, so z. B. das Kapitel Insuline. Da alle tierischen Insuline mittlerweile nicht mehr in Deutschland erhältlich sind, mussten viele Patienten z. T. auf andere Therapieregime umsteigen. Das Ernährungskapitel ist aktualisiert und ergänzt worden. In den Kapiteln Selbstkontrolle und Insulinhandhabung wurden die neuen Entwicklungen von Geräten und Pens dargestellt.

Unsere primäre Intention, mit unserem Schulungsbuch Menschen mit Diabetes oder auch Prädiabetes zu helfen, mit ihrer Erkrankung besser zurecht zu kommen, ist geblieben.

Mehr denn je gilt: Wer besser informiert ist, hat bessere Chancen langfristig mit Diabetes gut zu leben.

Wir werden hoffentlich auch mit der vorliegenden 6. Auflage dazu beitragen, insbesondere die Lebensqualität der betroffenen Patienten zu erhalten oder zu verbessern!

Bad Kissingen, August 2008
Dr. Gerhard-W. Schmeisl

Vorwort zur 1. Auflage

Sehr verehrte Diabetikerin, sehr geehrter Diabetiker,
die Eröffnung der Diagnose „Diabetes" liegt bei Ihnen möglicherweise schon viele Jahre zurück und Sie haben sich in der Zwischenzeit mit Ihrem Diabetes mehr oder weniger gut arrangiert. Möglicherweise aber wissen Sie auch erst seit einigen Wochen von Ihrer Erkrankung, die anfänglich vorhandenen Gefühle und Ängste sind Ihnen noch sehr gut in Erinnerung. Für die Auseinandersetzung mit der Krankheit sind zunächst einmal die engsten Bezugspersonen von wesentlicher Bedeutung, für den weiteren Verlauf der Erkrankung ist aus medizinischer Sicht entscheidend, dass die durch den Diabetes notwendig gewordenen Umstellungen von Ihnen selbst in Ihrem Alltag umgesetzt werden. Das Schlüsselwort in diesem Zusammenhang ist „Schulung".

Die Schulung ist in der Diabetestherapie zu einem der wesentlichen Stützpfeiler geworden, wobei in unserer Klinik als Bundesmodellprojekt mit dem Gruppenschulungsprinzip Ärzte, Krankenschwestern und Diätassistentinnen, aber auch Diplom Psychologen und Pädagogen zum Schulungsteam gehören. Die Schulung erfolgt dabei mit dem Ziel der optimalen Blutzuckereinstellung, um langfristig diabetesbedingte Folgeschäden vermeiden zu können. Das Lernen in diesem Zusammenhang bezieht sich nicht nur auf das Erlangen von Wissen, sondern zielt zusätzlich auf Verhaltensänderungen (z. B. Ernährung, mehr Bewegung, Vermeiden von Nikotin), wodurch erst ein langfristiger Erfolg gesichert werden kann. Dies kann unserer Auffassung nach nur durch tägliches Üben und dem Umsetzen des Erlernten in die Praxis erreicht werden. Dass in diesem Zusammenhang sowohl die Zeit als auch das Umfeld und die Gruppe eine entscheidende Rolle spielen ist unbestritten.

Das vorliegende Schulungsbuch, das im Wesentlichen für Typ-1-Diabetiker, aber auch für insulinspritzende und interessierte Typ-2-Diabetiker geschrieben wurde, stellt lediglich die Grundlage an Informationen für die im Rahmen der Gruppenschulung vermittelten Schulungsinhalte dar. Zusätzlich soll es dem Interessierten als Nachschlagewerk in allen für ihn relevanten Belangen dienen. Das Schulungsbuch kann dabei niemals das im Rahmen der Gruppen oder Einzelschulung geführte Gespräch und auch den Erfahrungsaustausch ersetzen.

Wir möchten Sie bitten, durch Ihre Kritik, sei sie positiver oder negativer Art, dazu beizutragen, das vorliegende Buch stetig zu verbessern zum Wohle der von uns geschulten Patienten.

Bad Kissingen
Dr. Gerhard-W. Schmeisl

Danksagung

Nun liegt bereits die zweite Auflage vor, die im Rahmen meiner neuen Tätigkeit in einer großen AHB- und Rehabilitationsklinik für Herz-Kreislauferkrankungen, Diabetes, Gefäßerkrankungen und Orthopädie entstanden ist. Die Zeit der Tätigkeit in der Bundesmodelleinrichtung „Diabetes-Zentrum „Fürstenhof" ist zwar lange vorbei, aber immer wieder gibt es Patienten, die sich gerne daran zurückerinnern, dass hier die Möglichkeit bestand in einem quasi angstfreien Raum zu lernen, mit dem Diabetes besser umzugehen. Unter den heutigen wirtschaftlichen Zwängen ist dies jetzt und sicher auch in Zukunft nicht mehr so möglich.

An den ursprünglichen ersten drei Auflagen hatten zahlreiche damalige Klinikmitarbeiter in verschiedenen Funktionen mitgewirkt. Ich bin ihnen noch heute sehr dankbar dafür.

Für die neue Auflage zeichnet Frau Claudia Roßberg, Dipl. Ökotrophologin und Diabetesassistentin, wieder für die Überarbeitung des Ernährungsteils verantwortlich. Ich möchte mich ganz herzlich bedanken, denn dieser Teil wurde komplett aktualisiert.

Mein Dank gilt auch erneut dem Elsevier-Verlag, vertreten durch Frau Ingrid Stöger, insbesondere auch für die gute kooperative Zusammenarbeit und die Neugestaltung der nun vorliegenden Auflage.

Mein besonderer Dank gilt gerade bei der 6. Auflage, deren Bearbeitung enorm viel Arbeit über die letzten Monate mit sich gebracht hat, meiner Frau Christiane, die auch diesmal die komplette Bearbeitung erledigt hat, ihre zahlreichen Recherchen bezüglich der neuen Blutzuckermessgeräte und anderen Hilfsmitteln, den verschiedensten Anfragen bei Pharmafirmen und stetigen Rücksprachen mit dem Verlag, sowie der abschließenden Bearbeitung des Manuskriptes.

Bad Kissingen, August 2008
Dr. Gerhard-W. Schmeisl

Bildnachweis

[J669]	Getty Images/Digital Stock
[K102]	ADAC-Lexikon, 1.A., Urban & Fischer Verlag, 1996
[K303]	Zeichnung G. Westrich, Berlin
[L157]	Zeichnungen S. Adler, Lübeck
[U117]	Pflege heute, 3.A., Elsevier Urban & Fischer Verlag, 2004
Abb. 12.1	Veed e.V., Aachen
Abb. 12.10 und 12.11	DLG e.V., Frankfurt am Main

Wir danken folgenden Herstellerfirmen für die Genehmigung der Abbildungen in Kapitel 2 und 6
ABBOTT – Abbott Diabetes Care
Bayer Vital GmbH
Berlin-Chemie AG
B. Braun Melsungen AG
IMCARMED GmbH
Lilly Deutschland GmbH
LifeScan, Geschäftsbereich der Ortho-Clinical Diagnostics GmbH
Medtronic GmbH, Geschäftsbereich Diabetes
A Menarini Diagnostics Deutschland
Novo Nordisk Pharma GmbH
Owen Mumford GmbH
Progen Biotechnik GmbH
Roche Diagnostics GmbH
sanofi-aventis
Terumo Deutschland GmbH

Alle anderen Abbildungen sind vom Autor bzw. vom Verlag.

Inhaltsverzeichnis

1	**Was ist Diabetes?**	1
1.1	Kurzer geschichtlicher Überblick	1
1.2	Wesen der Erkrankung	1
1.2.1	Grundlagen der Anatomie und Physiologie	3
1.3	Typ-1-Diabetes	3
1.4	Metabolisch-vaskuläres Syndrom	5
1.4.1	Therapie des metabolisch-vaskulären Syndroms	8
1.5	Der schlanke und der übergewichtige Typ-2-Diabetiker	9
1.6	Diabetes im Kindes- und Jugendalter	10
1.6.1	Typ-1-Diabetes im Kindes- und Jugendalter	10
1.6.2	Typ-2-Diabetes im Kindes- und Jugendalter	11
1.7	Pankreopriver Diabetes	12
1.8	Symptome der diabetischen Erkrankung	12
1.9	Diagnose des Diabetes mellitus	13
1.9.1	Blutzucker- und Urinzuckerwert	13
1.9.2	Oraler Glukose-Toleranztest (OGTT)	13
2	**Selbstkontrolle**	15
2.1	Blutzuckerselbstkontrolle	15
2.1.1	Hilfsmittel zur Blutzuckerselbstkontrolle	16
2.1.2	Durchführung der Blutzuckerselbstkontrolle	19
2.1.3	Blutzuckerumrechnungstabelle	23
2.2	Die Zucker-Azeton-Selbstkontrolle im Urin	25
2.3	Azetonkörper-Selbstkontrolle im Blut	25
2.4	Kontinuierliche Glukosemessung	26
3	**HbA1c und Fruktosamin**	29
3.1	HbA1c	29
3.2	Fruktosamin	30
4	**Therapie mit oralen Antidiabetika (Tabletten)**	33
4.1	Sulfonylharnstoffe	33
4.2	Repaglinide und Nateglinide	34
4.3	Biguanide	35
4.4	α-Glucosidase-Hemmer	35
4.5	Glitazone (Thiazolidindione)	36
4.5.1	Kombinationspräparate	37
4.6	DPP – 4-Hemmer	37
4.7	Praktisches Vorgehen bei der Behandlung mit mehreren oralen Antidiabetika	38
5	**Insuline**	39
5.1	Normalinsulin	40
5.2	Verzögerungsinsuline	40
5.3	NPH-Kombinationsinsuline	41
5.4	Analog-Insuline	41
5.4.1	Aufbau der Kurzzeit-Analog-Insuline	42
5.4.2	Wirkweise der Kurzzeit-Analog-Insuline	43
5.4.3	Besonderheiten in der Therapie mit Kurzzeit-Analog-Insulinen	44
5.4.4	Vergleichstabelle Normalinsulin – Kurzzeit-Analog-Insuline	45
5.4.5	Langzeit-Analog-Insulin Glargin (Lantus®)	45
5.4.6	Langzeit-Analog-Insulin Insulindetemir (Levemir®)	46
5.4.7	Analog-Insulinmischungen	48
5.5	Inhalierbares Insulin	48
6	**Insulinhandhabung**	51
6.1	Lagerung und Transport	51
6.2	Richtiges Aufziehen von Insulin	52
6.2.1	Aufziehen aus einer Ampulle	52
6.2.2	Vorgehen beim Selbstmischen	52
6.3	Pens	53
6.4	Injektion	59
6.4.1	Das Vorgehen bei der Injektion	59
6.4.2	Injektionsstellen	60

Inhaltsverzeichnis

6.4.3	Beeinflussung des Wirkungseintritts	62
6.4.4	Unerklärliche Blutzuckerschwankungen	62

7 Spritzentherapie für Typ-2-Diabetiker ... 63
- 7.1 Inkretin-Mimetika – GLP-1 Antagonisten ... 63
- 7.2 Einstieg in die Insulintherapie ... 64
- 7.2.1 Basal unterstützte orale Therapie (B.O.T.) ... 65
- 7.2.2 Supplementäre Insulintherapie (S.I.T.) ... 66
- 7.3 Konventionelle Insulintherapie (CT) ... 67

8 Insulintherapie für Typ-1-Diabetiker ... 71
- 8.1 Konventionelle Insulintherapie (CT) ... 71
- 8.2 Intensivierte konventionelle Insulintherapie (ICT) ... 71
- 8.2.1 Einleitung ... 71
- 8.2.2 Die Bauchspeicheldrüsenfunktion des Gesunden ... 72
- 8.2.3 Insulinbedarf unter ICT ... 72
- 8.3 Die Basalrate ... 73
- 8.3.1 Allgemeines ... 73
- 8.3.2 Die Basalrate mit Verzögerungsinsulin vom NPH-Typ ... 73
- 8.3.4 Die Basalrate mit dem Langzeit-Analog-Insulin Glargin (Lantus®) ... 73
- 8.3.5 Die Basalrate mit dem Langzeit-Analog-Insulin Insulindetemir (Levemir®) ... 74
- 8.3.6 Die Überprüfung der Basalrate durch den Fastentest ... 75
- 8.4 Die Bolusgaben ... 76
- 8.4.1 Allgemeines ... 76
- 8.4.2 Mahlzeiteninsulin ... 77
- 8.4.3 Korrekturinsulin ... 79
- 8.5 Unterschiede der ICT im Vergleich: Normalinsulin – Kurzzeit-Analog-Insuline ... 80
- 8.6 Beispiele aus dem Protokollheft eines ICT-Patienten ... 81
- 8.7 ICT-Probleme: Ursachen und Lösungsmöglichkeiten ... 81
- 8.7.1 Der zu hohe Morgenblutzucker ... 81
- 8.7.2 Hoher Nachtwert ... 83
- 8.7.3 Unbemerkte nächtliche Unterzuckerung ... 83
- 8.7.4 Normaler nächtlicher Blutzucker ... 83
- 8.7.5 Weitere Lösungsmöglichkeiten ... 84
- 8.7.6 Blutzuckerschwankungen ... 84

9 Insulinpumpentherapie ... 87
- 9.1 Voraussetzungen für eine Insulinpumpentherapie ... 87
- 9.2 Prinzip der Insulinpumpe ... 88
- 9.3 Fazit ... 90

10 Hypoglykämie (Unterzuckerung) ... 91
- 10.1 Ursachen für Unterzuckerung ... 91
- 10.2 Symptome ... 91
- 10.2.1 Leichte Unterzuckerung ... 91
- 10.2.2 Mittelschwere Unterzuckerung ... 92
- 10.2.3 Schwere Unterzuckerung ... 92
- 10.3 Schädigungen durch Unterzuckerung ... 92
- 10.4 Behandlung der Unterzuckerung ... 92
- 10.4.1 Leichte Unterzuckerung ... 93
- 10.4.2 Mittelschwere Unterzuckerung ... 93
- 10.4.3 Schwere Unterzuckerung ... 93

11 Hyperglykämische Stoffwechselentgleisung (Überzuckerung) ... 95
- 11.1 Ursachen für eine hyperglykämische Stoffwechselentgleisung ... 95
- 11.2 Symptome der hyperglykämischen Stoffwechselentgleisung ... 95
- 11.3 Formen der hyperglykämischen Stoffwechselentgleisung ... 95
- 11.3.1 Hyperosmolares Austrocknungskoma ... 95
- 11.3.2 Ketoazidotisches Koma ... 96
- 11.4 Behandlung der hyperglykämischen Stoffwechselentgleisung ... 98

Inhaltsverzeichnis

12	**Ernährung**	**101**
12.1	Diabetes und Ernährung	101
12.2	Kohlenhydrate	103
12.2.1	Bedeutung der Kohlenhydrate	103
12.2.2	Aufbau der Kohlenhydrate	103
12.2.3	Vorkommen der Kohlenhydrate	104
12.2.4	Berechnung der Kohlenhydrate	104
12.2.5	Aufnahmegeschwindigkeit der Kohlenhydrate	105
12.2.6	Zucker in der diabetesgerechten Ernährung	106
12.2.7	Kohlenhydrat-Austauschtabelle	107
12.2.8	Ballaststoffe	112
12.3	Fette	114
12.3.1	Fett in der Ernährung	114
12.3.2	Anwendungsempfehlungen	114
12.3.3	Fettqualität	117
12.3.4	Erhöhter Cholesterinspiegel	118
12.3.5	Fett- und Kohlenhydrataufnahme	119
12.4	Eiweiß	120
12.4.1	Was ist Eiweiß?	120
12.4.2	Eiweiß-Mischungen	121
12.4.3	Ein ständiges „Zu viel" an Eiweiß schafft Probleme!	121
12.5	Erstellen eines individuellen Ernährungsplanes	122
12.5.1	Errechnen des Energiebedarfs	122
12.6	Diätetische Lebensmittel	125
12.6.1	Allgemeines	125
12.6.2	Süßungsmittel	126
12.6.3	Dickungsmittel	129
12.7	Getränke	130
12.7.1	Alkoholfreie Getränke	130
12.7.2	Alkoholische Getränke	130
13	**Diabetische Folgeschäden**	**137**
13.1	Mikroangiopathie	137
13.1.1	Entstehung der Mikroangiopathie	138
13.1.2	Diabetische Retinopathie	139
13.1.3	Diabetische Nierenschädigung (Nephropathie)	142
13.2	Makroangiopathie	145
13.3	Diabetische Nervenschäden (Polyneuropathie)	148
13.3.1	Entstehung der diabetischen Nervenschäden (Polyneuropathie)	148
13.3.2	Symptome der diabetischen Nervenschäden (Polyneuropathie)	149
13.3.3	Therapeutische Ansätze der Polyneuropathie	150
13.4	Der diabetische Fuß	151
13.4.1	Entstehung des diabetischen Fußes	151
13.4.2	Symptome des diabetischen Fußes	152
13.4.3	Therapeutische Ansätze	154
13.5	Sexualstörungen	155
13.5.1	Störungen der Sexualität beim Mann	156
13.5.2	Sexualstörungen bei der Frau	156
13.5.3	Therapeutischer Ansatz	156
13.6	Augenerkrankungen: Katarakt, Glaukom und Veränderung der Sehschärfe	157
13.7	Hauterkrankungen	158
13.8	Gelenke und Bindegewebe	159
13.9	Zähne	160
14	**Bluthochdruck (Hypertonie)**	**163**
14.1	Allgemeines	163
14.2	Essentielle Hypertonie	163
14.3	Behandlungsprinzipien	164
14.3.1	Basismaßnahmen	164
14.3.2	Medikamentöse Therapie	165
15	**Bewegung und Sport bei Diabetes**	**167**
15.1	Wie beginne ich mit dem Training?	167
15.2	Auswirkungen auf den Stoffwechsel	169
15.2.1	Gesunder Nichtdiabetiker	169
15.2.2	Diabetiker, der mit Insulin oder blutzuckersenkenden Tabletten behandelt wird	169
15.3	Konsequenzen für den Diabetiker	170
16	**Urlaub und Reisen**	**175**
16.1	Auto fahren	175
16.2	Flugreisen	176
16.3	Krankenversicherung	178
16.4	Impfungen	179

17	**Diabetes: Partnerschaft und Schwangerschaft**	181	22.3.1	Die Immunbehandlung des Typ-1-Diabetes	199
17.1	Diabetes und Partnerschaft	181	22.3.2	Die künstliche Bauchspeicheldrüse	200
17.2	Diabetes und Schwangerschaft	182	22.3.3	Transplantation	200
17.2.1	Kontrollen während der Schwangerschaft	184	**23**	**Therapie- und Behandlungskosten des Diabetes mellitus**	203
17.2.2	Insulineinstellung während der Schwangerschaft	184			
17.3	Gestationsdiabetes	186			
17.3.1	Erkennung des Gestationsdiabetes	186	**24**	**Diabetes und Psyche**	205
			24.1	Stress	205
17.3.2	Behandlung des Gestationsdiabetes	187	24.2	Psychische Probleme	206
			24.3	Akzeptanz	206
17.4	Diabetes und Verhütung	187	24.4	Probleme im sozialen Bereich	207
			24.5	Ängste und Probleme im Umgang mit Diabetes	207
18	**Diabetes und Operationen**	189			
			24.6	Veränderung von Verhaltensweisen	207
19	**Fußpflege**	191			
19.1	Warum Fußpflege?	191	24.7	Psychologen aufsuchen	207
19.2	Regeln für die Fußpflege	191			
			25	**Angst vor Folgeschäden**	209
20	**Ambulante Diabetesbetreuung**	193	**26**	**Soziales**	211
			26.1	Kindergarten, Schule	211
21	**Haus- und Wundermittel**	195	26.2	Ausbildung und Beruf	211
21.1	Warum werden sie angewandt?	195	26.3	Berufsunfähigkeit und Erwerbsunfähigkeit	212
21.2	Was sind Haus- und Wundermittel?	195	26.4	Kranken- und Pflegeversicherung	213
21.2.1	Stopfmittel	195	26.4.1	Teststreifenverordnung	213
21.2.2	Urinverdünner	195	26.4.2	Kostenerstattung für medizinische Fußpflege	214
21.2.3	Stoffwechselentlastende Nahrung	196			
21.2.4	Alkoholika	196	26.4.3	Kostenerstattung von Medikamenten	214
21.2.5	„Insulinhaltige" Nahrungsmittel	196			
21.2.6	„Spezialdiäten"	196	26.4.4	Pflegeversicherung	215
21.2.7	Andere Verfahren	196	26.4.5	Verfahren vor dem Sozialgericht	215
			26.5	Führerschein	216
22	**Zukunftsperspektiven in der Diabetesbehandlung**	199	26.6	Feststellung der Behinderung	217
			26.7	Der Weg zum Schwerbehindertenausweis	217
22.1	Allgemeines	199			
22.2	Praktische Verbesserungen in der Diabetesbehandlung	199	26.8	Schutz im Arbeitsleben	218
			26.8.1	Beschäftigungspflicht	218
22.2.1	Die unblutige Blutzuckermessung	199	26.8.2	Kündigungsschutz	219
22.3	Fortschritte mit neuen Behandlungsmöglichkeiten	199	26.8.3	Weitere Vergünstigungen im Beruf	221

26.8.4	Schwerbehindertenausweis und Bewerbung um einen Arbeitsplatz	221	**27**	**Anhang**	227
			27.1	Lösungsteil	227
			27.2	Informationsquellen	234
26.9	**Nachteilsausgleiche**	222	27.2.1	Verbände und Organisationen	234
26.9.1	Merkzeichen	222	27.2.2	Zeitschriften	238
26.9.2	Beförderung und Verkehr	223	27.2.3	Fachbücher	239
26.9.3	Steuern	223	27.3	Häufig auftretende Silben in der Medizin und ihre Bedeutung	240
26.9.4	Wohnen und Bauen	224			
26.9.5	Kommunikation und Medien	224	27.4	Berechnungen und Beispiele für den eigenen Energiebedarf	241
26.9.6	Sonstiges	224			
				Sachregister	244

KAPITEL 1

Was ist Diabetes?

1.1 Kurzer geschichtlicher Überblick

Das Wort „Diabetes mellitus" kommt aus dem Griechischen und bedeutet soviel wie „honigsüßer Durchfluss". Bereits 100 n.Chr. wurde von ARETAIOS geschrieben: „Der Diabetes ist eine rätselhafte Erkrankung". Diese Aussage gilt letztendlich auch heute noch, da noch längst nicht alle Fragen der Diabetesentstehung, aber auch vor allem der Entstehung der Folgeerkrankungen geklärt sind. Im 17. Jahrhundert war erstmalig von Thomas WILLIS der honigsüße Geschmack des Urins beschrieben worden. Das „Schmecken" des Urins eines Patienten diente dem Arzt früherer Zeiten bei der Diagnose des Diabetes mellitus. 1889 fand Paul LANGERHANS erstmalig „Inseln" im Bauchspeicheldrüsengewebe, deren Bedeutung er jedoch noch nicht erkennen konnte.

MERING und MINKOWSKI erzeugten 1889 erstmalig tierexperimentell einen Diabetes mellitus durch Entfernung der Bauchspeicheldrüse. 1921 gelang es den Forschern BANTING und BEST, Insulin aus Bauchspeicheldrüsengewebe zu gewinnen und einem Hund zu injizieren. 1922 konnte der erste Diabetiker mit Insulin behandelt werden. 1960 wurde die Struktur des menschlichen Insulins analysiert, 1976 gelang die erste chemische Umwandlung von Schweineinsulin in Humaninsulin und 1979 wurde erstmalig Humaninsulin gentechnologisch vollsynthetisch hergestellt. So genannte „Kunstinsuline" kamen erstmals 1996 als Kurzzeit-Analog-Insulin auf den Markt, 2000 auch als Langzeit-Analog-Insulin. Das auch in Deutschland eingeführte inhalierbare Insulin, in das viele große Hoffnungen gesetzt hatten, ist inzwischen wieder vom Markt genommen worden. Seit 2007 sind DPP-4-Hemmer (➤ Kap. 4.6) auf dem Markt, ebenso ist ein Inkretinmimetikum (➤ Kap. 7.1) zur Behandlung des Typ-2-Diabetes in Deutschland neu zugelassen worden.

1.2 Wesen der Erkrankung

Der Diabetes mellitus ist eine Stoffwechselstörung, bei der entweder
- kein eigenes Insulin mehr gebildet wird (Typ-1) oder
- das an sich anfänglich genügend vorhandene Insulin nicht bedarfsgerecht freigesetzt werden kann und

aufgrund einer Zellstörung nicht richtig zur Wirkung gelangt (Typ-2).

Diabetestypen

Aufgrund der Art der Entstehung des Diabetes unterscheidet eine Klassifikation von 1997 (ADA) zahlreiche verschiedene Diabetestypen, die die alte „klassische" Klassifikation von 1985 (WHO) abgelöst hat. Rein zahlenmäßig spielt wie bisher der Typ-2-Diabetes gefolgt vom Typ-1 und dem pankreopriven Diabetes die größte Rolle. Die Begriffe „insulinabhängiger Diabetes" (IDDM, insulin-dependent diabetes mellitus) und „nicht-insulinabhängiger Diabetes" (NIDDM, non-insulin-dependend diabetes mellitus) sind überholt und sollten nicht mehr verwendet werden. Die Ausdrücke 2a für den schlanken und 2b für den übergewichtigen Typ-2-Diabetiker werden lediglich noch im deutschsprachigen Raum gelegentlich verwendet. Im Hinblick auf die völlig unterschiedliche Therapie macht diese Unterscheidung aber durchaus Sinn. Auch die **früher verwendeten Ausdrücke** wie jugendlicher Diabetes für den Typ-1 und „Altersdiabetes" für den Typ-2-Dia-

Tab. 1.1 Klassifikation des Diabetes mellitus (1997, ADA).

1. Typ-1-Diabetes
   a. immunologisch vermittelt (Immunerkrankung)
   b. idiopathisch (Ursache nicht genau bekannt, z. B. Umweltfaktoren, Nahrung).

2. Typ-2-Diabetes
   Insulinresistenz mit relativem Insulinmangel unterschiedlicher Ausprägung und Verteilung sowie Störung der Insulinsekretion.

3. Andere Diabetestypen bei besonderen Krankheitsbildern oder Funktionsstörungen
   a. Gendefekte der Insulin-Wirkung, z. B. MODY 1 – 3
   b. Krankheiten des Pankreas als Drüse, z. B. Pankreatitis, Tumor, Unfall, Operation
   c. Hormonstörungen, z. B. Schilddrüsenüberfunktion, Cushing-Syndrom etc.
   d. Gestationsdiabetes (Schwangerschaftsdiabetes)
   e. Durch Chemikalien/Medikamente bedingt, z. B. Cortison, Schilddrüsenhormone, Nikotinsäure, Thiazide („Entwässerungsmittel")
   f. Nach Infektionen, z. B. Röteln, Zytomegalie-Virus etc.
   g. Selten mit anderen vererbten Erkrankungen, z. B. Down-Syndrom.

betes sollten nicht mehr verwendet werden, da beide Formen grundsätzlich in jedem Alter vorkommen können. Von ihrer Entstehung her handelt es sich um zwei völlig verschiedene Erkrankungen. Lediglich eines haben sie gemeinsam: Der Blutzucker ist erhöht. Die Erhöhung des Blutzuckers ist bei beiden Erkrankungen auch für dieselben Folgeerkrankungen verantwortlich.

Häufigkeit und Erkrankungsalter

Während der Typ-1-Diabetes eine relativ seltene Erkrankung ist, tritt der Typ –2 Diabetes zunehmend häufiger auf. Auch der Typ-1-Diabetes nimmt etwas zu:

- In Deutschland leben ca. 500 000 Typ-1-Diabetiker bei einem jährlichen Zuwachs von ca. 15–20 000
- jedoch etwa 5 bis 7 Millionen Typ-2-Diabetiker. Jährlich kommen ca. 360 000 Neuerkrankungen hinzu. Die Dunkelziffer liegt wahrscheinlich bei 2 Millionen Menschen.

Man weiß heute, dass Typ-1 und Typ-2-Diabetes in allen Altersgruppen auftreten können, aber

- der Typ-1-Diabetes tritt **meistens vor** dem 40. Lebensjahr auf
- der Typ-2-Diabetes tritt **meist erst nach** dem 40. Lebensjahr in Erscheinung.

Neu ist jedoch die Erkenntnis, dass auch der Typ-2-Diabetes bereits bei Kindern und Jugendlichen auftreten kann. In diesem Zusammenhang sind besonders die so genannten **manifestationsfördernden Faktoren** (Umstände, die das Auftreten begünstigen) des Typ-2-Diabetes zu erwähnen:

- die Bewegungsarmut und
- die Fettsucht.

Dies umso mehr, als man heute davon ausgeht, dass der Typ-2-Diabetes sich aus dem metabolischen Syndrom (Insulinresistenzsyndrom, Wohlstandssyndrom, Syndrom X) nach einer Latenzzeit (symptomfreie Phase) von etwa 5–10 Jahren entwickelt.

Therapiegrundlagen

Wichtige Therapiegrundlagen bei beiden Diabetestypen sind eine gute Schulung und die richtige Ernährung, die übrigens ebenso sinnvoll für Nichtdiabetiker ist (➤ Kap. 12).

Bewegung ist ein entscheidender Teil der Behandlung, da sie die Gewichtsabnahme fördert und blutzuckersenkend wirkt. Arbeitende Muskeln verbrauchen mehr Glukose, und gleichzeitig wird die Insulinproduktion bei Bewegung gedrosselt – Bewegung hat also einen „Insulin-Spareffekt" (➤ Kap. 15).

Ansonsten jedoch unterscheiden sich die Therapien der beiden Diabetestypen grundsätzlich voneinander (➤ Kap. 4, ➤ Kap. 7, ➤ Kap. 8 und ➤ Kap. 9).

Ziele der Diabetesbehandlung

Welche Ziele wollen Sie erreichen?
- Selbstverständlich liegt Ihnen daran, langfristig Folgeerkrankungen (Schäden an Augen, Füßen und Nieren, Gefäßen und Nerven) zu verhindern.
- Ebenso möchten Sie aber auch die kurzfristigen Komplikationen wie Unterzuckerungen und Blutzuckerentgleisungen vermeiden.
- Darüber hinaus wollen Sie von Symptomen des schlecht eingestellten Diabetes verschont bleiben, wie beispielsweise Durst, Infektneigung und reduzierter Leistungsfähigkeit.

Diese Ziele können Sie nur durch eine weitgehend dauerhafte **Blutzuckernormalisierung** erreichen:
- Der HbA1c-Wert sollte normal sein (ca. 6,5%)
- Die Blutzuckerwerte sollten überwiegend zwischen 60 und 140 mg/dl (3,4–7,8 mmol/l) liegen.

Gelegentlich muss dieser Zielbereich allerdings etwas verschoben werden. Beispielsweise sollten in der Schwangerschaft die Blutzuckerwerte eher etwas niedriger, bei einer proliferativen Retinopathie (Sonderform der diabetischen Folgeerkrankung an der Netzhaut des Auges) vorübergehend auch etwas höher liegen.

1.2.1 Grundlagen der Anatomie und Physiologie

Das Insulin wird in der **Bauchspeicheldrüse** (Pankreas) des Menschen gebildet. Diese liegt unmittelbar vor der Wirbelsäule hinter dem Magen und erstreckt sich von der Milz bis in die Schleife des Zwölffingerdarms. Sie ist 70–100 g schwer und bildet täglich ½–1½ Liter „Bauchspeichel" neben Insulin und anderen Hormonen (z. B. Glukagon). Der Bauchspeichel ist wichtig für die Fettverdauung, aber auch für die Aufspaltung der Kohlenhydrate und die Aufbereitung von Eiweiß.

Die eigentlichen insulinbildenden Zellen, die so genannten **Betazellen** (β-Zellen) liegen inselartig gruppiert über das gesamte Organ verteilt, in den LANGERHANS-Inseln. Da diese Zellhaufen von Ihrem Entdecker als „Inseln" beschrieben wurden, bezeichnete man das von ihnen produzierte Hormon auch als Insulin. Ein gesunder Erwachsener hat ca. 1 Million solcher Inseln, die zusammen 1–2 g wiegen. Neben den β-Zellen, die das Insulin bilden, gibt es in der Bauchspeicheldrüse noch die so genannten **Alphazellen** (α-Zellen), diese stellen den Gegenspieler des Insulins – das Hormon Glukagon – her.
- Das **Insulinmolekül** ist ein Eiweiß, das aus zwei Aminosäureketten besteht. Insulin hat eine zentrale Rolle im Stoffwechsel des Menschen. Es wirkt sowohl auf den Kohlenhydratstoffwechsel als auch auf
- den Eiweißstoffwechsel und
- den Fettstoffwechsel.

Insulin bewirkt hauptsächlich, dass die Zellen der Gewebe Zucker aufnehmen und verbrennen können. Dieser wird im Gewebe, z. B. im Muskel, zur Energiegewinnung benötigt. Ohne Energie können die Organe ihre Aufgabe nicht erfüllen, z. B. der Muskel nicht arbeiten. Im Eiweißhaushalt sorgt Insulin dafür, dass die Zellen die Aminosäuren (Bausteine der Eiweißherstellung) erhalten und weiterverarbeiten können. Es wirkt daneben aber auch auf den Fetthaushalt.

Stellt man sich in einem Modell die Körperzellen als kleine Häuser vor, die eine Eingangstür mit einem Schloss besitzen, so ist Insulin quasi der Schlüssel, der die Eingangstür öffnet, bevor die Energie als Glukose (Traubenzucker) in die Körperzellen (= Häuser), gelangen kann.

1.3 Typ-1-Diabetes

Als **Ursache** des Typ-1-Diabetes nimmt man heute ein Zusammenwirken von Erbfaktoren, Virusinfekt und einer so genannten Autoimmunerkrankung an (➤ Abb. 1.1). Der Ort der vererbten Merkmale ist bekannt, sie befinden sich auf dem kurzen Arm des 6er Chromosoms und gehen mit einer Häufung der humanen Leukozytenantigene HLA DR3 und DR4 einher. Nun gibt es aber viele Menschen, die diese Erbinformation besitzen, ohne jemals an Diabetes zu erkranken. Als möglicher auslösender Faktor bei entsprechender genetischer Veranlagung wird ein Virusinfekt wie z. B. durch Masern-, Mumps- oder Grippeviren angenommen. Dieser Virusinfekt löst eine Autoimmunerkrankung aus, bei der der Körper Antikörper (Abwehrstoffe) gegen körpereigenes Gewebe – in diesem Fall u. a. gegen die Inselzellen – bildet. Diese Antikörper werden deshalb auch Inselzell-Antikörper (ICA) genannt. Heute kennt man zahlreiche Antikörper, die bei der weiteren Zerstörung der β-Zelle eine Rolle spielen (z. B. GAD, Glutamatsäure-Decarboxylase). Im Rahmen der fortschreitenden Erkrankung kommt es schließlich zu einer völligen Zerstörung der insulinbildenden Zellen.

Erst wenn ca. 80% der β-Zellen zerstört sind, tritt die Erkrankung zum ersten Mal mit ihren typischen **Anzeichen** in Erscheinung:

1 Was ist Diabetes?

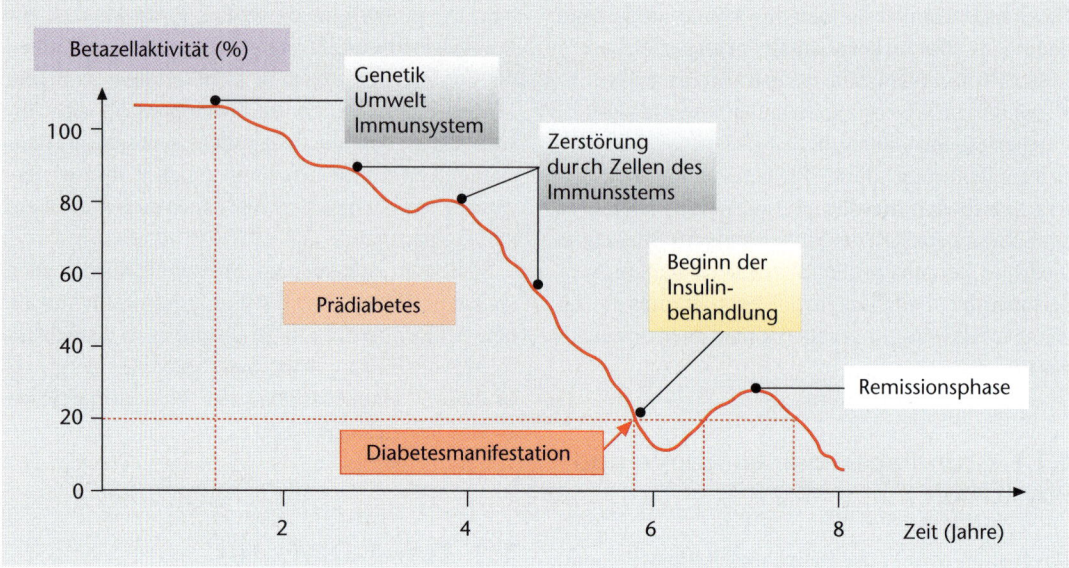

Abb. 1.1 Entstehung des Typ-1-Diabetes [L 157].

- quälender Durst
- häufiges Wasserlassen
- Gewichtsabnahme
- Müdigkeit.

Zwischen Beginn der Erkrankung und Auftreten von Symptomen des Diabetes können Wochen, Monate oder auch Jahre vergehen. Häufig kommt es nach Auftreten der Symptome vorübergehend zu einem vermeintlichen Verschwinden des Diabetes, der Patient befindet sich dann in der Remissionsphase (Erholungsphase = Honeymoon/Flitterwochen). Tatsächlich schreitet aber der Krankheitsprozess fort, bis schließlich alle β-Zellen zerstört sind und kein Eigeninsulin mehr gebildet wird. Da beim Typ-1-Diabetiker also von Anfang an ein echter Insulinmangel bzw. später ein völliges Fehlen von Eigeninsulin vorliegt, muss sofort mit Insulin behandelt werden. Folglich besteht hier die Behandlung im **Insulinersatz**. Insulin kann verabreicht werden

- durch die Injektion mit Hilfe einer Spritze oder eines Pens (in der Regel 2–4mal täglich) (➤ Kap. 6, ➤ Kap. 7 und ➤ Kap. 8)
- durch kontinuierliche Infusion mit einer Insulinpumpe (➤ Kap. 9).

Der Blutzucker soll – idealerweise – konstant gehalten werden, indem man versucht, blutzuckersteigernde und blutzuckersenkende Faktoren in einem Gleichgewicht zu halten, ähnlich wie bei einer Waage (➤ Abb. 1.2).

Der Typ-1-Diabetes mellitus wird mit einer Wahrscheinlichkeit von ca. 3%–6% von Mutter bzw. Vater auf die nachfolgende Generation **vererbt**. Sind beide Eltern Typ-1-Diabetiker, steigt das Risiko auf ca. 10–25%. Geschwister von diabetischen Kindern haben ein Erkrankungsrisiko von mindestens 10%. Ist ein eineiiger Zwilling erkrankt, so hat der zweite ein Risiko von 50%.

Der Typ-1-Diabetes mellitus ist bis heute nicht heilbar. Versuche bei noch vorhandener Restinsulin-Eigenproduktion durch eine immunsuppressive Therapie, die Gabe von Insulin oder Nicotinamid (➤ Kap. 22) den Krankheitsbeginn deutlich hinauszuzögern bzw. ganz zu verhindern, waren bisher nicht von Erfolg gekrönt. Gegenwärtig läuft allerdings eine Studie, in der man versucht, den Typ-1-Diabetes durch eine Impfung zu verhindern.

Durch die Gabe von Insulin als Spray oder als Pulver mit der Nahrung wird bei Kindern mit hohem Diabetes-Risiko versucht, die Bildung von Antikörpern als Vorstufe des Typ-1-Diabetes zu verhindern (Primärpräventionsstudie = PrePoint-Studie). So soll der Beta-Zell-Zerstörung durch das eigene Immunsystem vorgebeugt werden. Auch die Bauch-

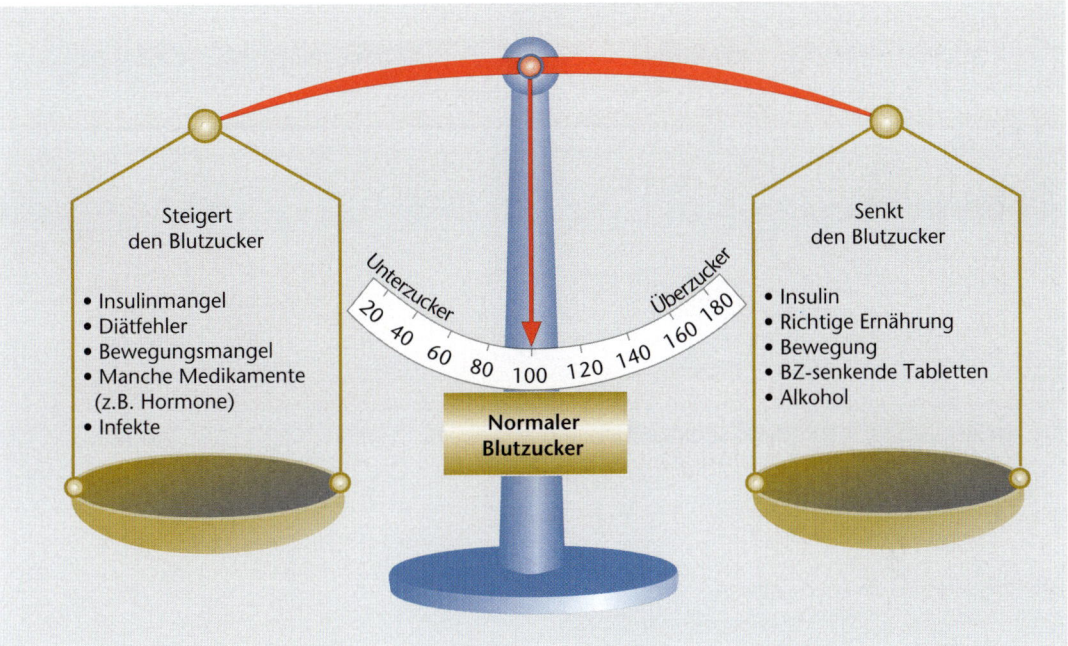

Abb. 1.2 Blutzucker-Waage [L 157].

speicheldrüsentransplantation bzw. auch die Inselzelltransplantation sind insgesamt recht ermutigend (➤ Kap. 22).

1.4 Metabolisch-vaskuläres Syndrom

Die Ursache des Typ-2-Diabetes mellitus wird in einer angeborenen oder erworbenen **Insulinunempfindlichkeit** (Insulinresistenz) gesehen (➤ Abb. 1.3). Diese Insulinunempfindlichkeit wird durch die in den Industrieländern allgemein vorkommende Überernährung mit nachfolgender Fettsucht verstärkt. Die Überernährung führt zu einem vermehrten Glukoseangebot. Wegen der Insulinunempfindlichkeit einerseits und dem Glukoseüberangebot andererseits muss der Körper mehr Insulin freisetzen, die Bauchspeicheldrüse muss verstärkt arbeiten. Diese „Mehrarbeit" führt auf lange Sicht zu einer Erschöpfung der β-Zellen und bei entsprechender genetischer Veranlagung zusammen mit verminderter Bewegung zum Auftreten eines Diabetes mellitus vom Typ-2. Mangelnde Bewegung ist der Hauptgrund dafür, dass die aufgenommene Energie nicht verbraucht, sondern in Form von „Fettringen" am Körper (Bauch) gespeichert wird. Jedes Kilo mehr an Fett verstärkt die Insulinresistenz zusätzlich.

Nach unseren heutigen Vorstellungen entsteht der Typ-2-Diabetes mit einer Latenz von etwa 5–10 Jahren aus dem **metabolischen Syndrom,** das der Nestor der deutschen Diabetologie Prof. MEHNERT „Wohlstandssyndrom" genannt hat, und was von den Anglo-Amerikanern als „tödliches Quartett" bezeichnet wird.

Die aktuelle Definition des metabolisch- „vaskulären" Syndroms beinhaltet als wichtigsten Faktor das Eingeweidefett (= viscerales Fett) zusammen mit weiteren Faktoren wie:
- Fettstoffwechselstörungen
- Bluthochdruck
- erhöhten Nüchtern-Blutzuckerwerten.

Wichtiger als das Gewicht ist somit der Bauchumfang, der beim Mitteleuropäer innerhalb folgender Grenzen liegen sollte:
- Männer < 102 cm
- Frauen < 88 cm.

1 Was ist Diabetes?

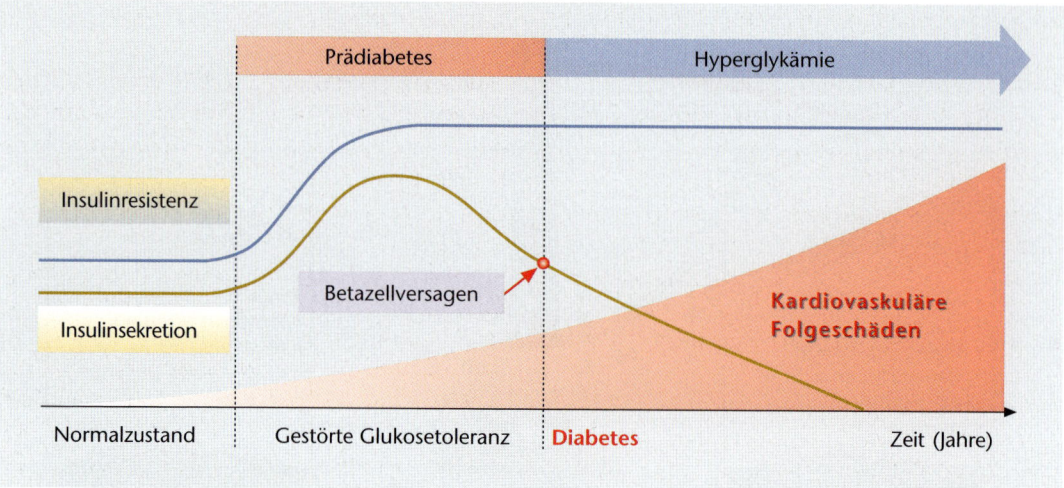

Abb. 1.3 Metabolisches Syndrom und Entwicklung des Typ-2-Diabetes

Tab. 1.2 Messung des Bauchumfangs
So wird der Bauchumfang richtig gemessen:
• Den Bauchumfang im Stehen und mit freiem Oberkörper messen
• Das Maßband in der Mitte zwischen dem unteren Rippenbogen und dem Beckenkamm anlegen
• Das Maßband in gerader Linie um den Bauch herumführen (die dickste Stelle mit einbeziehen- nicht schummeln!)
• Während der Ausatmungsphase messen
• Den gemessenen Wert dokumentieren (1x/Woche)

Es hat sich gezeigt, dass die Zunahme des Bauchumfanges am besten das zunehmende Risiko für Herzinfarkt und Schlaganfall widerspiegelt. Außerdem ist die Messung einfach und jederzeit durchführbar (➤ Tab. 1.2, ➤ Abb. 1.4).

Das metabolische Syndrom führt ohne Behandlung in einem hohen Prozentsatz zum Typ-2-Diabetes.

Erschreckend ist in diesem Zusammenhang auch, dass Übergewicht insbesondere auch bei Kindern und Jugendlichen zunimmt. Hauptgründe für die **Entstehung** des metabolischen Syndroms sind:
• zunehmender Bewegungsmangel
• übermäßiges Essen mit Adipositas (Übergewicht).

Durch regelmäßige Bewegung könnte die vererbte Anlage zur Insulinresistenz erfolgreich angegangen werden.

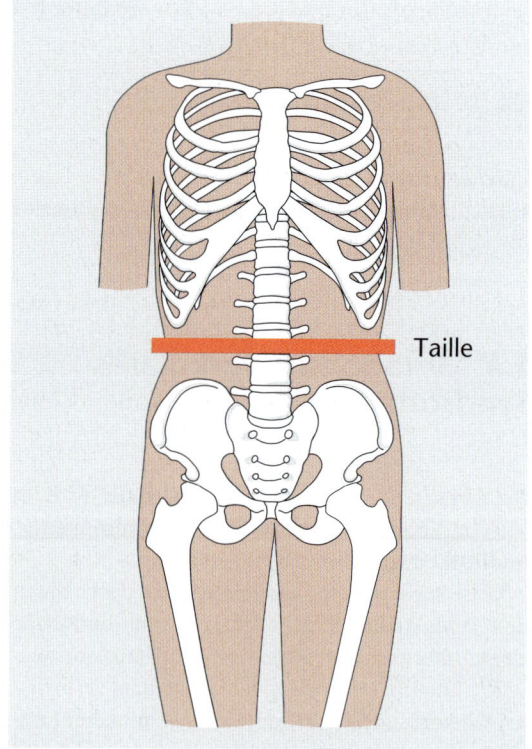

Abb. 1.4 Messung des Bauchumfangs [L 157].

Krankhaftes Übergewicht (Adipositas)

Beim **Übergewicht** unterscheidet man:
- eine Bauch-Fettsucht (zentrale Fettsucht, „Apfelform"), die vor allem bei Männern als „Bierbauch" bezeichnet wird (visceralles Fett)
- die Hüft-Fettsucht („Birnenform"), wie man sie eher bei Frauen findet.

Besonders die Apfelform stellt eine gefährliche Form der Fettsucht dar, da sie mit einem deutlich erhöhten Risiko für arteriosklerotische Gefäßschäden behaftet ist.

Bei der **Entstehung der Adipositas** spielen folgende Faktoren eine Rolle:
- die Vererbung
- die kalorienreiche Ernährung
- mangelnde Bewegung.

Neu entdeckte Hormone wie z. B. **Leptin, Resistin, Adiponektin** und **Tumornekrosefaktor-Alpha** etc., die vom Fettgewebe selbst sezerniert werden, scheinen bei der Entwicklung der Adipositas- bedingten Folgeschäden eine zentrale Rolle zu spielen (Leptin↑, Adiponektin↓).

Seit kurzem gibt es neue Medikamente auf dem Markt, die eine gezielte Behandlung des krankhaften Übergewichtes ermöglichen (➤ Kap. 1.4.1).

Insulinresistenz

Nicht der Typ-2-Diabetes selbst, sondern die Unempfindlichkeit auf das eigene Insulin (Insulinresistenz), wird als Anlage vererbt. Aufgrund des Übergewichtes, insbesondere der Bauch-Fettsucht (➤ Tab. 1.3) und den entsprechenden Fettstoffwechselstörungen wirkt das eigene Insulin nicht mehr dort, wo es gebraucht wird:

- an der Muskulatur
- der Leber und
- dem Fettgewebe.

Das verminderte Ansprechen der Erfolgsorgane (Leber, Muskulatur, Fett) auf das Insulin versucht die β-Zelle zunächst durch eine Mehrproduktion an Insulin auszugleichen, was schließlich zu einer Erschöpfung ihrer Funktion führt.

Gleichzeitig werden durch die anfänglich hohen Insulinspiegel (und Pro-Insulinspiegel) im Blut die Insulinrezeptoren (Insulinfühler) der Zellen von Leber, Muskulatur und Fettgewebe quasi abgebaut, wodurch sich das Problem eher noch verstärkt. Trotz Insulinproduktion kommt es nach Jahren schließlich, bedingt durch diese Insulinresistenz, zur Erschöpfung der β-Zellen, was sich an erhöhten Blutzuckerwerten zeigt (manifester Typ-2-Diabetes).

Zur Erklärung dieses Sachverhaltes wird häufig das Schlüssel-Schloss-Modell (Insulin = Schlüssel, Insulinrezeptor = Schloss, Zelle = Haus) herangezogen. Auf dieses übertragen hieße das, dass die Zahl der Türschlösser zu den einzelnen Häusern abnimmt und teilweise die vorhandenen Schlüssellöcher verbogen werden, so dass die eigentlich in ausreichender Zahl vorhandenen Schlüssel nicht mehr passen.

Eine ähnliche Störung der Insulinwirkung findet man auch bei Nichtdiabetikern mit Hypertonie (Bluthochdruck), so dass auch hier eine genetische (Vererbung) Veranlagung angenommen wird. Ein weiteres Kennzeichen des Typ-2-Diabetikers ist, dass das oft im Übermaß produzierte Insulin nicht rechtzeitig und adäquat zu einer Mahlzeit abgegeben wird (Sekretionsstörung). Je nach dem Entwicklungsstadium seiner Erkrankung überwiegt bei einem Typ-2-Diabetiker entweder:
- die Insulinresistenz (Insulinunempfindlichkeit) oder

Tab. 1.3 Definition des Gewichts (WHO)

Definitionen	BMI in kg/m²	Größe 1,60 m Gewicht in kg	Größe 1,78 m Gewicht in kg
Untergewicht	< 18,5	< 47,5	< 58,5
Normalgewicht	18,5–24,9	47,5–63,9	58,5–78,9
Übergewicht	25–29,9	64,0–76,4	79,0–94,9
Adipositas Grad 1	30–34,9	76,5–89,4	95,0–110,4
Adipositas Grad 2	35–39,9	89,5–101,9	110,5–126,4
Adipositas Grad 3	> 40,0	> 102,0	> 126,5

- der Sekretionsdefekt (die mangelhafte Ausschüttung von Insulin vor den Mahlzeiten).

Folgeschäden

Durch eine frühzeitige Behandlung der den Typ-2-Diabetes fördernden Faktoren könnte dieser entweder hinausgezögert oder evtl. sogar verhindert werden. Der Hausarzt nimmt dabei eine Schlüsselstellung ein.

So könnten auch die zum Teil verheerenden **Folgeschäden** des metabolisch-vaskulären Syndroms und des Typ-2-Diabetes wie
- Herzinfarkt und
- Schlaganfall

entweder verhindert, hinausgezögert oder zumindest in ihren Folgen abgemildert werden (➤ Kap. 13).

Es ist jedoch leider damit zu rechnen, dass die Zahl an Typ-2-Diabetikern mit schwerwiegenden Folgeschäden eher zunimmt. Gründe dafür sind:
- zunehmendes Lebensalter der Menschen in den westlichen Ländern
- Zunahme auch des Wohlstandes
- das hohe Vererbungsrisiko des Typ-2-Diabetes.

1.4.1 Therapie des metabolisch-vaskulären Syndroms

Bewegungstherapie

Moderate, am besten tägliche Bewegung z. B. Tanzen, Spazieren gehen, Walken, Joggen etc. mit einem zusätzlichen Energieverbrauch von etwa 2500 Kcal/Woche = 5 Stunden Bewegung/Woche bringt eine langsame, aber stetige Gewichtsreduktion mit sich – mit 1500 Kcal/Woche Mehr an Energieverbrauch kann man sein Gewicht nur halten!! (➤ Kap. 15)

Ernährung

Eine strenge Diät hält auf Dauer fast niemand durch:

Eine gesunde kalorienreduzierte Mischkost, die auch „Lieblingsspeisen" in kleinen Mengen erlaubt, ist da viel effektiver. Eine Gewichtsreduktion von 5–10% des Ausgangs-Körpergewichts bewirkt bezüglich zahlreicher Stoffwechselparameter (Blutzucker, Blutdruck, Blutfette etc.) oft schon Wunder! (➤ Kap. 12)

Medikamentöse Therapie

Gegenwärtig sind in Deutschland 3 Mittel zur Behandlung der Adipositas zugelassen:
- Sibutramin (Reductil®)
- Orlistat (Xenical®)
- Rimonabant (Acomplia®)

Sibutramin (Appetithemmer) wirkt im Gehirn und führt zu einer Gewichtreduktion von etwa 4,4 kg/Jahr.

Orlistat hemmt fettverdauende Enzyme (Lipasen) im Magen-Darm-Trakt. Die Fette werden so nur teilweise aufgenommen und weiterverarbeitet – eine Gewichtreduktion von ~ 2,8 kg/Jahr ist erreichbar.

Rimonabant (Acomplia®) als neues Mittel zur Adipositastherapie (Appetitzügler) kann seit September 2006 verordnet werden. Es dient zur Unterstützung von Diät und körperlicher Aktivität bei Adipösen (BMI ≥ 30 kg/m²) und Übergewichtigen (BMI > 27 kg/m²) mit weiteren Risikofaktoren wie Diabetes oder Fettstoffwechselstörungen (Dyslipidämie) – eine Gewichtsreduktion von ~ 4,5 kg/Jahr ist möglich.

> **BEACHTE**
> Das Problem aller Mittel ist:
> Werden sie abgesetzt ist der Effekt der Behandlung bald wieder weg- und es kommt häufig zu Nebenwirkungen, die unbedingt zu beachten sind. Daher nur in Absprache mit einem Arzt einsetzen.

Operative Möglichkeiten bei massivem Übergewicht

Bei massivem Übergewicht und nach langjährigen Versuchen der Gewichtreduktion hilft oft nur noch ein chirurgisches Vorgehen. Folgende Operationen stehen zur Verfügung:

1. **Magenband** (→Verkleinerung des Magens) und **Magenballon** (→Verminderung der Magenfüllung). Der Magenballon (BMI > 30) bleibt in der Regel 6 Monate im Magen liegen – danach wird er im

Rahmen einer Magenspiegelung wieder entfernt. Das Magenband (Silikon/elastisches Band) wird im Rahmen einer Bauchspiegelung (Laparoskopie) ringförmig um den Magen herumgelegt. So entstehen zwei Magenhälften mit einem kleineren Teil oberhalb und einem kleineren Teil unterhalb des Bandes. Über ein Flüssigkeitsreservoir in den Bauchmuskeln in das von außen Flüssigkeit eingespritzt wird, kann es „gespannt" werden. Komplikationen sind insbesondere Infektionen, Organverletzungen und Lungenentzündungen.

2. Magenverkleinerung: Diese Operation ist im Gegensatz zu den zuvor beschriebenen Verfahren nicht mehr rückgängig zu machen. Bei ihr wird der Magen verkleinert und gleichzeitig der Dünndarm umgangen (→ kann zu mangelhafter Aufnahme von Fetten/Vitaminen, Eisen etc. führen). Die Risiken und Komplikationen sind also insgesamt viel größer als bei den beiden anderen Verfahren.

BEACHTE
Die operativen Verfahren zur Gewichtreduktion sollten nur der allerletzte Schritt sein, wenn alle anderen Maßnahmen zu keinem Erfolg geführt haben – die Risiken müssen gut abgewogen werden.

1.5 Der schlanke und der übergewichtige Typ-2-Diabetiker

Aus therapeutischen Gründen unterscheiden wir beim Typ-2-Diabetes
- den schlanken Typ-2-Diabetiker mit überwiegendes relativen Insulinmangels vom
- übergewichtigen Typ-2-Diabetiker mit zwar ausreichender Insulineigenproduktion (rel. Insulinmangel) jedoch mangelnder Insulinwirkung (= Insulinresistenz) durch sein Übergewicht.

Diese Einteilung ist deshalb sinnvoll, da jeweils unterschiedliche Therapieansätze zum Zuge kommen.

Typ-2-Diabetiker haben im Gegensatz zu Typ-1-Diabetikern anfangs noch eigenes Insulin – nicht sinnvoll wäre es also, einen solchen Patienten von Anfang an mit Insulin zu behandeln (Insulin fördert die Fettentstehung). Da der zu hohe Blutzucker seine Ursache in der **schlechten Insulinwirkung** (Insulinresistenz) hat, muss sich alle Anstrengung darauf richten, diese wieder zu normalisieren. Durch Übergewicht verschlechtert sich die Wirkung des körpereigenen Insulins, und der Blutzucker steigt an. Gelingt es wieder, sein Normalgewicht zu erreichen, so kann das Insulin wieder besser wirken und die Blutzuckerwerte normalisieren sich so meist.

Der **übergewichtige Typ-2-Diabetiker** sollte daher vor allem abnehmen (Ernährung und Bewegung), damit sein noch ausreichend vorhandenes Insulin wieder richtig wirken kann.

Noch etwas ist in diesem Zusammenhang wichtig: Aufgrund der Insulinresistenz, aber auch wegen des Sekretionsdefektes (zu wenig Insulin rechtzeitig zum Essen vorhanden) sollten nicht zu viele Kohlenhydrate auf einmal ins Blut gelangen, da sonst der Transport in die Zellen nicht funktioniert. Folglich ist es manchmal günstiger, die Tageskohlenhydratmenge auf mehrere kleine Mahlzeiten anstatt auf drei große zu verteilen. Aus dem gleichen Grund sollten Kohlenhydrate, die sehr schnell ins Blut gelangen (z. B. Haushaltszucker, Saft, zuckerhaltige Limonaden und Cola), gemieden werden. Der Blutzuckeranstieg wäre sonst viel zu steil (➤ Kap. 12.2).

Unterstützend werden in der medikamentösen Therapie des Typ-2-Diabetikers bei Vorherrschen von Insulinresistenz vor allem folgende Medikamente eingesetzt (➤ Kap. 4):
- die Biguanide, z. B. Glucophage®
- die α-Glucosidasehemmer, z. B. Glucobay®, Diastabol®
- die Glitazone, z. B. Actos®, Avandia®
- eine Kombination aus oralen Antidiabetika und Insulin (➤ Kap. 7) oder eine reine Insulintherapie (➤ Kap. 7.2, ➤ Kap. 8).

Bei relativem Insulinmangel werden vor allem folgende Medikamente eingesetzt (➤ Kap. 4):
- die Sulfonylharnstoffe, z. B. Amaryl®
- die Glinide, z. B. Novonorm®, Starlix®
- DPP-4-Hemmer, z. B. Januvia®, Galvus®
- Inkretin-Mimetikum, z. B. Byetta®
- eine Kombination von oralen Antidiabetika und Insulin (➤ Kap. 7).

Bei langdauerndem Diabetes Typ 2 werden häufig Medikamente aus beiden Gruppen benötigt. Der Typ-2-Diabetes hat ein Vererbungsrisiko von 40 bis zu 80% und ist bis heute nicht heilbar. Hatte z. B. die Großmutter Typ-2-Diabetes („Alterszucker"!) so ist die Wahrscheinlichkeit der Vererbung auf die Kinder etwa 40% – hatten beide Großelternteile Typ-2-Diabetes, so steigt das Risiko auf bis zu 80%!

1.6 Diabetes im Kindes- und Jugendalter

1.6.1 Typ-1-Diabetes im Kindes- und Jugendalter

Der Typ-1-Diabetes ist die häufigste chronische Krankheit bei Kindern und Jugendlichen. In Deutschland sind etwa 26 000 Kinder zwischen 0–20 Jahren betroffen, wobei die Häufigkeit mit zunehmendem Alter deutlich steigt. Jungen und Mädchen sind gleich häufig betroffen. Jährlich treten etwa 2000 Neuerkrankungen auf.

Nach der Diagnosestellung werden die Kinder in der Regel zunächst für ungefähr 14 Tage im Krankenhaus oder einer speziellen Einrichtung aufgenommen.
Dort werden sie:
- auf die Insulintherapie in Kombination mit einer berechneten Diät eingestellt
- intensiv geschult – ggf. auch ein Elternteil (➤ Abb. 1.5).

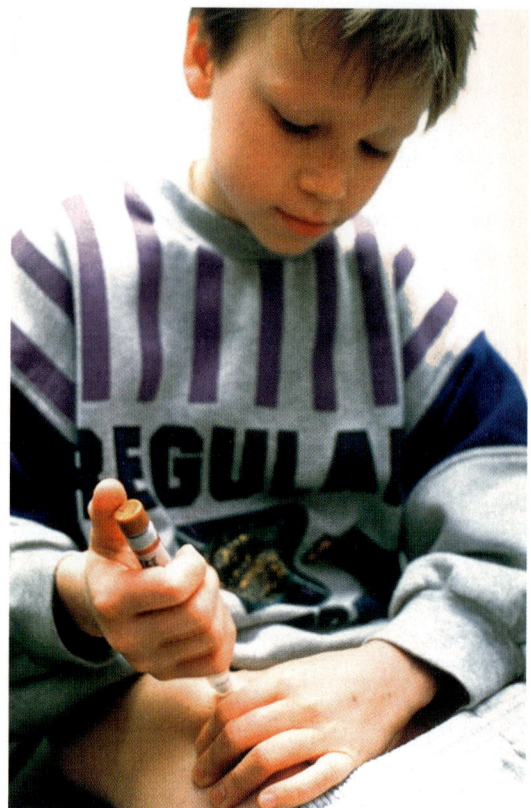

Abb. 1.5 Ein Kind injiziert sich „sein" Insulin selbstständig [K303].

Kinder und Jugendliche sollten im Verlauf immer wieder **ambulant** geschult (Gruppenschulungen) und behandelt werden. Krankenhausaufenthalte sollten so selten wie möglich, aber so häufig wie nötig erfolgen (vor allem bei schlechtem HbA1c, häufigen Unterzuckerungen, in der Pubertät).

Die Diabetestherapie verfolgt folgende Ziele

- Vermeidung akuter Stoffwechselentgleisungen
- Vermeidung diabetesbedingter Folgeerkrankungen (Augen, Nieren, Nerven)
- eine möglichst normnahe Blutzuckereinstellung, das heißt Werte zwischen 60 und 180 mg/dl (3,4–10,1 mmol/l)
- die frühzeitige Erkennung und Behandlung von Risikofaktoren (Bluthochdruck, Fettstoffwechselstörungen, Rauchen)
- eine normale Entwicklung der Kinder und Jugendlichen
- eine möglichst geringe Beeinträchtigung der sozialen und psychischen Entwicklung
- eine kontinuierliche Behandlung und Betreuung der Kinder durch Fachkräfte: Diabetologe, Diabetesberater, Psychologe und/oder Sozialarbeiter sowohl im stationären als auch im ambulanten Bereich – optimal, wenn es das gleiche Team ist.

Während der **Remissionsphase** (einige Monate bis mehrere Jahre) brauchen die Kinder oft zunächst nur sehr wenig Insulin, so dass häufig eine konventionelle Insulintherapie mit 2 Injektionen pro Tag durchgeführt wird. Im Laufe der Zeit, je nach Insulinbedarf kann dann auf eine intensivierte Insulintherapie (ICT) umgestellt werden – häufiger auch in Form einer Insulinpumpentherapie!

Die erforderlichen **Kontrolluntersuchungen** sollten 1–2mal innerhalb von drei Monaten durchgeführt werden. Hierzu zählen:

- HbA1c
- Kontrolle der dokumentierten Werte
- Häufigkeit der schweren Unterzuckerungen.

Zu Beginn der Diabeteserkrankung ist eine gute Einstellung in der Regel oft möglich. Mit zunehmender Diabetesdauer, vor allem auch in der Pubertät wird die Stoffwechseleinstellung manchmal schwierig. Problematisch ist häufig die Einstellung Jugendlicher zwischen dem 12. und 18. Lebensjahr (Pubertät mit seinen vielfältigen Problemen). Hier ist es wichtig durch Gruppenschulungen mit Hilfe eines guten, erfahrenen Behandlungsteams die vorübergehenden Schwierigkeiten zu überwinden.

1.6.2 Typ-2-Diabetes im Kindes- und Jugendalter

Kinder und Jugendliche in Deutschland werden immer dicker, insbesondere weil sie sich zu wenig bewegen und für das, was sie körperlich tun, zu kalorienreich essen und trinken.

Die Folge davon ist, dass der gelegentlich noch von Unverbesserlichen als „Alterszucker" bezeichnete Typ-2-Diabetes auch bei Kindern und Jugendlichen immer häufiger auftritt. Nach Aussagen des ehemaligen DDG-Präsidenten Prof. Dr. Wieland Kiess (Kinderarzt) ist der jüngste Patient weltweit, bei dem bisher ein Typ-2-Diabetes dokumentiert wurde, ein Fünfjähriger aus Leipzig. Der Junge brachte 55 kg auf die Waage – normal war in seinem Alter ein Gewicht von etwa 19 kg!

In Deutschland wird nach Hochrechnungen mit etwa 200 Neuerkrankungen an Typ-2-Diabetes jährlich bei Kindern und Jugendlichen gerechnet (Prof. Dr. Danne, Kinderarzt, Hannover). In den USA findet man in einigen Regionen schon eine Neuerkrankungsrate für Typ-2-Diabetes von 50% der 14- bis 19-Jährigen – das bedeutet, dass jedes 2. Kind, das neu an Diabetes erkrankt, in diesem Alter keinen Typ-1-Diabetes, sondern einen Typ-2-Diabetes hat.

Zur Überprüfung einer Verdachtsdiagnose Diabetes Typ-2 raten führende Kinderdiabetologen bei sehr dicken Kindern und Jugendlichen insbesondere dann,

- wenn eine familiäre Vorbelastung mit Typ-2-Diabetes besteht (Eltern oder Großeltern, Geschwister) und wenn noch zusätzliche Risikofaktoren wie
- Fettstoffwechselstörungen oder
- hoher Blutdruck vorliegen.

Die Untersuchung wird in Form eines oralen Glukosetoleranztests (OGTT, ➤ Kap. 1.9), also eines Zuckerbelastungstests, durchgeführt. Als Ersatz oder Ergänzung kann bei Kindern ein „Harnzuckertest" durchgeführt werden – dieser ist bei Kindern deshalb aussagekräftig, weil ihre Nierenschwelle sehr niedrig ist.

Bei Kindern mit Typ-2-Diabetes steht eine rasche Blutzuckernormalisierung im Vordergrund, da verschiedene Studien belegen, dass bei unzureichender Blutzuckerkontrolle bis zur Hälfte aller an Typ-2-Diabetes erkrankten Jugendlichen mit einer Nephropathie (Nierenschaden) rechnen müssen (➤ Kap. 13).

Vor allem bei Kindern sind deshalb vorbeugende Maßnahmen entscheidend:
- Lebensstiländerung
  - insbesondere Änderung der Ess- und Trinkgewohnheiten (kalorienärmere Ernährung)
  - tägliche Bewegung, ggf. auch Sport
- Einschränkung sitzender Tätigkeiten wie Computer, Fernsehen, Gameboy-Spiele
- Gabe von Medikamenten, die der Insulinresistenz entgegenwirken (z. B. Glucophage®, ➤ Tab. 4.4)
- ggf. Gabe von Insulin (Vorsicht: kann die Gewichtszunahme fördern).

> **BEACHTE**
> Bei einem übergewichtigen Kind darf nicht automatisch ein Typ-2-Diabetes angenommen werden, da auch übergewichtige Kinder an Typ-1-Diabetes erkrankt sein können.

Bisher standen Ärzte immer wieder vor der Frage, wie man dem Übergewicht und damit auch der Insulinresistenz von Kindern mit Typ-2-Diabetes medikamentös entgegenwirken kann. Das einzige bisher in Studien bei Kindern untersuchte orale Antidiabetikum ist gegenwärtig das Biguanid Metformin (Glucophage®), mit dem sich auch bei übergewichti-

gen Kindern und Jugendlichen mit Typ-2-Diabetes folgendes erreichen lässt:
- Verminderung der Insulinresistenz
- Senkung des mittleren HbA1c-Wertes (wie bei Erwachsenen um etwa 1%)
- eine eher leichte Gewichtsabnahme
- Verbesserung des Blutfett-Profils.

Es ist bei Kindern und Jugendlichen mit Typ-2-Diabetes ab 10 Jahre zugelassen (➤ Tab. 4.4).

Obgleich dieses Medikament bei Kindern offensichtlich weniger Nebenwirkungen und Kontraindikationen als bei Erwachsenen hat, und sogar besser vertragen wird als von diesen, sollte die **primäre Therapie** diabetischer Kinder mit Typ-2-Diabetes stets mit der oben beschriebenen Änderung des Lebensstils beginnen. Die Vorstellung, dass bereits 16- bis 18-jährige Typ-2-Diabetiker wegen ihres Übergewichtes
- Schäden an der Wirbelsäule, den Knie- und Hüftgelenken aufweisen
- Gallensteine haben
- dem Unterricht in der Schule nicht mehr folgen können (sie schlafen ein),

muss jeden von uns erschüttern. Wahrscheinlich kann dieses Problem nur durch eine frühzeitigere Aufklärung und Intervention, ggf. schon im Kindergartenalter nachhaltig beeinflusst werden.

1.7 Pankreopriver Diabetes

Wenn die Bauchspeicheldrüse zu großen Teilen oder gar vollständig ausfällt, so sind alle ihre Funktionen geschädigt. Durch Mangel oder völliges Fehlen von **Insulin** kommt es zur diabetischen Stoffwechsellage. Darüber hinaus fehlt auch die Mithilfe bei der Verdauung, denn es fehlt ja der **Bauchspeichel,** der die Enzyme für die Fett- und Kohlenhydratverdauung enthält. Die mit der Nahrung aufgenommene Energie kann dann nicht richtig verwertet werden. Die Nahrung wird z. T. unverdaut ausgeschieden. In der Therapie ist es daher wichtig, nicht nur das fehlende Insulin zu ersetzen, sondern auch Enzympräparate (z. B. Kreon®, Pankreon® forte) zu geben. Neben dem Insulin aus den β-Zellen wird aus den α-Zellen der Bauchspeicheldrüse noch ein weiteres, sehr wichtiges Hormon abgegeben – das Glukagon. Dieses bewirkt, im Gegensatz zum Insulin, eine Blutzuckererhöhung, was über eine Abgabe aus dem Glukosespeicher der Leber zustande kommt. Die Glukagonwirkung ist bei Unterzucker (Hypoglykämie) besonders wichtig, um als „Gegenregulation" Zuckerreserven aus der Leber zu mobilisieren.

Die Ursachen für den Ausfall der Bauchspeicheldrüse sind häufig:
- Bauchspeicheldrüsenentzündungen, ausgelöst durch Alkoholmissbrauch, erhöhte Blutfette oder ein Gallensteinleiden
- Operationen, bei denen wegen eines Unfalls oder Tumors die Bauchspeicheldrüse entfernt werden musste.

1.8 Symptome der diabetischen Erkrankung

Auch bei den Krankheitssymptomen muss wieder zwischen Typ-1 und Typ-2-Diabetes unterschieden werden. Der Typ-2-Diabetes kann am Anfang völlig beschwerdefrei verlaufen, so dass er oftmals „zufällig" diagnostiziert wird. Gelegentlich werden beim Augenarzt bereits Folgen einer Diabeteserkrankung am Augenhintergrund gesehen, die dann zur Diagnose „Diabetes mellitus" führen.

Je nach Ausmaß des vorhandenen Insulinmangels können jedoch auch mehr oder weniger deutliche **Symptome** gefunden werden wie:
- vermehrter Durst und Wasserlassen
- Gewichtsabnahme
- Wadenkrämpfe
- Sehstörungen
- schlecht heilende Wunden
- Juckreiz im Genitalbereich.

Wegen des absoluten Insulinmangels sind die Symptome zu Beginn des Typ-1-Diabetes sehr viel heftiger. Oft kommt es bereits bei der Erstmanifestation aufgrund des Insulinmangels zu einer unvollständigen Fettverbrennung mit nachfolgender Übersäuerung des Blutes und der Gefahr des Coma diabeticum (ketoazidotisches Koma) (➤ Kap. 11).

1.9 Diagnose des Diabetes mellitus

1.9.1 Blutzucker- und Urinzuckerwert

Zur Diagnose einer diabetischen Stoffwechsellage werden im Wesentlichen **zwei Laborwerte** herangezogen:
- der Blutzuckerwert
- der Urinzuckerwert.

Der **Blutzucker** des Stoffwechselgesunden liegt nüchtern unter 110 mg/dl (Milligramm pro Deziliter), entsprechend 6,2 mmol/l (Millimol pro Liter), und steigt nach dem Essen (postprandial) auf maximal 140 mg/dl (7,8 mmol/l) an. Oberhalb eines Nüchternblutzuckers von 110 mg/dl (6,2 mmol/l) spricht man von einer diabetischen Stoffwechsellage.

Ab einem Blutzucker von ca. 160–180 mg/dl (8,9–10,1 mmol/l) kann die Niere den Zucker nicht mehr vollständig im Blut zurückhalten, so dass mit dem Urin mehr oder weniger größere Mengen Glukose ausgeschieden werden, die im Urin mittels Teststreifen nachgewiesen werden können. Der Blutzuckerwert, ab dem Glukose im Urin erscheint, wird daher oft als „**Nierenschwelle**" bezeichnet. Zur Früherkennung des Typ-2-Diabetes wird der Glukosenachweis im Urin im Rahmen so genannter Vorsorgeprogramme gelegentlich noch durchgeführt.

Die Diagnose des Typ-1-Diabetes bereitet im Allgemeinen weniger Schwierigkeiten, weil bereits die ausgeprägten Krankheitszeichen zur richtigen Verdachtsdiagnose führen. Der Nachweis erfolgt aufgrund deutlich erhöhter Blutzuckerwerte.

Eine einmalige Bestimmung des Blutzuckers ist nicht ausreichend, wenn nicht weitere eindeutige **Zeichen eines entgleisten Diabetes** vorliegen, wie
- Blutzucker im Urin
- Ketonkörper im Urin
- typische Symptome.

Ein manifester (gesicherter) Diabetes liegt nach den ADA-Empfehlungen 1997/WHO 1998 bei folgenden Werten vor
- Nüchternblutzucker zweimal über 110 mg/dl (6,2 mmol/l)
- postprandialer Blutzucker im Kapillarblut über 200 mg/dl (11,2 mmol/l).

Ein Nüchternblutzuckerwert von 110 mg/dl (6,2 mmol/l kapilläres Vollblut-Fingerbeere), entspricht einem venösen Blutzuckerwert von 126 mg/dl (7,0 mmol/l). Nur im Zweifelsfall, d. h. wenn die Nüchternwerte zwischen 95 und 110 mg/dl (5,3–6,2 mmol/l) liegen, sollte zur weiteren Abklärung ein oraler Glukose-Toleranztest (OGTT) durchgeführt werden.

1.9.2 Oraler Glukose-Toleranztest (OGTT)

Der Patient erhält morgens nüchtern nach der ersten Blutentnahme (Blutglukosebestimmung) 75 g Glukose (Traubenzucker), gelöst in 300 ml Tee oder Wasser oder ein ähnliches Zuckergemisch. Die Lösung muss innerhalb von 10 Minuten langsam getrunken werden. Eine weitere Blutentnahme erfolgt 120 Minuten nach Trinkbeginn. Auch hier müssen die Blutzuckerbestimmungen mit einer qualitätsgesicherten Methode erfolgen.

> **MERKE**
> **Behandlungsziele**
> - Folgekrankheiten verhindern
> - Akutkomplikationen vermeiden
> - Wohlbefinden verbessern.
>
> **Zu erreichen durch**
> - Blutzuckerwerte zwischen 60 und 140 mg/dl (3,4 – 7,8 mmol/l)
> - Normaler HbA1c.
>
> **Behandlung des Typ-1-Diabetes**
> - Fehlendes Insulin bedarfsgerecht ersetzen
>
> Grundsätzliche Möglichkeiten:
> - Konventionelle Therapie (CT) (➤ Kap. 8.1)
> - Intensivierte konventionelle Therapie (ICT) (➤ Kap. 8.2)
> - Pumpentherapie (➤ Kap. 9).
>
> **Behandlung des übergewichtigen Typ-2-Diabetikers**
>
> Insulinresistenz abbauen
> - durch Gewichtsnormalisierung
> - richtige Ernährung (kalorienreduziert) und
> - regelmäßige Bewegung (➤ Kap. 15.1).

> Wenn sich dies nicht als ausreichend erweist:
> - zusätzlich blutzuckerwirksame Tabletten (z. B. Glucophage®, Actos®, Glucobay®) (➤ Kap. 4)
> - evtl. auch Inkretine (z. B. Byetta®) oder Insulin (➤ Kap. 7).

Ein Diabetes mellitus liegt vor, wenn
- im kapillären Vollblut der Nüchternblutzucker über 110 mg/dl (6,2 mmol/l) und
- der 2-Stunden-Blutzuckerwert über 200 mg/dl (11,2 mmol/l) liegt.

Eine lediglich **pathologische Glukosetoleranz** (krankhafte Zuckerverwertung) liegt vor, **wenn**
- der Nüchternblutzucker unter 110 mg/dl (6,2 mmol/l) und
- der 2-Stunden-Blutzucker zwischen 140 und 200 mg/dl (7,8–11,2 mmol/l) liegt.

Kein Hinweis für eine Glukoseverwertungsstörung besteht, **wenn**
- sowohl der Nüchternblutzucker unter 110 mg/dl (6,2 mmol/l), als auch
- der 2-Stunden-Blutzucker unter 140 mg/dl liegt (7,8 mmol/l).

Fragen

1. Wann wurde erstmalig Insulin in der Behandlung des Diabetes mellitus eingesetzt?
2. Warum kann ein Typ-1-Diabetiker nicht mit Tabletten behandelt werden?
3. Ist der Diabetes mellitus heilbar?
4. Worin unterscheiden sich der schlanke und der übergewichtige Typ-2-Diabetiker?
5. Welche Krankheitszeichen deuten auf einen Diabetes hin?
6. Welche Beschwerden stellten Sie zu Beginn Ihrer Erkrankung fest?
7. Warum ist es beim übergewichtigen Typ-2-Diabetiker besonders wichtig, ein normales Körpergewicht zu erreichen?

Lösungen siehe Anhang.

KAPITEL 2 Selbstkontrolle

Warum ist Selbstkontrolle sinnvoll?

Durch intensive Schulung sowie Training sollen Patienten befähigt und motiviert werden ihre Stoffwechsellage unter eigener Regie regelmäßig und systematisch zu kontrollieren und die Messergebnisse übersichtlich in Ihr **Diabetiker-Tagebuch oder -Jahresbuch** einzutragen. In einem Diabetiker-Jahresbuch (z. B. DSD, Diabetic System Diary) sind über 365 Tage die Therapie, alle Blutzuckerwerte, Laborwerte, BE, Ereignisse etc. eingetragen. Für jede Therapieform sind unterschiedliche Dokumentationsblätter erhältlich. So lässt sich über einen sehr langen Zeitraum die Blutzuckereinstellung nachvollziehen. Die Dokumentation der eigenen Ergebnisse ist neben der Durchführung der Selbstkontrolle ein wesentlicher Schlüssel für eine langfristig optimale Stoffwechseleinstellung und dient somit dem Vermeiden von Folgeschäden.

Eine spezielle Bedeutung hat in diesem Zusammenhang auch der **Diabetiker-Pass** (➤ Kap. 20), der gerade überarbeitet wurde.

Durch regelmäßige BZ-Kontrollen lassen sich akute Stoffwechselentgleisungen, sowohl nach oben (Hyperglykämie, Überzucker) als auch nach unten (Hypoglykämie, Unterzucker), frühzeitig erkennen und oft vermeiden.

Auf der Grundlage Ihrer übersichtlich dokumentierten Blutzuckerwerte können Sie evtl. gemeinsam mit Ihrem Arzt entscheiden, ob und in welchem Ausmaß Ihre Therapie verändert werden muss (Therapieanpassung). Ihre über längere Zeiträume dokumentierten Werte erleichtern die Kooperation mit Ihrem Arzt und lassen Ihre bisherigen Erfahrungen mit Korrekturversuchen in „Krisenzeiten" nicht verloren gehen. Denn auch aus Misserfolgen kann man lernen!

Wenn Sie Ihre Tabletten- oder Insulindosis ohne Selbstkontrolle beibehalten oder verändern, handeln Sie wie „ein Seefahrer ohne Kompass, der seine Orientierung verloren hat".

BEACHTE
Nur durch Selbstkontrolle und Therapieanpassung können häufig Folgeschäden verhindert oder zumindest hinausgezögert werden.
Selbstkontrolle
- führt zu mehr Sicherheit
- schafft Freiräume
- führt zu mehr Selbstvertrauen.

Obgleich sich Selbstkontrolle primär auf die Kontrolle von Stoffwechselparametern bezieht, sollten Sie unbedingt auch die übrigen von Ihnen selbst durchführbaren Kontrollmöglichkeiten nutzen.

Was kann man selber kontrollieren?

Folgende Kontrollen können Sie selbst durchführen:
- Untersuchung des Harns auf Urinzucker
- Untersuchung des Harns auf Ketonkörper (u. a. Azeton)
- Untersuchung des Blutes auf Azeton
- Messung des Blutzuckers
- Ermittlung des Gewichts und des BMI (Body-Mass-Index)
- Messung des Bauchumfangs (➤ Kap. 1.4)
- Messung des Blutdrucks.

2.1 Blutzuckerselbstkontrolle

Für zahlreiche Menschen mit Diabetes gehört es zum Alltag ihren Blutzucker mehrfach täglich, manchmal sogar nachts oder in besonderen Situationen zu kontrollieren. Eine moderne Diabetestherapie, insbesondere eine Insulintherapie, sei es bei

Wer sollte Blutzuckermessungen durchführen?

Für Patienten, die eine **intensivierte konventionelle Insulintherapie** durchführen, ist die Blutzuckermessung unerlässlich, da sie ihren Spritz-Ess-Abstand (➤ Kap. 8.4.2) und die Insulindosis den aktuellen Blutzuckerwerten anpassen müssen. Darüber hinaus ist allen insulinspritzenden Diabetikern die Blutzuckerselbstkontrolle zu empfehlen, wenn sie die Insulindosis anpassen wollen oder können (sowohl Typ-1 als auch Typ-2-Diabetiker!). Auch Typ-2-Diabetiker, die eine Kombinationstherapie, z. B. Basalinsulin mit blutzuckersenkenden Tabletten (Sulfonylharnstoff, Glinide) durchführen, sollten 2–3x/Woche den Nüchternblutzucker und gelegentlich (z. B. 1x/Woche) auch ein Blutzuckertagesprofil durchführen. Eine gelegentliche Blutzuckertestung ist auch Patienten zu empfehlen, die alleine blutzuckersenkende Tabletten einnehmen – insbesondere bei Krankheit mit Fieber, um z. B. eine Blutzuckerentgleisung Richtung Koma rechtzeitig zu entdecken (➤ Kap. 11).

Beachte: Auch Typ-2-Diabetiker, deren **Nierenschwelle** (der Blutzuckerwert, bei dem Zucker von der Niere ausgeschieden wird) sehr hoch ist, sollten den Blutzucker messen, weil sie auch bei sehr hohen Blutzuckerwerten noch keinen Harnzucker haben und somit eine Steuerung Ihres Blutzuckers über die Urinkontrolle nicht möglich ist!

Die Nierenschwelle liegt bei Kindern und Jugendlichen sehr niedrig, verschiebt sich aber mit zunehmendem Alter in höhere Blutzuckerbereiche. Beim Erwachsenen liegt sie bei etwa 180 mg/dl, bei einem älteren Patienten kann man u. U. erst bei einem Blutzucker von 220 mg/dl auch im Urin Zucker nachweisen (➤ Kap. 2.3).

Wann sind Blutzuckermessungen notwendig?

In folgenden Situationen ist eine Blutzuckermessung angebracht:

- vor allen Injektionen
- vor größeren körperlichen Anstrengungen und gelegentlich danach
- vor dem Autofahren und bei längerer Fahrtdauer
- als Bed-time-Wert (vor dem Zubettgehen)
- in allen unklaren Situationen, z. B. Gefühl der Unterzuckerung, Unwohlsein beim Sport, fieberhafte Infekte, Durchfallerkrankungen, im Urlaub.

Womit führe ich die Blutzuckermessungen durch?

Die Stoffwechselselbstkontrolle ist ein fester Bestandteil der Diabetesbehandlung. Die Kosten für das benötigte Testmaterial werden von den Krankenkassen übernommen, sie gehören zur so genannten Leistungspflicht.

Das Verfahren der **visuellen Messmethode,** bei der der aktuelle Blutzucker durch Farbvergleich des Teststreifens mit den Farbfeldern auf der Teststreifendose ermittelt wurde, ist nicht mehr ohne Einschränkung möglich, da die Produktion dieser Art von Teststreifen weitgehend eingestellt wurde (Ausnahme: Import z. B. Betachek®/Australien).

Die meisten **elektronischen Testgeräte** liefern sehr viel genauere Werte. So beträgt die Messgenauigkeit der meisten Geräte ± 20%, d. h. wenn die Skala z. B. 140 mg/dl (7,8 mmol/l) anzeigt, kann der „wahre" Wert zwischen 120 mg/dl (6,7 mmol/l) und 160 mg/dl (8,9 mmol/l) liegen. Es dürfen nur 5% aller gemessenen Werte mehr als 20% von der Labormethode abweichen.

2.1.1 Hilfsmittel zur Blutzuckerselbstkontrolle

Stechhilfen

Stechhilfen sind kleine „Geräte", die die Blutentnahme aus der **Fingerkuppe** nicht oder kaum mehr spürbar werden lassen (➤ Abb. 2.1). Die Einstichtiefen sind oft variabel einzustellen, die Lanzetten werden immer feiner. Häufig bekommt man bei dem Kauf eines Blutzuckertestgerätes eine Stechhilfe derselben Firma dazu. Es gibt auch Stechhilfen mit einer integrierten Lanzettentrommel, in der 6 Lanzetten untergebracht sind, die jeweils mit einem Dreh am Spannknopf ohne Kontakt hygienisch gewechselt werden können. Sind alle Lanzetten verbraucht, ist an der Trommel ein roter Streifen zu sehen. Gebrauchte Trommeln werden im Hausmüll entsorgt. Ebenso eignen sich Systeme mit einem integrierten Nadelschutz. So werden versehentliche Verletzungen verhindert, da sie konstruktionsbedingt bereits ausgeschlossen sind.

Es gibt auch Stechhilfen, die die Entnahme von Kapillarblut an anderen Körperstellen (= Alternative Messstellen = Alternate Site Testing = AST) als der Fingerkuppe ermöglichen. Geeignete Stellen sind der fleischige Teil der Handfläche zwischen Handgelenk und kleinem Finger, der Handballen, die Innenseite des Unterarmes, etwa im mittleren Bereich, der Bauch und die Außenseiten der Oberschenkel (➤ Kap. 2.1.2). Da nicht alle **Lanzetten** zu jeder Stechhilfe passen, beachten Sie bitte stets die Hersteller-Informationen.

Stechhilfen sind, ebenso wie die dazugehörenden Lanzetten „Hilfsmittel" und können verordnet werden.

Beachte: Arzneimittel (Teststreifen) und Hilfsmittel (Stechhilfen) müssen auf getrennten Rezepten verordnet werden!

Die Verordnung und Verwendung von **Alkoholtupfern** ist unter normalen hygienischen Bedingungen nicht erforderlich.

Blutzuckermessgeräte

Es gibt heute eine große Zahl verschiedener Messgeräte (➤ Abb. 2.2–Abb. 2.6), die jedoch fast alle eine der beiden folgenden Messverfahren anwenden:
- **Reflektometrische Methode:** Messung von Farbveränderungen durch den Zucker des aufgetragenen Bluttropfens
- **Sensorelektronische Methode:** Messung von Änderungen des elektrischen Widerstandes der Sensorelektrode durch den Zucker des aufgetragenen Bluttropfens.

Die Coulometrie, eine Messmethode, die zu noch genaueren Messergebnissen führen soll und auf die die kleine erforderliche Blutmenge von 0,3 μl abgestimmt ist, wird bei den Geräten Precision Xeed, FreeStyle® Freedom *Lite* und Freestyle® *Lite* (Abbott Diabetes Care) verwendet.

Die sensorelektronischen Geräte benötigen meist etwas weniger Blut als die reflektometrischen Geräte. Die Dauer des Messvorganges variiert zwischen etwa 5 und 10 Sek. Die Messbereiche der Geräte differieren nur gering und liegen zwischen 10 bzw. 20 mg – 550/600 mg/dl (1,1–33,3 mmol/l). Der Temperaturbereich liegt in der Regel zwischen 5 bzw. 10 °C und 35–40 °C (Herstellerinformationen beachten). Für die meisten Patienten ist bei der Auswahl Ihres Blutzuckermessgerätes häufig die Frage der benötigten Blutmenge von Bedeutung, für manche auch das Gewicht. Insbesondere bei Sehstörungen sollte eher die Größe und Ablesbarkeit des Displays auch unter schlechten Sichtverhältnissen beachtet werden (Hin-

Tab. 2.1 Stechhilfen (Auswahl)

	Accu-Chek Multiclix® Accu-Chek Softclix®	One Touch® UltraSoft	Ascensia Microlet® Vaculance	Autolet® Impression	Fine Touch
Hersteller	Roche	LifeScan	Bayer	Owen Mumford	Terumo
Lanzetten	Accu-chek Softclix® Lancets, MediSense Thin Lancets, Unilet® Lancets	One Touch® Ultra-Soft Lanzetten, MediSense Thin Lancets, Unilet® Lancets	Ascensia Microlet®-Lanzetten, MediSense Thin Lancets	Unilet® Lancets	Fine Touch Lancets
Besonderheiten	11 verschiedene Einstechtiefen, Multiclix®: 6 Lanzetten in einer integrierten Lanzettentrommel, Anzeige des Lanzettenvorrats	Lanzettenstärke 28 Gauge, Clear-Cap für Sichtkontrolle bei Anti-Schmerz-Technik	alternative Messstellen (= AST)	7 Einstechtiefen	geringe Stechtiefe durch Hohlschliff, integrierter Nadelschutz, Entsorgung im Hausmüll

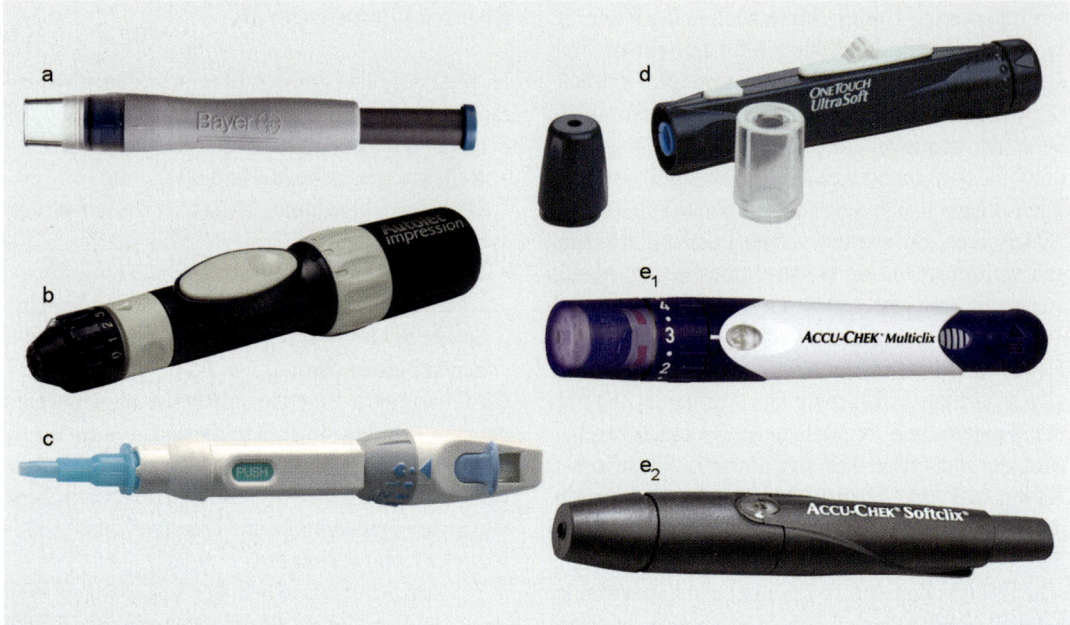

Abb. 2.1 Stechhilfen (Auswahl):
a) Bayer b) Owen Mumford
c) Terumo d) LifeScan e) Roche

tergrundbeleuchtung?). Von der Handhabung her bieten die meisten Geräte bei Anbruch einer neuen Teststreifenverpackung einen Kalibrationsstreifen zum Einstecken in das Gerät, so dass das früher umständliche Eingeben einer Codenummer entfällt. Bei vielen neueren Geräten entfällt sogar die Kalibrierung, womit eine weitere Fehlerquelle ausgeschlossen ist. Für jüngere, technikinteressierte Patienten spielt häufig auch die Frage der Speicherung und die Möglichkeit der PC-Übertragung eine Rolle. Einige Geräte (➤ Tab. 2.2–Tab. 2.6) bieten spezielle Zusatzfunktionen (alternative Blutentnahmestelle am Arm, Beleuchtung des Displays, Sprachfunktion). Die Kosten für ein Blutzuckermessgerät liegen in der Regel zwischen 30–90 €, es lohnt sich auch die Kosten für die zu verwendenden Teststreifen zu vergleichen.

BEACHTE
Eine Umschaltmöglichkeit von mmol/l auf mg/dl oder umgekehrt muss unbedingt beachtet werden. Der „Punkt" in der mmol/l – Angabe darf nicht übersehen und irrtümlicherweise als 3-stellige Zahl angesehen werden.
Beispiel: 11.5 mmol/l darf nicht als 115 mg/dl (6,4 mmol/l) verkannt werden, denn 11.5 mmol/l entspricht einem Blutzucker von 207 mg/dl!

Hilfen bei der Auswahl eines geeigneten Blutzuckermessgerätes

Es sind sehr viele Blutzuckermessgeräte auf dem Markt. Vor der Entscheidung sollte man sich überlegen, welche Funktionen einem selbst besonders wichtig erscheinen. Damit Sie das für Ihre Bedürfnisse richtige Gerät finden, lassen Sie sich vor dem Kauf verschiedene Geräte zeigen, probieren Sie sie aus und holen Sie sich Rat bei Betroffenen z. B. in Selbsthilfegruppen.

In ➤ Tab. 2.2 bis ➤ Tab. 2.6 sind nahezu alle gängigen Geräte aufgeführt, die im Handel sind (Stand Juni 2008), sie erheben aber nicht den Anspruch auf Vollständigkeit. Die folgenden Gesichtspunkte sollten vor dem Kauf in die Wahl mit einbezogen werden:
- erforderliche Blutmenge (vor allem bei Kindern und älteren Patienten von Bedeutung)
- Bedienbarkeit des Gerätes (vollautomatische Geräte sind bei kleinen Kindern und bei Patienten mit eingeschränkter Gebrauchsfähigkeit der Hände sinnvoll)
- Speicherkapazität der Blutzuckerwerte

2.1 Blutzuckerselbstkontrolle

- Ist eine Verbindung mit dem PC möglich, welches System?
- Dauer einer Messung
- Fehlermeldungen
- Sehbehinderte sollten auf ein gut ablesbares Display achten (Hintergrundbeleuchtung), Blinde auf ein vorhandenes Sprachmodul (z. Zt. Gluco Talk von Progen oder Voicemate Plus als Zusatzgerät zum Blutzuckermessgerät Accu-Chek Compakt Plus von Roche).
- Größe und Gewicht (die Geräte liegen zwischen ca. 40 g und 120 g) können wichtig sein, wenn häufig unterwegs gemessen wird, evtl. auch der Temperaturbereich (z. B. im südlichen Ausland)
- Zusatzfunktionen
- Preise der zu verwendenden Teststreifen
- Die Preise der Blutzuckermessgeräte unterscheiden sich heute nicht mehr so sehr. Sie liegen zwischen 30 € und 70 €; für Geräte mit Sprachmodul inkl. Teststreifen zwischen 50 und 90€.

2.1.2 Durchführung der Blutzuckerselbstkontrolle

Die Blutzuckerselbstkontrolle beginnt mit der möglichst schmerzarmen bzw. schmerzfreien Blutgewinnung aus der Fingerbeere oder an alternativen Messstellen (**AST** – Nicht alle Blutzuckermessgeräte sind dafür geeignet!) mittels einer Stechhilfe (> Abb. 2.1).

Die Blutgewinnung aus der Fingerbeere sollte immer an der Seite der Fingerkuppe erfolgen

Tab. 2.2 Blutzuckermessgeräte der Firma Bayer

	Ascensia® Elite XL / Elite	Ascensia® Contour	Ascensia® Breeze 2
Hersteller	Bayer		
Messdauer in Sek.	30	15	5
Blutmenge	2 µl	0,6 µl	1 µl
Speicher	120/20	480 mit Datum und Uhrzeit	420 mit Datum und Uhrzeit
Codierung	ohne Codieren, da voreingestellt	automatisch durch den Teststreifen direkt bei der Messung	automatische Codierung
Datenmanagement	WinGlucoFacts, Diabass® / Nein	Diabass®	serieller PC-Anschluss
Besonderheiten	großes Display, Elite: Sip-in-Technik	Sip-in-Technik, AST möglich- größere Tasten	Sip-in-Technik, AST möglich

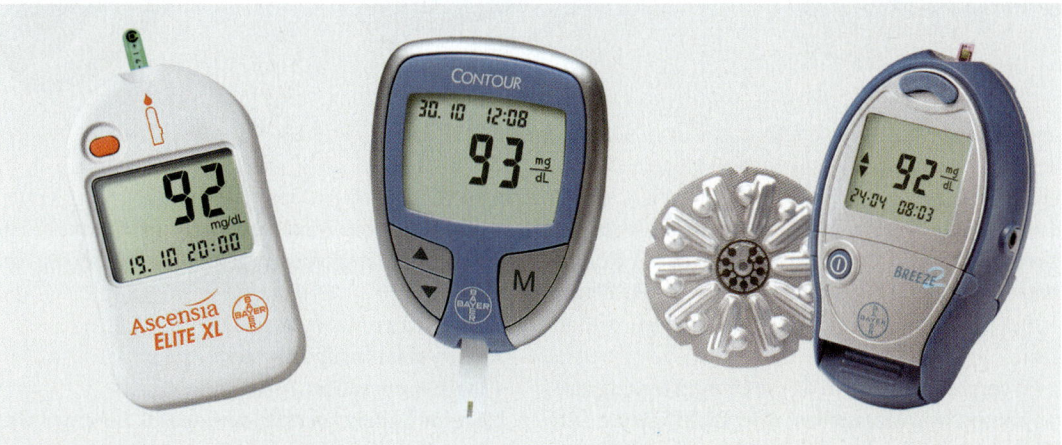

Abb. 2.2 Blutzuckermessgeräte der Firma Bayer

Tab. 2.3 Blutzuckermessgeräte der Firma LifeScan

	One Touch® Ultra Smart™	One Touch® Ultra 2™	One Touch® Ultra Easy™
Hersteller	LifeScan		
Messdauer in Sek.	5	5	5
Blutmenge	1 µl	1 µl, saugaktive Sensor-Teststreifen	1 µl
Speicher	3000	500 mit Datum/Uhrzeit	50 mit Datum/Uhrzeit
Codierung	Knopfdruck	Knopfdruck	
Datenmanagement	One Touch Diabetes Management Software, Diabass®	One Touch Diabetes Management Software, Diabass®	
Besonderheiten	AST am Unterarm und Handballen beleuchtetes Display, große Zahlen Messgerät mit elektronischem Tagebuch	AST Unterarm und Handballen beleuchtetes Panoramadisplay, große Zahlen Automatische Doppelmessung	AST am Unterarm und Handballen beleuchtetes Display, große Zahlen Automatische Doppelmessung

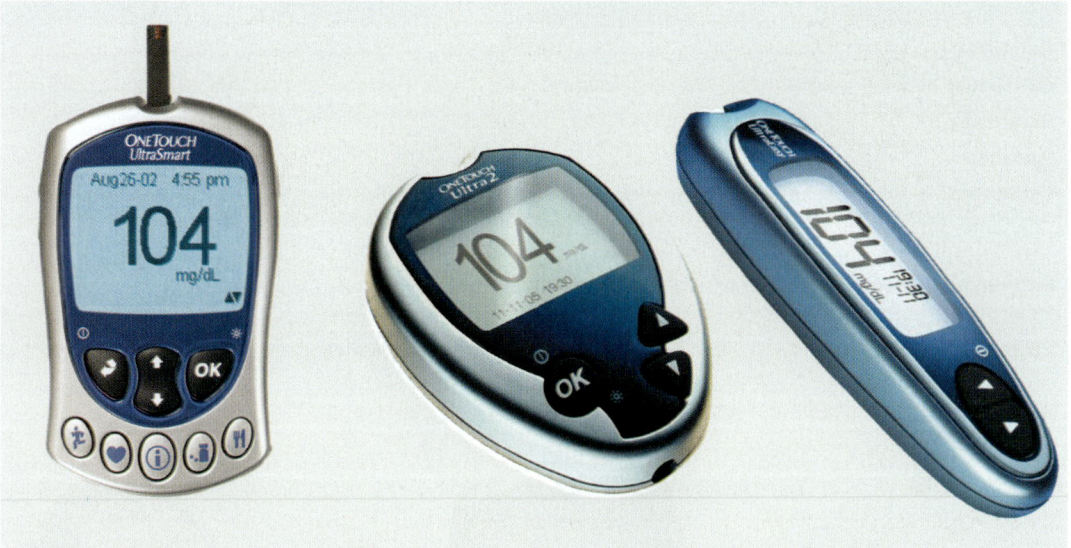

Abb. 2.3 Blutzuckermessgeräte der Firma LifeScan

(>Abb. 2.7). Die Hände eines Menschen, insbesondere die Fingerspitzen sind mit unzähligen Nervenenden versehen (Tastorgan). Seitlich an den Fingerkuppen sind deutlich weniger Nervenenden vorhanden.

Weniger schmerzarm ist die Blutgewinnung auch an alternativen Messstellen. Aber nicht in jeder Situation ist es sinnvoll an alternativen Messstellen zu messen, da in vielen Untersuchungen festgestellt wurde, dass die Blutzuckerwerte nicht immer mit den an der Fingerbeere gemessenen übereinstimmen.
- Nach einer Mahlzeit,
- nach einer Insulinspritze,
- nach körperlicher Belastung

tritt eine Blutzuckerveränderung z. B. bei einer Messung am Unterarm im Vergleich zu der Messung an der Fingerbeere mit einer **Verzögerung von etwa** ½

2.1 Blutzuckerselbstkontrolle

Tab. 2.4 Blutzuckermessgeräte der Firmen B. Braun, Imcarmed und Berlin-Chemie

	Omnitest plus	Bionime	GlucoMen Visio
Hersteller	B. Braun	Imcarmed	Berlin-Chemie/Menarini
Messdauer in Sek.	5	8	10
Blutmenge	1 µl	1,4 µl	0,8 µl
Speicher	250	10	10
Codierung	Codierung über Tasten	kein Codieren	Knopfdruck
Datenmanagement	Diabass®	kein PC-Anschluss	nein
Besonderheiten	Streifenauswurf um ein Anfassen des Teststreifens nach dem Blutauftrag zu vermeiden		60 sec. Nachtropfzeit, leicht und klein

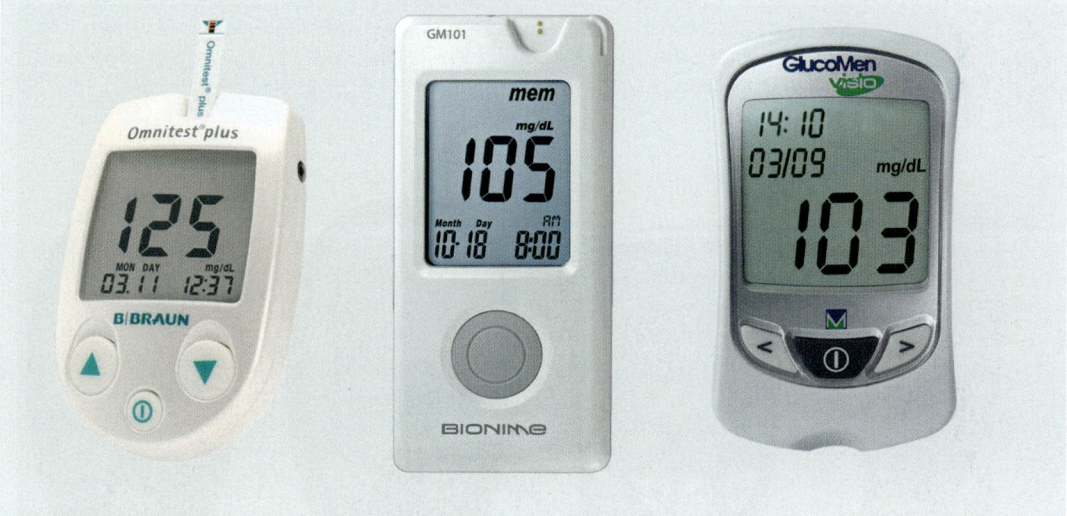

Abb. 2.4 Blutzuckermessgeräte der Firmen B. Braun, Imcarmed und Berlin-Chemie/Menarini

bis 1 Stunde auf. Im Extremfall könnte dies dazu führen, dass eine Unterzuckerung zu spät bemerkt wird. Eine exakte Erklärung gibt es dafür bis heute nicht, mögliche Ursache könnte die schlechtere Durchblutung des Armes gegenüber der Hand sein. Durch Massieren der Haut an der Messstelle kann die Durchblutung zwar verbessert, die Zeitverzögerung aber nicht ganz aufgeholt werden.

In Zeiten in denen der Blutzucker nur geringen Schwankungen ausgesetzt ist wie

- **vor** einer Hauptmahlzeit
- **vor** dem Schlafen gehen
- nachts

ist eine Messung an einer alternativen Messstelle ohne Risiko möglich.

BEACHTE
Zur Vermeidung von falschen Schlüssen den Blutzucker immer zur richtigen Zeit am richtigen Ort messen!

Da auch „Diabetes-Profis" gelegentlich noch Fehler bei der Messung machen, sollten folgende Punkte beachtet werden:

- Immer mit gewaschenen Händen testen (häufige Fehlerquelle, wenn unterwegs oder beim Sport gemessen wird).
- Einstellung mg/dl bzw. mmol/l beachten!

2 Selbstkontrolle

Tab. 2.5 Blutzuckermessgeräte der Firmen Terumo und Abbott Diabetes Care

	FINETOUCH™	Precision Xceed®	FreeStyle Freedom lite®	FreeStyle® lite
Hersteller	Terumo	Abbott Diabetes Care		
Messdauer in Sek.	ca.10	3	ca. 10, längere Messzeit bei Kälte und hohem BZ	ca. 5
Blutmenge	1,2 µl	0,3 µl	0,3 µl	0,3 µl
Speicher	150, automatisch	450 mit Datum und Uhrzeit	250	400
Codierung	ohne Codierung	bei der Herstellung	Knopfdruck	ohne Codieren
Datenmanagement		Diabass Precision Link®	Diabass®	Medimport, Diabass®
Besonderheiten	3D-Testspitze einzeln verpackt, sicher zu entsorgen Gestaltungsmöglichkeit durch Aufkleber (viele Motive für Kinder)	großes Display, Speicherung der Werte und autom. Abschalten des Gerätes nach 1 Minute, Ketonkörpermessung, AST	coulometrisch, kleinste Blutmengen, AST z. B. am Unterarm	beleuchtetes u. großes Display, Gewicht nur 39,7 g, sehr klein

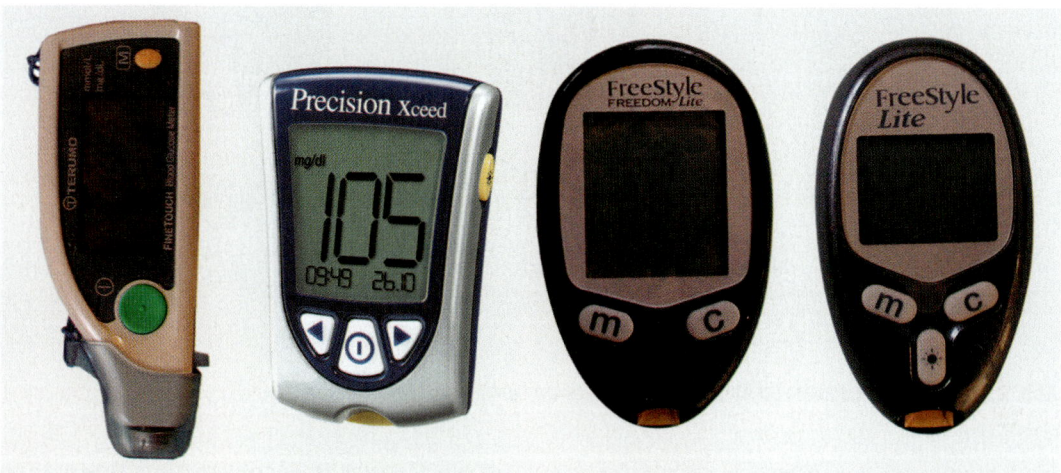

Abb. 2.5 Blutzuckermessgeräte der Firmen Terumo und Abbott Diabetes Care

- Teststreifen müssen auf das Gerät kodiert sein (sofern Kodierung noch erforderlich ist).
- Der Blutstropfen darf nicht verdünnt sein (z. B. durch feuchte Finger – Schweiß).
- Es dürfen keine Desinfektionsmittelreste auf dem Testfeld sein.
- Die Teststreifen müssen für die entsprechenden Temperaturbereiche geeignet sein (Angaben auf Teststreifendose). Benutzen Sie im Sommer ein Thermo-Täschchen, tragen Sie im Winter die Teststreifen am Körper, z. B. in Jackeninnentaschen.
- Die Sensoren dürfen nicht feucht sein (Sensorfunktion könnte beeinträchtigt sein – Aufbewahrung im Bad!).
- Die aufgetragene Blutmenge muss stimmen (bei einigen Geräten automatisch).
- Vorherige Medikamenteneinnahme in hoher Dosis kann die Werte verfälschen (z. B. Vitamin C, Aspirin®).

2.1 Blutzuckerselbstkontrolle

Tab. 2.6 Blutzuckermessgeräte der Firma Roche und Progen

	Accu-Chek® Aviva	Accu-Chek® Compact Plus	Akku-Chek Voicemate Plus	GlukoTalk
Hersteller	Roche Diagnostics			Progen
Messdauer in Sek.	5	ca. 5		5
Blutmenge	0,6 µl Unterdosierungserkennung	1,5 µl		0,5 µl
Speicher	500	500		500
Codierung	Code-Chip, der im Gerät bleibt	Automatisch		Codekarte
Datenmanagement	Infrarotschnittstelle, Akku-Chek Compass, Smart Pix	Smart Pix	Übertragung auf PC durch USB-Kabel als Excel-Tabelle	Infrarotschnittstelle z. B. Accu-Chek Compass, Camit®, zur Datenübertragung Diabass®
Besonderheiten	AST-fähig, erkennt Beschädigungen des Teststreifens, Haltbarkeit, Temperatur und Feuchtigkeit; Knopfzelle als Batterie für 1000 Tests	AST möglich	Das Sprachgerät in Kombination mit Akku-Chek Compact Plus	verbale Menüführung und Ergebnisansage wahlweise anwählbar, verbale Erklärung der Fehlermeldung und Fehlerbehebung, Sprachfunktion in Deutsch und Englisch

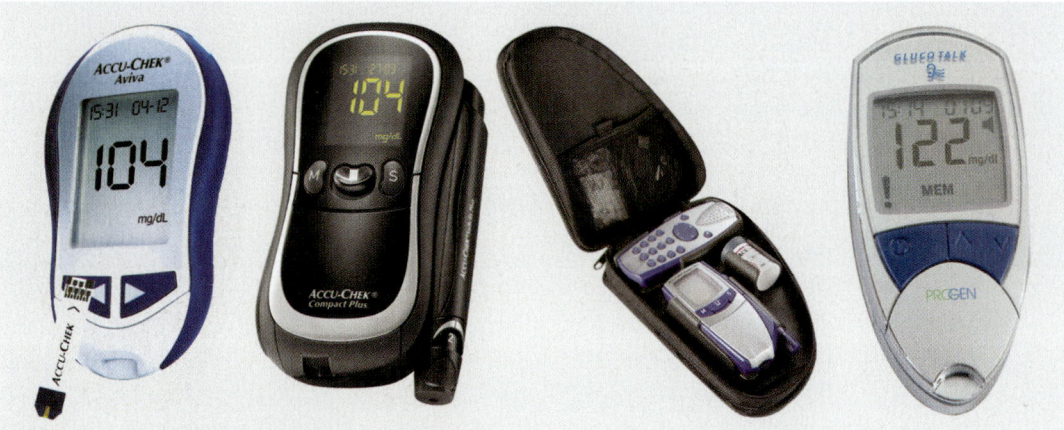

Abb. 2.6 Blutzuckermessgeräte der Firma Roche und Progen

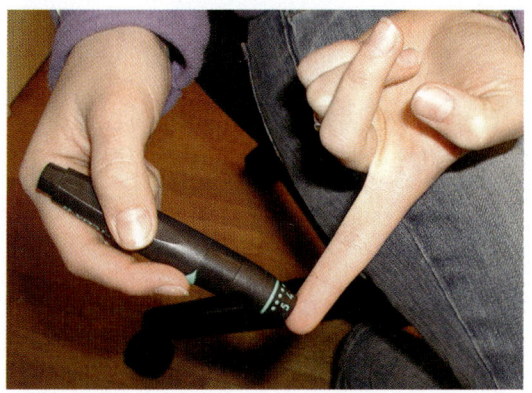

Abb. 2.7 Blutgewinnung an der Fingerbeere

2.1.3 Blutzuckerumrechnungstabelle

Da der Blutzuckerwert international nicht einheitlich angegeben wird, finden Sie anbei die Umrechnungstabelle für die Umrechnung von mg/dl in mmol/l und umgekehrt (➤ Tab. 2.7).

2 Selbstkontrolle

Tab. 2.7 Blutzuckerumrechnungstabelle von mg/dl in mmol/l und umgekehrt.

Einheiten	mg/dl →	mmol/l	mmol/l →	mg/dl
Umrechnungsfaktor	etwa 0,0555		etwa 18	
Umrechnungstabelle	35	2,0	2,5	45
	40	2,2	3,0	54
	45	2,5	3,5	63
	50	2,8	4,0	72
	55	3,1	4,5	81
	60	3,4	5,0	90
	65	3,6	5,5	99
	70	3,9	6,0	108
	75	4,2	6,5	117
	80	4,5	7,0	126
	85	4,8	7,5	135
	90	5,0	8,0	144
	95	5,3	8,5	153
	100	5,6	9,0	162
	110	6,2	9,5	171
	120	6,7	10,0	180
	130	7,2	10,5	189
	140	7,8	11,0	198
	150	8,4	11,5	207
	160	8,9	12,0	216
	170	9,5	12,5	225
	180	10,1	13,0	234
	190	10,6	13,5	243
	200	11,2	14,0	252
	220	12,3	14,5	261
	240	13,4	15,0	270
	260	14,6	15,5	279
	280	15,7	16,0	288
	300	16,8	17,0	306
	320	17,9	18,0	324
	340	19,0	19,0	342
	360	20,2	20,0	360
	380	21,3	21,0	378
	400	22,4	22,0	396
	420	23,5	23,0	414
	440	24,6	24,0	432
	460	25,8	25,0	450

2.2 Die Zucker-Azeton-Selbstkontrolle im Urin

Um das Testergebnis der **Harnzuckerselbstkontrolle** richtig zu deuten, muss man die Höhe seiner Nierenschwelle kennen. Diese Selbstkontrolle ist technisch einfach durchzuführen, kostengünstig und schmerzlos.

Während der Blutzucker eine Momentaufnahme des Stoffwechselgeschehens darstellt, kann der Harnzucker einen Überblick über die Zeit seit der letzten Blasenentleerung geben.

Für Typ-2-Diabetiker, die nur mit Diät oder mit Diät und Tabletten behandelt werden, ist nach Absprache mit dem Arzt die Harnzuckerkontrolle häufig ausreichend, eine normale Nierenschwelle vorausgesetzt (etwa 180 mg/dl 10,1 mmol/l).

Azeton entsteht immer dann, wenn statt Kohlenhydraten Fettreserven zur Energiegewinnung herangezogen werden müssen. Azeton kann im Harn mittels spezieller Teststreifen (z. B. Ketur-Test) nachgewiesen werden.

Ketonkörper (der wichtigste ist das Azeton) können nachgewiesen werden bei:
- Insulinmangel mit beginnender Entgleisung
- Gewichtsabnahme (Hunger-Azeton)
- Nach länger andauernder Hypoglykämie.

Eine Azetonkontrolle ist wichtig bei fraglicher Entgleisung (➤ Kap. 11) und bei morgendlichen Kopfschmerzen, falls man eine unbemerkte nächtliche Unterzuckerung vermutet.

BEACHTE
Azeton ist ein Warnsignal!

2.3 Azetonkörper-Selbstkontrolle im Blut

Bislang war die **Ketonkörpermessung** nur im Urin möglich. Nun können jedoch die Ketonkörper auch im Blut gemessen werden. Mittels eines Blutzuckermessgerätes, dass auch gleichzeitig die Blut-Ketonkörpermessung erlaubt, wird mit einem speziellen Teststreifen – auf Beta-Hydroxybutyrat – die Messung genauso durchgeführt, wie die Blutzuckermessung.

Das hat den Vorteil, dass die Messung im Blut wirklich den zurzeit **aktuellen Wert** an Ketonkörpern anzeigt. Im Urin werden Ketonkörper gemessen, die seit der letzten Blasenentleerung angefallen sind. Tatsächlich kann es aber in der Zwischenzeit durch Insulingaben zu einem Abfall der Ketonkörper im Blut gekommen sein. Eine Überdosierung von Insulin und damit eine Unterzuckerung wäre die Folge.

Im Gegensatz zum Urinketon-Teststreifen, der lediglich Wertebereiche (+, ++, +++, also einfach-, zweifach-, dreifach-positiv) anzeigt, gibt das Gerät genaue Werte in der Einheit mmol/l an. Der Messbereich liegt zwischen 0,0 und 6,0 mmol/l in Schritten von 0,1 mmol/l (➤ Tab. 2.5). Der Messwert wird innerhalb von 30 Sek. angezeigt.

Das Gerät zeigt – je nach Höhe des **Blutzuckerwertes** – auch an, ob eine **Ketonkörpermessung** erforderlich ist. Der Patient kann dann in der Regel abschätzen, ob es eher eine ernstzunehmende Entgleisung ist, oder die Blutzuckererhöhung nur kurzfristig ist und die Blutketonkörpermessung eigentlich nicht erforderlich ist. Im Alltag kommen die meisten Patienten sicherlich mit dem Urin-Ketontest zurecht. Eine regelmäßige Blutketonmessung erscheint uns nicht sinnvoll, außerdem ist die Verwendung der Blutketon-Teststreifen auch eine Frage des Preises!

2 Selbstkontrolle

Tab. 2.8 Beurteilung der Ketonwerte im Blut

	Beurteilung
weniger als 0,6 mmol/l	Normalwerte
0,6 – 1,5 mmol/l	beginnende Entgleisung möglich, Blutzucker testen! Danach Korrektur entsprechend Ihren Anpassungsregeln (➤ Kap. 11)
mehr als 1,5 mmol/l	Stoffwechselentgleisung, Blutzucker testen! Danach sofort entsprechend Ihren **verschärften** Korrekturregeln vorgehen oder Arzt informieren (➤ Kap. 11)

2.4 Kontinuierliche Glukosemessung

Eine kontinuierliche Glukosemessung erfolgt über einen kleinen Sensor, der in die Unterhaut am Bauch eingeführt (➤ Abb. 2.8) wird und bis zu 288 Glukosewerte in 24 Std. liefert (Mikroelektrode). Nach einer Tragedauer von max. 72 Std. stehen dem Arzt ca. 860 Glukosewerte zur Verfügung.

Der Glukosemonitor, das eigentliche Aufzeichnungs- und Speichergerät, ist nur etwas größer als eine herkömmliche Insulinpumpe und wird wie diese z. B. am Gürtel oder in der Hosentasche getragen. Alle 10 Sek. empfängt dieser Monitor ein elektronisches Signal, das dem Glukosegehalt im Zwischenzellraum entspricht, und speichert alle 5 Minuten einen Mittelwert dieser Messungen ab. Über den Monitor gibt der Diabetiker selbst zusätzlich alle Ereignisse (Mahlzeiten, Medikamentengabe, Bewegung usw.) ein, die so ebenfalls registriert werden. Die durch das System gewonnenen Werte werden auf einen PC heruntergeladen und dem Arzt zur Auswertung übermittelt. Der behandelnde Arzt erhält somit einen kontinuierlichen Einblick in den Glukoseverlauf und kann ggf. die Therapie anpassen. Bei Patienten, die die Signale des Gerätes (Hypo/Hyperglykämie) bedingt durch Seh- oder Hörschäden nicht richtig abschätzen können, ist der Einsatz der kontinuierlichen Glukosemessung kontraindiziert, vor allem dann, wenn keine Hilfsperson

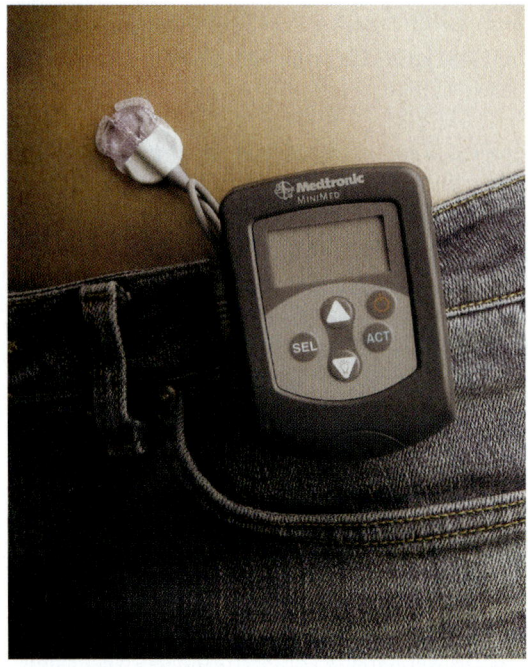

Abb. 2.8 Glukosesensor in der Bauchhaut und Monitor am Gürtel zur kontinuierlichen Glukosemessung über mehrere Tage (Medtronic Minimed).

(z. B. Pflegepersonal) zur Bedienung des Monitors zur Seite steht. Das Verfahren ist nach wie vor ein Diagnoseverfahren des behandelnden Arztes und nicht zur regelmäßigen Selbstkontrolle zugelassen. Es ist eine Ergänzung zu den Blutzuckermessungen des Patienten, nicht jedoch ein Ersatz, und nur bei besonders unklaren Blutzuckerverläufen bzw. Problemstellungen sinnvoll:

- für Patienten, die trotz ICT oder Pumpentherapie ihren Ziel-HbA1c-Wert nicht erreichen
- zur Erfassung nächtlicher Hypoglykämien
- für Patienten mit Hypo-Wahrnehmungsstörungen
- für schwangere Diabetikerinnen oder Schwangere mit Gestationsdiabetes
- bei schlechtem HbA1c-Wert und den „guten", vom Patienten aufgezeichneten Blutzuckerwerten
- zur Veranschaulichung und damit zur Motivationssteigerung für den Diabetiker.

Fragen

1. Warum ist die Blutzucker-Selbstkontrolle wichtig?
2. Welche Patienten sollten unbedingt eine Blutzucker-Selbstkontrolle durchführen?
3. Sie ermitteln einen viel zu hohen Blutzucker-Wert. Woran kann das liegen?
4. Nach welchen Kriterien entscheiden Sie sich für ein Blutzucker-Messgerät?
5. Was kann und sollte ein Diabetiker regelmäßig selbst kontrollieren?

Lösungen siehe Anhang.

KAPITEL 3

HbA1c und Fruktosamin

Zur Beurteilung der mittel- und langfristigen Blutzuckereinstellung stehen uns folgende Testverfahren zur Verfügung:
- HbA1c und
- Fruktosamin.

3.1 HbA1c

Die Bestimmung des HbA1c (Glykohämoglobin-Wert) dient zur ungefähren Beurteilung der Einstellungsqualität des Diabetes, insbesondere der **Langzeitführung** des Diabetikers. Dabei macht man sich eine chemische Reaktion des Blutzuckers mit dem roten Blutfarbstoff (Hämoglobin) zunutze, wie sie auch im Blut eines Nichtdiabetikers abläuft.

Je mehr Zucker sich im Blut eines Menschen befindet, umso mehr Zucker bindet sich auch an den roten Blutfarbstoff. Normalerweise sind etwa 5–6% des menschlichen Blutfarbstoffes mit Zucker verbunden. Zunächst erfolgt dies als „lockere" Bindung. Nach einigen Stunden hohen Blutzuckers ist diese Bindung „fest", d. h. sie hält so lange, bis die roten Blutkörperchen mit dem darin befindlichen Blutfarbstoff in der Milz abgebaut werden. Da die „Lebenszeit" der roten Blutkörperchen etwa 12 Wochen beträgt (3 Monate), bleibt auch die Bindung zwischen Zucker (Glukose) und rotem Blutfarbstoff so lange bestehen.

Diese Zusammenhänge nutzt man als **„Zucker-Langzeit-Gedächtnis".** Die Höhe des HbA1c sagt somit etwas über die Blutzuckereinstellung der letzten 6–8 bzw. 12 Wochen aus. War die Zuckereinstellung schlecht, so findet man bei der Blutentnahme einen hohen HbA1c, bei guter Blutzuckereinstellung einen niedrigen. Starke Schwankungen des HbA1c findet man bei einer labilen Blutzuckereinstellung, besonders bei Kindern und Jugendlichen. Ist der Blutzucker dagegen längere Zeit stabil, so besteht eine direkte Beziehung zwischen der guten oder schlechten Einstellung und einem guten oder schlechten HbA1c (➤ Tab. 3.1).

Es ist heute unbestritten und sicher nachgewiesen, dass der zu hohe Blutzucker einer der Hauptgründe für die Entstehung von diabetischen Folgeschäden darstellt. Dabei muss man sich Folgendes klarmachen: Genauso wie sich der überschüssige Zucker im Blut mit dem roten Blutfarbstoff (dem Eiweiß Hämoglobin) verbindet und damit einen hohen HbA1c bedingt, verbindet sich dieser überschüssige Zucker im gesamten Körper mit anderen Eiweißen in den verschiedensten Organen (z. B. Auge [Linse], Niere, Herz) und verursacht dadurch seine Schäden. Deswegen ist ein hoher HbA1c auch ein indirektes Maß für die mögliche Entstehung von diabetischen Folgeschäden. Ein niedriger HbA1c bedeutet nicht automatisch auch eine optimale Blutzuckereinstellung. Bei Typ-1-Diabetikern sind gehäufte Unterzuckerungen oft Ursache für einen vermeintlich idealen HbA1c-Wert.

Die oben genannten Werte sind als ungefähre Richtwerte anzusehen, denn die Höhe der Werte ist abhängig von der angewandten Bestimmungsmethode. Im obigen Fall wurde die so genannte Mikrosäulenmethode verwendet. Ebenso sind die Bereiche, die als sehr gut, gut bis befriedigend, schlecht oder letztlich dekompensiert bezeichnet werden, nur als Richtwerte anzusehen. Die anzustrebenden HbA1c-Werte sind individuell festzulegen, wobei der HbA1c bei einem Typ-1-Diabetiker unter 6,0%, bei einem Typ-2-Diabetiker unter 6,5% liegen sollte – unter entsprechender Beachtung von Begleit- bzw. auch schon vorhandenen Folgeerkrankungen. Es sollten immer nur Werte miteinander verglichen werden, die mit der gleichen Methode gewonnen wurden.

Tab. 3.1 Qualität der Blutzuckereinstellung – Abhängigkeit von HbA1c und mittlerem Blutzucker

Qualität der Blutzuckereinstellung	HbA1c	mittlerer BZ mg/dl	mittlerer BZ mmol/l
sehr gut	4,2	60	4
	4,7	80	4,5
	5	90	5
	5,3	100	5,5
	5,7	110	6
	6,1	120	6,5
	6,5	130	7
gut – befriedigend	7	140	8
	7,5	150	9
schlecht	8,1	160	10
	8,6	180	11
	9,3	200	12
	9,8	220	13
	10,4	240	14
	10,8	260	15

Tab. 3.2 Hämoglobine. Der Zucker charakterisiert die Untergruppe.

Untergruppe	Zucker
HbA1a	Fruktose
HbA1b	Glukose-6-phosphat
HbA1c	Glukose

Für besonders Interessierte

Als Hb-Ao bezeichnet man das Erwachsenenhämoglobin, von dem ein gesunder Mensch etwa 12–14 g% im Blut hat. Ein Teil dieses Hämoglobins ist glykosiliert, d. h. mit Zucker verbunden, und wird HbA1 genannt. Es macht normalerweise etwa 5–7% des Erwachsenenhämoglobins aus. Man kann das HbA1 noch in Untergruppen unterteilen, je nachdem welcher Zucker mit dem roten Blutfarbstoff verbunden ist (➤ Tab. 3.2). Da das HbA1c eine Untergruppe des HbA1 darstellt, muss der Prozentwert dafür auch niedriger liegen als der des Gesamt-HbA1.

3.2 Fruktosamin

Eine weitere Möglichkeit zur Verlaufsbeurteilung einer Blutzuckereinstellung stellt die Bestimmung des Fruktosamins im Blut dar. Dabei werden verschiedene verzuckerte Eiweiße (Fruktosamine), u. a. auch das Albumin bestimmt. Fruktosamine erlauben eine Beurteilung der Stoffwechsellage der letzten 2–3 Wochen – sie haben nichts mit dem Fruchtzucker (Fruktose) zu tun.

Da die Bestimmung des Fruktosamins etwas über die Blutzuckereinstellung der letzten 2–3 Wochen aussagt, also einen „schnelleren" Test darstellt als das HbA1 (6–8 Wochen), kann damit gut die Neueinstellung eines Typ-1-Diabetikers beurteilt werden. Bei guter Blutzuckereinstellung kommt es zu einem raschen Abfall des anfangs hohen Fruktosamins im Blut.

Tab. 3.3 Fruktosamin

Einstellungskriterien	Fruktosamin
Normalwerte	205 – 285 µmol/l

MERKE

HbA1c wird bestimmt, um Folgendes zu beurteilen:
- Blutzuckereinstellung über einen Zeitraum von etwa 6 – 12 Wochen (Zucker-Langzeit-Gedächtnis).
- Wahrscheinlichkeit der Entstehung von Folgeschäden.

MERKE

Fruktosamin wird bestimmt, um Folgendes zu beurteilen:
- Beurteilung der kurzfristigen Blutzuckereinstellung (der letzten 2 – 3 Wochen).

HbA1c

Einstellungskriterien	HbA1c
Normalwerte (Nichtdiabetiker)	4,0 – 6,4%
Qualität der Einstellung (Diabetiker)	**HbA1c [%]**
miserabel	12,0 – 14,0
schlecht	8,0 – 12,0
gut bis befriedigend	6,6 – 7,5
sehr gut	bis ca. 6,5

Fruktosamin

Einstellungskriterien	Fruktosamin
Normalwerte	205 – 285 µmol/l

Fragen

1. Was sagt ein sehr hoher HbA1c-Wert aus?
2. Warum sollte der HbA1c-Wert nur etwa alle 3 Monate bestimmt werden?
3. Warum ist Fruktosamin bei der Neueinstellung eines Typ-1-Diabetes wertvoller?

Lösungen siehe Anhang.

KAPITEL 4

Therapie mit oralen Antidiabetika (Tabletten)

Sollte sich der Blutzucker trotz ausreichender Bewegung und gesunder Ernährung nicht normalisieren – dies ist oft nach **mehrjähriger Diabetesdauer** der Fall, so werden zusätzlich Medikamente eingesetzt. Bei der Vielzahl an Präparate – Namen ist es nicht ungewöhnlich, dass Patienten nicht wissen, wann Sie ihre Tabletten einnehmen sollen: vor, während, nach der Mahlzeit oder unabhängig von den Mahlzeiten. Fehlermöglichkeiten mit z. T. ernsthaften Konsequenzen wie Unterzuckerungen und schlechte Einstellungen sind nahezu vorprogrammiert. Es gibt verschiedene Substanzgruppen, die mit unterschiedlicher Absicht und Wirkungsweise eingesetzt werden.

4.1 Sulfonylharnstoffe

Am häufigsten werden immer noch die Sulfonylharnstoffe verschrieben, allerdings nicht mehr das Glibenclamid, sondern eher sein „Nachfolger", das Glimepirid (= Sulfonylharnstoff der 3.Generation) (➤ Tab. 4.1).

Sulfonylharnstoffe sorgen dafür, dass das in der Bauchspeicheldrüse vorhandene Insulin verstärkt an die Blutbahn **abgegeben** wird und wirken so der „Sekretionsstarre" entgegen. Die Bauchspeicheldrüse wird also quasi „ausgepresst". Die Insulinproduktion selbst wird jedoch nicht gesteigert. Früher oder später muss doch mit der Insulintherapie begonnen werden. Unter dem neuen Sulfonylharnstoff **Glimepirid** (Amaryl®) wird bei niedrigeren Insulinspiegeln eine effektive Blutzuckersenkung erreicht, bei gleichzeitig reduziertem Risiko für Unterzuckerungen (➤ Tab. 4.2).

Die gefährlichste Nebenwirkung besteht in langdauernden, teilweise unbemerkten **Unterzuckerungen,** vor allem unter dem „Klassiker", dem Glibenclamid.

Leider wissen viele Diabetiker nichts von dieser Nebenwirkung, so dass sie nicht ausreichend darauf vorbereitet sind.

Sulfonylharnstoffe müssen 15–30 Minuten vor der Mahlzeit eingenommen werden. Eine Einnahme zum falschen Zeitpunkt (z. B. ½–1 Stunde **nach** dem Essen) führt zu einer unbefriedigenden Blutzuckereinstellung, weil die Tablettenwirkung und der Blutzuckeranstieg aus der Nahrung nicht aufeinander abgestimmt sind – außerdem kann es zu schweren Unterzuckerungen kommen. Die Tabletten dürfen deshalb nur in Zusammenhang mit einer Mahlzeit eingenommen werden: Kein Essen = Keine Tablette!

Unter dem Sulfonylharnstoff Glimepirid (Amaryl®) treten Unterzuckerungen deutlich weniger häufig auf, insbesondere unter körperlicher Aktivität. Sinnvollerweise wird eine kleine Menge morgens eingenommen, die 24 Stunden jeweils dann wirkt, wenn Kohlenhydrate gegessen werden. Aber auch

Tab. 4.1 Der Sulfonylharnstoff Glibenclamid

	Glibenclamid
Handelsnamen	Euglucon® N Semi-Euglucon® N Glibenclamid-ratiopharm® Maninil®
Einnahmezeitpunkt	15 – 30 Minuten **vor** dem Essen
Maximaldosis	3 Tabletten à 3,5 mg täglich
Dosierung	sinnvollerweise morgens 2, abends 1 Tablette

Tab. 4.2 Der Sulfonylharnstoff Glimepirid (3. Generation) und Gliquidon

	Glimepirid	Gliquidon
Handelsname	Amaryl® (1 mg, 2 mg, 3 mg)	Glurenorm (30 mg)
Einnahme-zeitpunkt	unmittelbar vor dem Frühstück	unmittelbar vor dem Frühstück
Maximaldosis	6 mg täglich	2-1-1-Tbl. (= 120 mg)

hier gilt: Keine Mahlzeit = Keine Tablette! Ein weiterer Vorteil ist die deutlich geringere Anhäufung im Körper bei leicht eingeschränkter Nierenfunktion. Insbesondere das Gliquidon (Glurenorm®) kann auch bei mäßiger Niereninsuffizienz eingenommen werden (GFR > 30 ml/min), da es primär über die Leber entgiftet wird.

4.2 Repaglinide und Nateglinide

Repaglinide und Nateglinide gehören beide zur Gruppe der Glinide, unterscheiden sich aber sowohl chemisch als auch pharmakologisch deutlich voneinander.

Sowohl Repaglinide (NovoNorm®) als auch Nateglinide (Starlix®) stellen **Betazellstimulatoren** dar, die als „prandiale Glukoseregulatoren" zugelassen sind und eine gesteigerte mahlzeitenbezogene (Glukoseabhängige) Insulinsekretion auslösen. Im Unterschied zu den Sulfonylharnstoffen setzt die Wirkung beider Medikamente schneller ein, hält aber nur kurzfristig an. Dabei setzt die Wirkung von Nateglinide deutlich schneller ein als die von Repaglinide.

Repaglinid wird direkt vor einer geplanten Hauptmahlzeit eingenommen. Für Nateglinid scheint der Einnahmezeitpunkt 10 Minuten vor jeder Hauptmahlzeit der günstigste zu sein. Dadurch ist in der Regel eine noch deutlichere Senkung der postprandialen Blutzuckerwerte zu erreichen. Beide Substanzen werden nach dem Prinzip „1 Hauptmahlzeit – 1 Tablette, keine Hauptmahlzeit – keine Tablette" (> Tab. 4.3) eingenommen. Damit ist eine flexiblere Gestaltung der Essgewohnheiten möglich.

Im Unterschied zu den Sulfonylharnstoffen (z. B. Amaryl®) können bei der Einnahme von Repaglinid und Nateglinid Mahlzeiten ausgelassen oder verschoben werden. Beide Wirkstoffe werden fast vollständig über die Leber abgebaut, bei schweren Leberfunktionsstörungen dürfen sie daher nur mit Vorsicht verwendet werden. Dagegen können beide Substanzgruppen bei Niereninsuffizienz und Nierenschädigung nahezu immer eingesetzt werden.

Repaglinid kann sowohl in der Einzeltherapie, als auch günstig zusammen mit Metformin eingesetzt werden. Nateglinid ist in der Kombinationstherapie mit Metformin zugelassen. Unter einer Therapie mit Nateglinid sollen die postprandialen Blutzuckerwerte aufgrund des raschen Wirkungseintritts und der verkürzten Wirkdauer deutlich niedriger ausfallen als unter einer Therapie mit Repaglinid. Damit ist auch ein deutlich niedrigeres Risiko für Hypoglykämien zu erwarten.

Die übrigen unerwünschten Nebenwirkungen beider Substanzen ähneln nach Art und Häufigkeit denen der Sulfonylharnstoffe. Zu nennen sind hier an erster Stelle die Symptome der Unterzuckerung wie Schwitzen, Schwindel, Zittern, Schwächegefühl und Übelkeit.

Die Therapie mit Repaglinid (NovoNorm®) sollte mit einer Anfangsdosis von 0,5 mg pro Mahlzeit begonnen und die Dosis frühestens nach einer Woche gesteigert werden. Bei Nateglinid (Starlix®) soll die Therapie laut Gebrauchsinformation mit einer Startdosis von 60 mg zu jeder Hauptmahlzeit begonnen werden. Nach unseren Erfahrungen kann häufig jedoch auch direkt mit der empfohlenen Regeldosis von 120 mg begonnen werden.

Tab. 4.3 Unterschiede von Repaglinid und Nateglinid.

	Repaglinid (Benzoesäure-Abkömmling)	Nateglinid (Phenylalanin-Abkömmling)
Handelsname	NovoNorm® (0,5 mg, 1 mg, 2 mg),	Starlix® (60 mg, 120 mg)
Einnahmezeitpunkt	vor jeder Hauptmahlzeit	0 – 30 Minuten vor jeder Hauptmahlzeit
Maximaldosis	4 Tabletten à 4 mg täglich	3 × 120 mg
Wirkungsbeginn	innerhalb 15 Minuten nach Einnahme	sehr schnell nach Einnahme
Wirkungsmaximum	30 Min. – 1 Std. 15 Min. nach Einnahme	10 Min. – 1 Std. nach Einnahme

4.3 Biguanide

Wie die UKPDS-Studie von 1998 zeigte, ist **Metformin** insbesondere bei übergewichtigen Typ-2-Diabetikern zu Recht eines der weltweit am häufigsten eingesetzten oralen blutzuckersenkenden Medikamente (➤ Tab. 4.4). Besonders für den übergewichtigen Typ-2-Diabetiker weist diese Substanz einige vorteilhafte Eigenschaften auf, die in dieser Studie eindrucksvoll bestätigt wurden. Glucophage® ist auch für Kinder und Jugendliche ab dem 10. Lebensjahr in der Monotherapie oder in der Kombination mit Insulin zugelassen (Maximaldosis 2x 1000 mg), wenn Diät und körperliche Aktivität nicht mehr ausreichen. Metformin

- hemmt die Freisetzung von Zucker aus der Leber
- verbessert die Aufnahme von Zucker aus dem Blut in das Muskel-/Fettgewebe
- verbessert die Insulinwirkung
- verbessert den Fettstoffwechsel
- sorgt dafür, dass Nahrungszucker in den Darmzellen z. T. verstoffwechselt und damit nicht mehr ins Blut abgegeben wird
- ist gewichtsneutral.

Zusätzlich konnten in jüngster Zeit einige positive **antiatherogene** (Arteriosklerose verhindernde) Eigenschaften nachgewiesen werden, z. B.:

- Stimulation der Fibrinolyse (Auflösung von Blutgerinnseln)
- Hemmung der Thrombozytenaggregation (des Zusammenklebens der Blutplättchen)
- Senkung der Triglyzeride und des Cholesterins sowie
- Verbesserung der Mikrozirkulation (Durchblutung der kleinsten Gefäße)

Nachteile einer Metformintherapie sind:

- Zu Beginn der Behandlung treten bei etwa 20% der Patienten Magen-Darmbeschwerden auf, die jedoch meist nach kurzer Zeit bei Weiterbehandlung wieder verschwinden
- Für eine Reihe von Patienten ist Metformin ungeeignet, z. B. bei Patienten mit Nierenschäden (Kreatininclearance < 60 ml/min), Leberschäden und schweren Herz-Kreislauf-Erkrankungen
- Bei schweren Infekten (diabetisches Fußsyndrom, Fieber), bei bewusster Gewichtsreduktion mit einer Ernährung unter 1000 kcal, rechtzeitig vor Operationen, (➤ Kap. 18) und bei Anwendung von Röntgenkontrastmitteln muss Metformin abgesetzt werden

Hinweis: Unter alleiniger Therapie mit Metformin treten nach bisherigen Kenntnissen keine Unterzuckerungen auf. Metformin kann auch noch unmittelbar vor dem Schlafen gehen eingenommen werden. Damit werden bessere Nüchtern-Blutzuckerwerte erreicht, weil die Zuckerneubildung aus der Leber über Nacht gehemmt wird.

4.4 α-Glucosidase-Hemmer

α-**Glucosidase-Hemmer** (➤ Tab. 4.5) bremsen die Zerkleinerung von Stärke im Dünndarm. So wird die Stärke langsamer in Glukose umgewandelt, der Blutzuckeranstieg nach dem Essen verläuft langsamer und gleichmäßiger.

Tab. 4.4 Das Biguanid Metformin

	Metformin
Handelsname	Glucophage® 1000/850/500, Mescorit® 850/500, Siofor® 850/500
Einnahmezeitpunkt	zum Essen
Maximaldosis	6 Tabletten à 500 mg täglich, 3 Tabletten à 850 mg täglich, 2 Tabletten à 1000 mg täglich
Dosierung	morgens, mittags, abends (850/500 mg) bzw. morgens und abends (1000 mg)

Tab. 4.5 α-Glucosidase-Hemmer

	Acarbose	Miglitol
Handelsname	Glucobay® 50, Glucobay® 100	Diastabol® 50, Diastabol® 100
Einnahmezeitpunkt	zum Essen	zum Essen
Maximaldosis	3 × 100 mg pro Tag	3 × 100 mg pro Tag
Dosierung	morgens 1, mittags 1, abends 1 Tablette	morgens 1, mittags 1, abends 1 Tablette

Dieser Effekt ist abgeschwächt auch durch eine entsprechende Ernährung (nämlich langsam ins Blut gehende BE, wie beispielsweise Müsli) zu erreichen, und das ohne die manchmal sehr lästigen, wenn auch ungefährlichen, Nebenwirkungen dieser Substanzgruppe.

Vorteile der α-Glucosidase-Hemmer-Behandlung sind:
- Blutzuckersenkung ohne Hyperinsulinämie
- Abschwächung der Insulinresistenz
- keine Unterzuckerungsgefahr
- keine Nebenwirkungen außer im Magen-Darm-Trakt.

Nachteil der α-Glucosidase-Hemmer:
- Bei zu hoher Dosierung zu Beginn der Therapie treten häufig Magen-Darm-Beschwerden auf.

α-Glucosidase-Hemmer können Blähungen auslösen, die aber mit einer wochenweisen Steigerung der Dosierung zu Beginn der Behandlung (Beginn mit 25 mg und Steigerung um je 50 mg pro Woche bis zur gewünschten Dosis) deutlich reduziert werden können. In seltenen Fällen zwingen die Blähungen zum Absetzen der Tabletten.

Unterzuckerungen werden bei Monotherapie (alleinige Einnahme dieses Medikaments) nicht ausgelöst.

Unter **Insulinresistenz** versteht man die Unempfindlichkeit verschiedener Organe, insbesondere der Leber, der Muskulatur und des Fettgewebes für das eigene Insulin. Diese bewirkt eine verminderte Verwertung des Zuckers aus dem Blut, was schließlich zur Hyperglykämie, also einer ständigen Erhöhung des Blutzuckers führt.

Die **Glitazone** greifen im Kern der Zellen unmittelbar in diesen Prozess der Insulinresistenz ein und verbessern damit die Insulinempfindlichkeit von Leber, Muskel- und Fettgewebe. Dadurch kann der Zucker aus dem Blut besser in die Zellen aufgenommen, und damit können langfristig sowohl der Blutzucker, als auch der Insulinspiegel gesenkt werden. Sie scheinen darüber hinaus weitere positive Effekte bezüglich der Fettstoffwechselstörung bei Diabetes bzw. dem metabolischen Syndrom zu haben, die Blutgefäße (Gefäßinnenwände) zu schützen und somit die Rate an kardio- vaskulären Erkrankungen zu reduzieren.

Die Glitazone sind in Deutschland nicht nur in Kombination mit Biguaniden (z. B. Glucophage®) oder Sulfonylharnstoffen (z. B. Amaryl®), sondern auch in der Monotherapie zugelassen. Die Kombination mit Insulin ist mittlerweile ebenfalls möglich. Die in Deutschland zugelassenen Präparate sind Avandia® (Rosiglitazon) sowie Actos® (Pioglitazon). Das ursprünglich als erstes in den USA zugelassene Troglitazon war dort nach kurzer Zeit wegen enormer Nebenwirkungen (Leberschäden) vom Markt genommen worden – in Deutschland war es nie zugelassen.

4.5 Glitazone (Thiazolidindione)

Diese relativ neue Medikamentengruppe zur Behandlung des Typ-2-Diabetes gehört zur Gruppe der **Insulin-Sensitizer** („Empfindlichmacher"), die das Hauptproblem des Typ-2-Diabetes, nämlich die Insulinresistenz, angehen sollen.

Tab. 4.6 Glitazone

	Rosiglitazon	Pioglitazon
Handelsname	Avandia®	Actos®
Einnahmezeitpunkt	unabhängig von den Mahlzeiten	unabhängig von den Mahlzeiten
Maximaldosis	8 mg	30 mg
Dosierung	1 – 2 mal täglich 2 – 4 mg	1 mal täglich 15 – 30 mg

Tab. 4.7 Kombinationspräparate mit Glitazonen

	Rosiglitazon + Metformin	Pioglitazon + Metformin
Handelsname	Avandamet®	Competact®
Einnahmezeitpunkt	mit oder kurz nach dem Essen	mit oder kurz nach dem Essen
Maximaldosis	2× 1 Tbl à 4 mg/1000 mg	2× 1 Tbl à 15 mg/850 mg
Dosierung	2× 1 Tabl. 2 mg/500 mg oder 2× 1 Tabl. 2 mg/1000 mg oder 2× 1 Tabl. 4 mg/1000 mg	2× 1 Tabl.

Die Glitazone (➤ Tab. 4.6) sind in der Lage, sowohl die Nüchtern-, als auch die postprandialen (nach dem Essen) Blutzuckerwerte um etwa 50 mg/dl (2,8 mmol/l) zu senken, was einer Senkung des HbA1c von etwa 1% entspricht. Als Nebenwirkungen sind primär zwar keine Leberschäden, jedoch Flüssigkeitsansammlungen in Form von Ödemen, gelegentlich eine „Herzinsuffizienz" (daher bei Herzinsuffizienz nicht erlaubt) und eine Gewichtszunahme aufgetreten (insulinähnlicher Effekt). Die beiden Substanzen scheinen sich jedoch bezüglich des Risikos weiterer Herz-Kreislaufkomplikationen zu unterscheiden: Während Rosiglitazon in Studien das Infarktrisiko erhöhte, senkte Pioglitazon sowohl das Herzinfarkt-, als auch das Schlaganfallrisiko. Gerade die Kombination mit z. B. Glucophage® zur Gewichtsreduktion erscheint sinnvoll.

4.5.1 Kombinationspräparate

Die Kombination von Glitazon und Metformin ist bereits in Form von Avandamet® (Rosiglitazon/Metformin) und als Competact® (Pioglitazon/Metformin) auf dem Markt. Die durchaus wünschenswerte Kombination von einem Glitazon mit Insulin ist mittlerweile auch in Deutschland zugelassen (➤ Tab. 4.7).

4.6 DPP – 4-Hemmer

DPP-4-Hemmer sind Substanzen, die den Abbau der Inkretine GLP1 und GIP (➤ Kap. 7.1) hemmen und so deren Wirkung auf die Insulinsekretion verstärken (an der β-Zelle). DPP-4-Hemmer wirken nur, wenn der Patient isst und dabei die Nahrung (Speisebrei) Kontakt mit der Dünndarmschleimhaut hat. Beim Essen werden die Inkretine ausgeschüttet – je mehr Kohlenhydrate gegessen werden, umso mehr Inkretine werden auch sezerniert. Da diese Inkretine innerhalb weniger Minuten vom Körper abgebaut werden, können sie nur kurze Zeit die β-Zellen zur Insulinabgabe anregen. Durch die DPP-4-Hemmer jedoch wird die Substanz (Enzym) gehemmt, die primär für den raschen Abbau der Inkretine verantwortlich ist. Dadurch bleiben diese länger im Blut und können auch so länger die β-Zellen stimulieren. Durch diesen besonderen Mechanismus ist eine Unterzuckerung praktisch ausgeschlossen. Die Kombination mit anderen oralen Antidiabetika ist ebenfalls sinnvoll und angeraten. In Kombination mit einem Sulfonylharnstoff sollte die tägliche Dosis auf 1× 50 mg morgens beschränkt werden (Hypo-Gefahr!). Die Einnahme ist in der Monotherapie nahrungsunabhängig. Kombinationen sind möglich mit:
- Metformin
- Sulfonylharnstoffen
- Glitazonen.

Vildagliptin (Galvus®) und seine Kombination mit Metformin (Eucreas®) sind seit Mai 2008 auf dem Deutschen Markt erhältlich, eine Fixkombination mit Sitagliptin und Metformin (Janumet®) seit August 2008 (➤ Tab. 4.9). DPP-4-Hemmer können bei einer leichten Funktionseinschränkung der Niere (Kreatinin-Clearance > 50ml/Min) ohne Einschränkung der Dosis gegeben werden. Bei mittlerer bis schwerer Niereninsuffizienz werden sie nicht empfohlen. Aufgrund fehlender Daten zu Sicherheit und Wirksamkeit werden DPP-4-Hemmer nicht für Patienten unter 18 Jahren empfohlen.

Tab. 4.8 DPP-4-Hemmer

	Sitagliptin	Vildagliptin
Handelsname	Januvia®, Xelevia®	Galvus®
Einnahmezeitpunkt	unabhängig von der Nahrungsaufnahme	unabhängig von der Nahrungsaufnahme
Maximaldosis	200 mg täglich	100 mg täglich
Dosierung	1× tägl. 100 mg oder 1× tägl. 200 mg	1 × 100 mg täglich

Tab. 4.9 Kombinationen mit DPP-4-Hemmer und Metformin

	Vildagliptin+Metformin	Sitagliptin+Metformin
Handelsname	Eucreas®	Janumet®
Einnahmezeitpunkt	mit oder kurz nach dem Essen	mit oder kurz nach dem Essen
Maximaldosis	100 mg/2000 mg (empfohlen)	100 mg/2000 mg
Dosierung	2× tägl. 50 mg/850 mg oder 2× tägl. 50 mg/1000 mg	2× tägl. 50 mg/850 mg oder 2× tägl. 50 mg/100 mg

4.7 Praktisches Vorgehen bei der Behandlung mit mehreren oralen Antidiabetika

Wenn nach den Leitlinien der Deutschen Diabetes Gesellschaft unter der Behandlung mit **Metformin** (z. B. Glucophage®, Siofor®) der HbA1c-Wert nach 3 Monaten noch über 7% liegt, gibt man ein zweites Medikament hinzu. Entweder einen α-Glykosidasehemmer (z. B. Glucobay®), ein Glinid (Starlix®, NovoNorm®), ein Glitazon (Actos®, Avandia®), einen Sulfonylharnstoff (z. B. Amaryl®, Euglucon®) oder auch einen DPP-4-Hemmer (Januvia®, Galvus®, Xelevia®). Dies macht deshalb in besonderem Maße Sinn, da unter DPP-4-Hemmern keine Unterzuckerung zu erwarten ist und außerdem das Wirkprinzip eher physiologisch (wie bei einem Stoffwechsel-Gesunden) ist.

Wurde die Therapie **ursprünglich mit einem Sulfonylharnstoff** begonnen, so ergänzt man die Behandlung zusätzlich mit einem α-Glukosidasehemmer oder auch einem Glitazon. Die von der Überlegung her sehr sinnvolle Kombination von Sulfonylharnstoff/Metformin zeigte in der bekannten UKPDS-Studie zwar ein erhöhtes Sterblichkeitsrisiko gegenüber Patienten in der Insulingruppe, die Aussagekraft dieser Analyse scheint jedoch sehr eingeschränkt. Eine Kanadische Studie zeigte genau das Gegenteil: Eine geringere Sterblichkeit bei Patienten mit einer alleinigen Metformin-Behandlung oder in der Kombination mit Metformin/Sulfonylharnstoff im Vergleich zu einer alleinigen Sulfonylharnstoff-Behandlung.

In wieweit die Kombination verschiedener Antidiabetika bei Patienten mit bereits Schäden am Herz-Kreislaufsystem sinnvoll oder nützlich ist, um einen „normalen" HbA1c-Wert (Werte eines gesunden Menschen) zu erreichen, wurde in der 2001 in den USA gestarteten Accord-Studie untersucht. Aufgrund einer alarmierenden Übersterblichkeit in einem Arm der Studie (orale Antidiabetika) wurde dieser Teil der Studie abgebrochen. Die Beurteilung dieser Ergebnisse ist noch nicht abgeschlossen – „unbedingt" einen normalen HbA1c-Wert bei bereits „Gefäßgeschädigten" Typ-2-Diabetikern zu erreichen scheint jedoch nicht erstrebenswert, ja sogar schädlich.

> **BEACHTE**
> Ist auch mit einer Kombination von mehreren oralen Antidiabetika oder einem Inkretinmimetikum das individuelle Therapieziel eines Patienten nicht zu erreichen, muss zusätzlich Insulin eingesetzt werden (➤ Kap. 7, Einstieg in die Spritzentherapie des Typ-2-Diabetikers).

KAPITEL 5

Insuline

Bis vor etwa 20 Jahren stammte das Insulin meistens aus Schweine- und Rinderbauchspeicheldrüsen. Heute gehören diese tierischen Insuline der Vergangenheit an. Das später gentechnisch hergestellte menschliche Insulin hat die Tierprodukte weitgehend abgelöst. Bis vor Einführung der Analog-Insuline im April 1996 waren die am meisten verwendeten Insuline Humaninsuline.

Die aktuell zur Verfügung stehenden Insuline werden insbesondere aufgrund ihrer unterschiedlichen Wirkdauer und ihres schnelleren oder langsameren Wirkungseintrittes für verschiedene Zwecke eingesetzt. Jeder insulinspritzende Diabetiker sollte den zeitlichen Wirkungsablauf **seines** Insulins genau kennen (➤ Abb. 5.1).

Insulin kann nur wirken, wenn es in die Blutbahn gelangen und über diese zu den Körperzellen (z. B. Muskelzellen, Fettzellen, Leberzellen) transportiert werden kann. Da man es üblicherweise ins Unterhautfettgewebe spritzt, muss es von dort erst ins Blut aufgenommen werden. Die blutzuckersenkende Wirkung beginnt erst langsam.

Wir gehen im Folgenden immer von subkutan (ins Unterhautfettgewebe, Abk.: s.c.) gespritzten Insulinen aus.

Bei allen Humaninsulinen hängt die Wirkungsweise von der Dosis ab. Je mehr ich spritze, desto stärker ist das Wirkungsmaximum ausgeprägt und desto länger wirkt das Insulin. Dies verhält sich anders bei Kurzzeit-Analog-Insulinen (➤ Kap. 5.2), die diese Abhängigkeit nicht oder nur minimal aufweisen.

Die Neueinstellung mit Insulin wird i. d. R. mit Humaninsulin begonnen. Es ist jedoch auch bei ent-

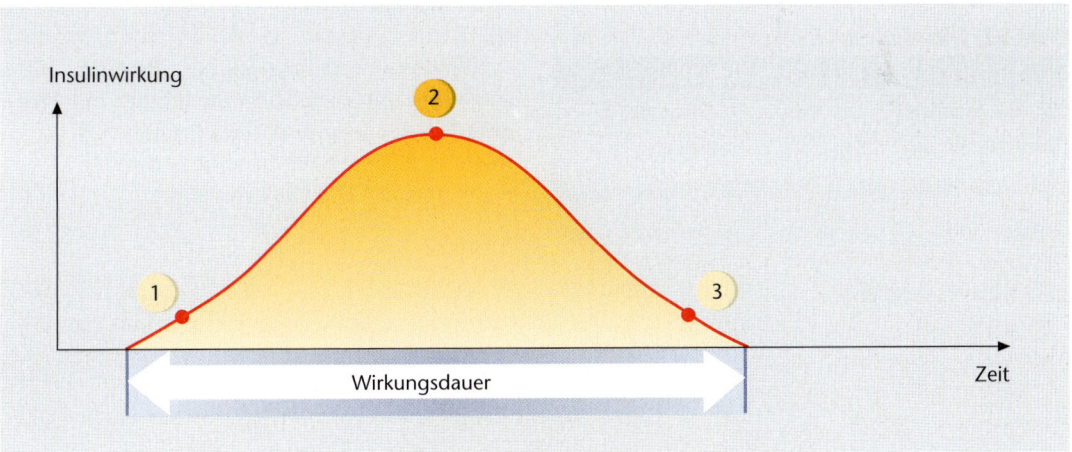

Abb. 5.1 Insulinwirkung: 1 Wirkungsbeginn, 2 Wirkungsmaximum, 3 Wirkungsabschwächung und -ende (➤ Tab. 5.1) [L 157].

Tab. 5.1 Wirkungsverlauf des Insulins (➤ Abb. 5.1). bei s.c.-Gabe	
1. Wirkungsbeginn	Das erste Insulin erscheint im Blut, die Wirkung wird immer stärker.
2. Wirkungsmaximum	Schließlich ist, nach unterschiedlich langer Zeit, alles Insulin im Blut, die Wirkung erreicht ihren Höhepunkt.
3. Wirkungsabschwächung und -ende	Die Wirkung wird schwächer, bis sie nicht mehr vorhanden ist.

sprechender Notwendigkeit eine Neueinstellung und Fortführung der Therapie mit Analoginsulinen möglich und sinnvoll.

Inhaltsstoffe

Im Insulin sind Hilfsstoffe enthalten wie z. B. Puffersubstanzen und Desinfektionsmittel. Als Desinfektionsmittel wird am häufigsten ein Phenol-Cresol-Gemisch verwendet. In ganz seltenen Fällen können diese Substanzen Unverträglichkeitsreaktionen auslösen. Das Verzögerungsinsulin enthält zusätzlich eine Verzögerungssubstanz.

5.1 Normalinsulin

Normalinsulin wird auch **Altinsulin** genannt („regular insulin"). Die Wirkungsdauer von Normalinsulin ist abhängig von der Dosis: Kleine Mengen Normalinsulin wirken kürzer als große Mengen (➤ Abb. 5.2).

Tab. 5.2 Normalinsulin

	Normalinsulin
Wirkungseintritt	ca. 15 – 30 Minuten
Wirkungshöhepunkt	nach ca. 2 Stunden
Wirkungsdauer	ca. 4 – 6 Stunden

Heute verfügbare Normalinsuline (Auswahl):
- Actrapid® Novo (Nordisk)
- Huminsulin® Normal (Lilly)
- Berlinsulin® H Normal (Berlin-Chemie)
- Insuman® RAPID (Sanofi Aventis)
- Insulin B. Braun Rapid (B. Braun).

Alle heute verfügbaren Normalinsuline haben untereinander eine vergleichbare Wirkung. Man kann sie bei Bedarf austauschen. Dabei muss lediglich die Konzentration (U-40- oder U-100-Insulin) beachtet werden, wobei es kaum noch U-40-Insuline in Durchstechflaschen gibt.

5.2 Verzögerungsinsuline

Verzögerungsinsuline sind länger wirkende Insuline, denen eine Verzögerungssubstanz zugemischt worden ist.

Die viele Jahre gerade beim Dawn-Phänomen erfolgreich eingesetzten Zink-verzögerten Insuline sind mittlerweile komplett vom Deutschen Markt verschwunden. Sie sind z. T. noch über „spezielle Kanäle" im Ausland erhältlich (z. B. Insulin Novo Semilente).

NPH-Insuline (NPH, Neutrales Protamin Hagedorn) sind mittellang wirkende Insuline mit **Protamin** als Verzögerungssubstanz (➤ Tab. 5.3).
Heute verfügbare **NPH-Insuline** (Auswahl):
- Protaphane® HM (Novo Nordisk)

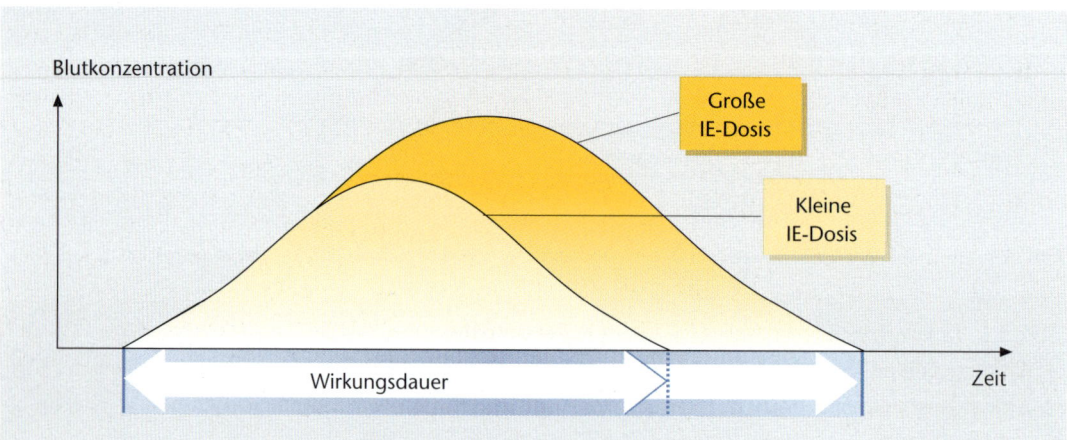

Abb. 5.2 IE-Dosis von Normalinsulin

5.4 Analog-Insuline

Tab. 5.3 NPH-Insuline

	NPH-Insuline
Wirkungseintritt	ca. 45 – 60 Minuten
Wirkungsmaximum	ca. 4 – 6 Stunden
Wirkungsdauer	ca. 8 – 12 Stunden

Tab. 5.4 Insulin-Mischungen aus Humaninsulin und NPH-Insulin

Beispiele für Insulin-Mischungen		
Normal(Human-)insulin	+ NPH-Insulin	= Präparat
15% Insuman RAPID	85% Insuman BASAL	Insuman® COMB 15 (Sanofi Aventis)
25% Insuman RAPID	75% Insuman BASAL	Insuman® COMB 25 (Sanofi Aventis)
30% Normal	70% Basal	B. Braun Comb 30/70
30% Huminsulin Normal	70% Huminsulin Basal	Huminsulin Profil® III (Lilly)
30% Actrapid	70% Protaphan HM	Actraphane® 30 (Novo Nordisk)
30% Berlinsulin H Normal	70% Berlinsulin H Basal	Berlinsulin® H 30/70 (Berlin-Chemie)
50% Insuman RAPID	50% Insuman BASAL	Insuman® COMB 50 (Sanofi Aventis)
50% Actrapid	50% Protaphan HM	Actraphane® 50 (Novo Nordisk)

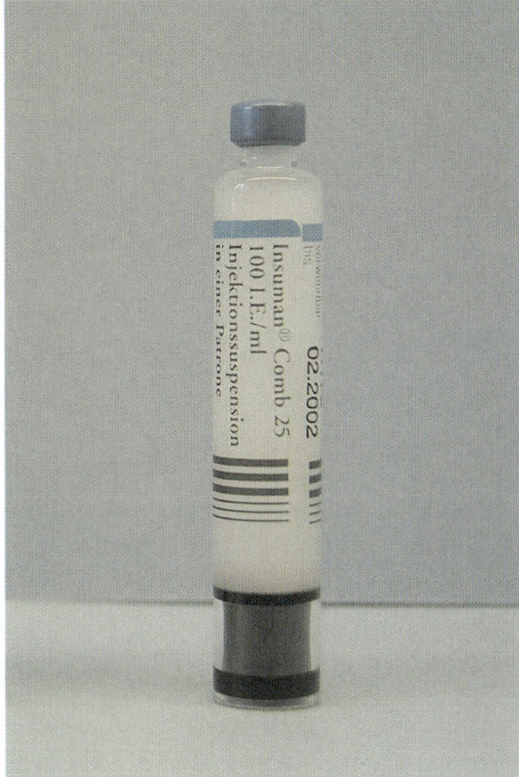

Abb. 5.3 Beispiel für eine fertige NPH-Kombinationsinsulin-Mischung (U-100-Insulin) für den Pen.

- Huminsulin® Basal (Lilly)
- Berlinsulin® H Basal (Berlin-Chemie)
- Insuman® Basal (Sanofi Aventis)
- Insulin B. Braun Basal (B.Braun)

5.3 NPH-Kombinationsinsuline

NPH-Kombinationsinsuline sind **Mischinsuline** aus Normalinsulin und NPH-Insulinen (➤ Abb. 5.3).

NPH-Insuline können Normalinsulin nach Bedarf frei und stabil zugemischt werden. Man kann das NPH-Kombinationsinsulin selbst mischen oder in vorgegebenen Mischungsverhältnissen fertig beziehen.

5.4 Analog-Insuline

Analog-Insuline sind „Kunstinsuline" die den in der Natur vorkommenden Insulinen nachgebaut wurden, jedoch nicht mit ihnen identisch sind („analog" ist griechisch und bedeutet gleichwertig, ähnlich). Durch die Entwicklung solcher „Kunstinsuline" wird versucht, die Stoffwechselvorgänge eines Nicht-Diabetikers noch besser nachzuahmen, um eine optimale Blutzuckereinstellung und eine Erleichterung im Alltag zu erreichen. Diese Insulinanaloga besitzen eine besonders schnell einsetzende und auch abklingende Wirkung und sind damit auch insbesondere zur Blutzuckerkorrektur geeignet.

Gegenwärtig sind vier Kurzzeit-Analog-Insuline im Handel: Humalog® der Firma Lilly und Liprolog® der Firma Berlin-Chemie (Insulin Lispro), Novo-

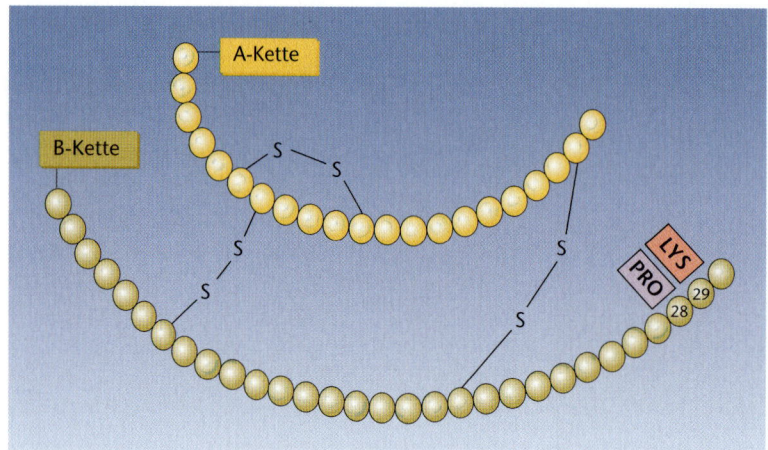

Abb. 5.4 Aufbau von Human-Insulin [L 157]

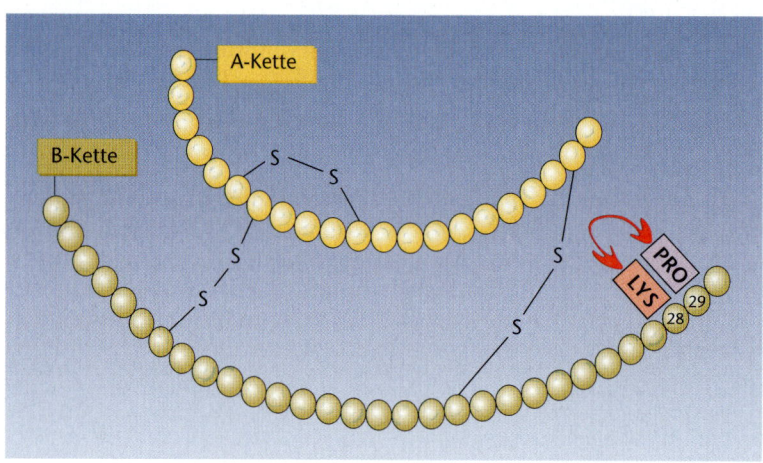

Abb. 5.5 Aufbau von Lispro-Insulin [L 157]

Rapid® der Firma Novo (Insulin Aspart) und Apidra® (Insulin Glulisine) der Firma Sanofi Aventis.

Fertige Insulinmischungen aus Humalog® und NPL® (Humalog Mix und Liprolog Mix) einem dem NPH ähnlichen Verzögerungsanteil (➤ Kap. 5.2), konnten die Therapie mit Mischinsulinen deutlich verbessern. Ein vergleichbares Produkt ist das Novo Mix® 30.

Als Langzeit-Analog-Insuline stehen derzeit zwei Präparate zur Verfügung: Lantus® (Insulin Glargin) und Levemir® (Insulindetemir).

5.4.1 Aufbau der Kurzzeit-Analog-Insuline

Insulin ist ein Hormon, das aus verschiedenen Eiweißbausteinen aufgebaut ist (➤ Abb. 5.4). Diese Bausteine, die Aminosäuren, sind bei jedem Menschen in der gleichen Reihenfolge aneinandergefügt, wie Perlen auf einer zweireihigen Kette, die miteinander durch Brücken verbunden sind.

Beim Insulin **Lispro** (Humalog®/Liprolog®) wurden zwei Aminosäuren, das Prolin und das Lysin, an Position 28 und 29 der zweiten Kette, der B-Kette, miteinander vertauscht, so dass in dem neuen Insulin die Reihenfolge der Aminosäuren Lysin und dann Prolin ist. Daher hat der Wirkstoff Lispro seinen Namen (➤ Abb. 5.5).

Beim Insulin **Aspart** (NovoRapid®) wurde lediglich eine Aminosäure, das Prolin an Position 28 der B-Kette, durch die Aminosäure Asparagin ersetzt. Daher resultiert der Name Insulin Aspart (➤ Abb. 5.6).

Beim Insulin **Glulisine** (Apidra®) wurde Lysin durch Glutaminsäure an Position 29 und Asparagin

5.4 Analog-Insuline

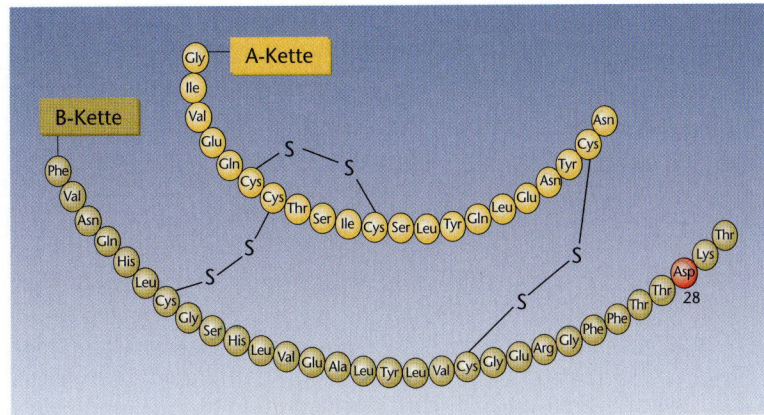

Abb. 5.6 Aufbau des Insulins Aspart [L 157]

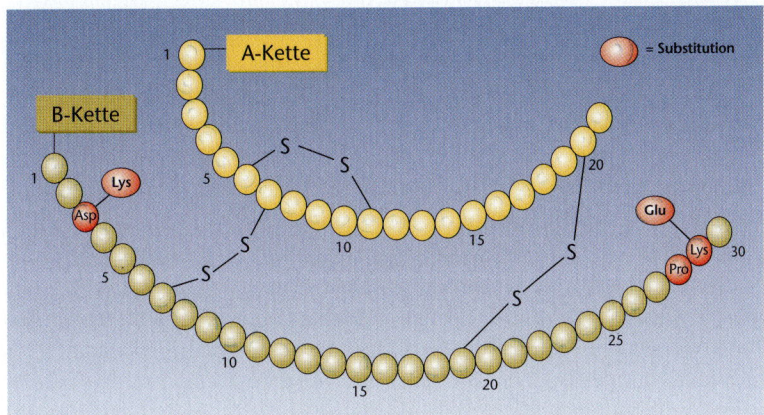

Abb. 5.7 Aufbau des Insulins Glulisine [L 157]

durch Lysin an Position 3 der B-Kette ersetzt. Daher resultiert der Name Glulisine (> Abb. 5.7).

5.4.2 Wirkweise der Kurzzeit-Analog-Insuline

Jedes Insulin, sei es für Spritze, Pen oder Pumpe, liegt in der Ampulle nicht als einzelnes Molekül, sondern als „Sechserpack" vor. Bevor das Hormon nach dem Spritzen vom Unterhautfettgewebe ins Blut und an den Wirkort abtransportiert werden kann, muss sich dieses „Sechserpack" in einzelne Insulin-Moleküle (Monomere) aufspalten (> Abb. 5.8).

Das Humaninsulin und auch die tierischen Insuline brauchen hierzu wesentlich länger als die Analog-Kurzzeit-Insuline. Durch diese beschleunigte Auflösung der „Insulin-Pakete" wirkt das Analog-Insulin

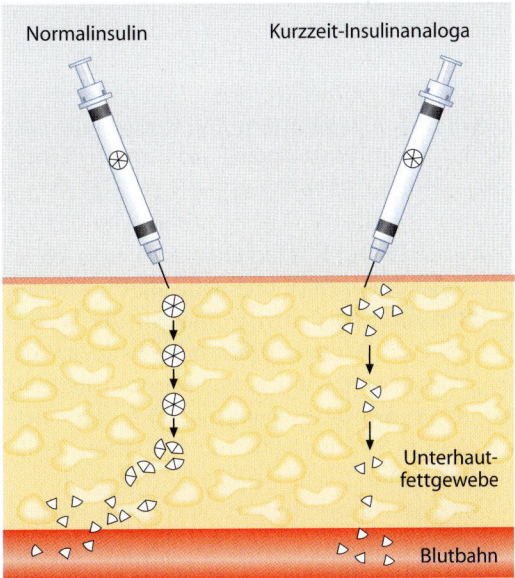

Abb. 5.8 Wirkungsweise der Kurzzeit-Analog-Insuline [L 157]

Tab. 5.5 Kurzzeit-Analog-Insuline

	Humalog®/Liprolog®	NovoRapid®	Apidra®
Wirkungseintritt	ca. 10 – 15 Minuten	ca. 10 – 15 Minuten	ca. 10 – 15 Minuten
Wirkungshöhepunkt	nach ca. 1 Stunde	nach ca. 1 Stunde	nach ca. 1 Stunde
Wirkungsdauer	ca. 3 – 4 Stunden	ca. 3 – 4 Stunden	ca. 3 – 4 Stunden

im Vergleich zu den Humaninsulinen rascher, aber auch kürzer (nicht dosisabhängig).

5.4.3 Besonderheiten in der Therapie mit Kurzzeit-Analog-Insulinen

Was bedeutet diese veränderte Insulin-Wirkung für die tägliche Anwendung?

Zum einen kann der Spritz-Ess-Abstand, d. h. der Zeitraum zwischen der Insulin-Injektion und dem ersten Bissen verkürzt werden oder ganz entfallen. Es ist sogar möglich, das Insulin erst nach der Mahlzeit zu spritzen, was gerade in der intensivierten konventionellen Insulintherapie (ICT) vor allem bei Kleinkindern und Kindern, aber auch bei geriatrischen Patienten ein großes Plus bedeutet. So kann die Insulindosis der tatsächlich gegessenen BE-Menge angepasst und die Gefahr einer Unterzuckerung vermieden werden.

> **BEACHTE**
> Alle Kurzzeit-Analog-Insuline sind als Pumpeninsulin und für die Injektion **postprandial,** also nach dem Essen, auch für Kinder zugelassen.

Zum anderen sind Blutzuckerkorrekturen in kürzeren Abständen möglich und nötig, da diese Insulinanaloga nicht über so viele Stunden eine blutzuckersenkende Wirkung haben wie Normalinsulin. Die Dauer ihrer Wirkung ist weitgehend unabhängig von der gegebenen Insulinmenge, auch dies unterscheidet die Analoginsuline von den Normalinsulinen (➤ Kap. 8).

Unterzuckerungen können unter ihnen genauso vorkommen wie unter Normalinsulin, jedoch muss man zu einem früheren Zeitpunkt mit ihnen rechnen. Ein durch das Analog-Insulin verursachter zu niedriger Blutzucker wird 1–2 Stunden nach dem Spritzen seinen „Tiefpunkt" erreichen, nach 3–4 Stunden muss jedoch in der Regel keine Unterzuckerung mehr befürchtet werden; dies gilt vor allem im Zusammenhang mit körperlicher Bewegung und Sport. Die Analog-Insuline sind mit allen NPH-Insulinen mischbar, diese Mischung sollte jedoch unverzüglich verabreicht werden. Folgende „feste" Kombinationen, wie wir sie aus Normal- und NPH-Insulin (➤ Kap. 5.3) kennen, gibt es mit dem Insulin Humalog®/Liprolog®

- Humalog® Mix 25™/Liprolog® Mix 25™ (25% Humalog/75% NPL) sowie
- Humalog® Mix 50™/Liprolog® Mix 50™ (50% Humalog/50% NPL).

Der in dieser festen Mischung vorliegende Verzögerungsinsulinanteil, genannt NPL (statt NPH), entspricht in seinem Wirkungsverlauf dem bisher bekannten NPH-Insulin. Erhältlich auch als

- Novo® Mix 30 (Insulin Aspart).

Mit diesen Mischungen können die bis jetzt schon bekannten Vorteile des Humalog®/Liprolog®/NovoRapid® für Menschen mit einer konventionellen Insulintherapie (Typ-1 oder auch Typ-2-Diabetiker) genutzt werden.

Die Kurzzeit-Analog-Insuline liegen in Deutschland nur als U-100-Insulin vor. Somit ist beim Mischen mit anderen Insulinen besonders darauf zu achten, dass es auch nur mit einem Insulin derselben **Konzentration** in einer Spritze aufgezogen wird.

Obwohl mit den neuen Kurzzeit-Analog-Insulinen schon Millionen von Diabetikern ohne negative Erfahrungen behandelt wurden, muss nach wie vor stets bedacht werden, dass es sich um „Kunstinsuline" handelt, für die langfristige Erfahrungen noch ausstehen. Aus diesem Grunde halten wir eine gewisse Zurückhaltung bei der Therapie jüngerer Frauen, die eine Schwangerschaft planen, schon schwanger sind oder stillen, für angebracht, obgleich das Insulin für alle Typ-1-Diabetiker zugelassen ist.

5.4 Analog-Insuline

Tab. 5.6 Vergleich Normalinsulin – Kurzzeit-Analog-Insuline

	Normalinsulin	Humalog®/Liprolog® NovoRapid® Apidra®
Wirkungseintritt	nach 10 – 30 Minuten	nach etwa 10 – 15 Minuten
Wirkungshöhepunkt	nach 2 Stunden	nach ca. 1 Stunde
Wirkungsdauer	4 – 6 Stunden größere Insulinmengen wirken länger, kleinere kürzer	etwa 3 – 4 Stunden, weitgehend unabhängig von der Insulinmenge
Spritz-Ess-Abstand bei BZ-Werten im Zielbereich	10 – 30 Minuten	- 5 bis + 15 Minuten
BZ-Korrektur nach	4 Stunden	2 Stunden
Zwischenmahlzeit	kann zur Hauptmahlzeit mitgespritzt werden	muss extra berechnet und gespritzt werden
Mischbarkeit	mit NPH-Insulinen mischbar	nur mit Humaninsulinen und mit NPH-Insulinen mischbar, muss **sofort** gespritzt werden
Konzentration	U-40-Insulin für die Spritze, U-100-Insulin für Spritze und Pen	U-100-Insulin für Spritze und Pen

Apidra® soll Vorteile gegenüber den beiden anderen Kurzzeit-Analog-Insulinen bezüglich des Einsatzes bei adipösen Typ-2-Diabetikern haben.

Aufgrund des raschen Wirkungseintritts von Kurzzeit-Analog-Insulinen ist bei der Behandlung von Patienten mit einer Magenentleerungsstörung, z. B. im Rahmen einer diabetischen Neuropathie, besondere Vorsicht geboten (➤ Kap. 8.4.2, ➤ Kap. 13.3ff).

5.4.4 Vergleichstabelle Normalinsulin – Kurzzeit-Analog-Insuline

(➤ Tab. 5.6)

5.4.5 Langzeit-Analog-Insulin Glargin (Lantus®)

Wie bei den Kurzzeit-Analog-Insulinen handelt es sich auch bei dem Langzeit-Analog-Insulin Glargin von der Firma Sanofi Aventis, welches unter dem Handelsnamen Lantus® vertrieben wird, um gentechnisch hergestelltes „**Kunstinsulin**", welches länger und gleichmäßiger als die bisherigen NPH-Insuline (➤ Kap. 5.2) wirken soll. Beim Insulin **Glargin** wurde zum einen das Ende der B-Kette in Position 30 um zwei Aminosäuren Arginin verlängert, zum anderen in der A-Kette die Aminosäure Asparagin an Position 21 durch Glycin ersetzt (➤ Abb. 5.9).

Das Insulin Lantus®, liegt in saurer, **klarer Lösung** vor, so dass ein Durchmischen vor der Injektion entfällt. Nach subkutaner Injektion bildet es ein Depot aus Kristallen, weshalb es nur verzögert in den Blutkreislauf aufgenommen wird. Denn nur Einzelbausteine (Monomere) sind in der Lage die Wand der Blutgefäße zu durchdringen (➤ Abb. 5.10).

Ziel war es, insbesondere die intensivierte Insulintherapie nach dem Prinzip des Basis-Bolus-Konzeptes (ICT) durch Einsatz dieses Analog-Insulins statt des NPH-Insulins zu verbessern. Aber auch viele Typ-2-Diabetiker, bei denen eine basale Insulinversorgung notwendig geworden ist, könnten davon profitieren. Auch Kinder und Jugendliche können die Vorteile einer 24 Stunden lang gleichmäßig anhaltenden Insulinierung nutzen (z. B. Ausschlafen, Ferien), denn das Langzeitinsulin Lantus® ist in Deutschland für Typ-1-Diabetiker und für Kinder ab 6 Jahre uneingeschränkt zugelassen. Mögliche **negative Effekte** einer Langzeittherapie (z. B. Verschlechterung einer Retinopathie, Interaktion mit Wachstumsfaktoren) werden derzeit ihn Langzeitstudien in Abstimmung mit den Arzneimittelzulassungsbehörden untersucht. Diese Ergebnisse müssen selbstverständlich in jetzige und auch zukünftige Therapieentscheidungen mit einfließen. Insbesondere die diskutierten Interaktionen der Analog-Insuline mit

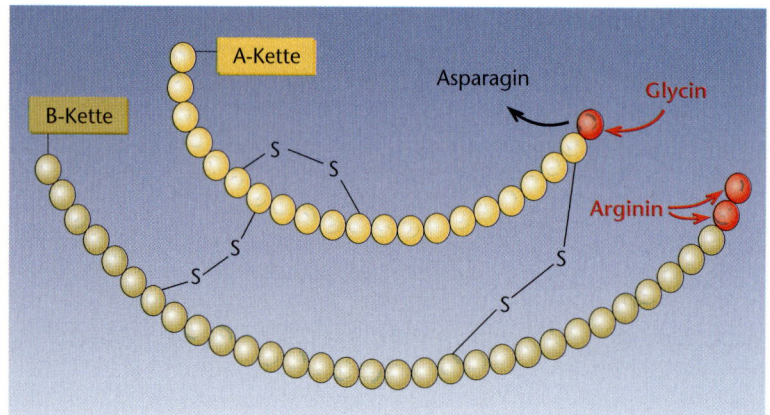

Abb. 5.9 Aufbau des Langzeit-Analog-Insulins Glargin (Lantus®) [L 157]

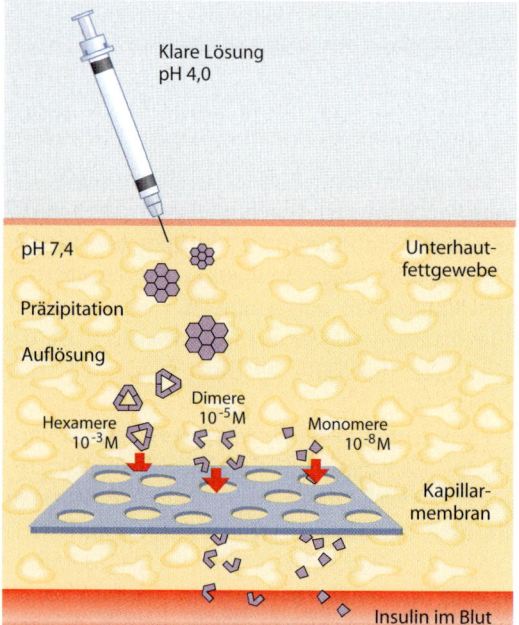

Abb. 5.10 Verzögerungsprinzip der Wirkung von Insulin Glargin (Lantus®) [L 157]

Tab. 5.7 Langzeit-Analog-Insulin Glargin (Lantus®)

	Lantus®
Wirkungseintritt	3 – 4 Stunden
Wirkungsmaximum	–
Wirkungsdauer	ca. 20 bis 24 Std.

findet sich jedoch auch eine kürzere oder längere Insulinwirkung. Das dadurch entstehende „Insulinloch" muss entweder durch Kurzzeitinsulingaben oder auch durch kleine Mengen NPH-Insulin abgedeckt werden. Durch die gleichmäßige Basalinsulinversorgung insbesondere in der Nacht, am darauffolgenden Morgen und noch am Vormittag, ist erstmals ein morgendliches Ausschlafen ohne zusätzliche Insulininjektionen möglich. Dieser Vorteil wird insbesondere von Eltern mit Kindern als eine der Hauptentscheidungskriterien für dieses Insulin angegeben. Nächtliche Hypoglykämien treten zudem seltener auf als unter der zwei- oder dreimal täglichen Gabe von NPH-Insulin.

Das Auffinden der optimalen Insulindosis benötigt häufig mehrere Tage; Blutzuckernachtprofile erhöhen die Sicherheit. Bei subkutaner Injektion in die Bauchdecke scheint Lantus® am längsten zu wirken.

den insulinähnlichen Wachstumsfaktoren (IgF1) müssen dabei berücksichtigt werden.

Besonderheiten in der Therapie mit dem Langzeit-Analog-Insulin Glargin (Lantus®)

Bisherige Erfahrungen mit diesem Insulin zeigen, dass eine gleichmäßige und häufig bis 24 Stunden anhaltende Insulinversorgung möglich ist – gelegentlich

5.4.6 Langzeit-Analog-Insulin Insulindetemir (Levemir®)

Derzeit sind zwei Langzeit-Analog-Insuline erhältlich: Insulin Glargin (Lantus®) – und Insulindetemir (Levemir®). Ähnlich wie Lantus® soll Levemir® im Vergleich zu einem NPH-Insulin länger und gleichmäßiger wirken. Außerdem soll, bei fehlendem Wirkgipfel, das Hypoglykämierisiko geringer sein als bei NPH-Insulin. Die **Wirkdauer** soll bis zu 24 Stunden betragen. Im Gegensatz zu Insulin Lantus® ist sie jedoch **dosisabhängig** (➤ Tab. 5.8).

Beim Insulin Levemir® handelt es sich wie beim Insulin Lantus® um ein gentechnisch hergestelltes Analoginsulin mit einem Verzögerungsmechanismus, der durch Einfügen einer Fettsäurekette in der B-Kette des Insulinmoleküls an Position 29 zu Stande kommt (➤ Abb. 5.11). Die einzelnen Insulinmoleküle sollen sehr starke 6-er Gruppen (Hexamere) bilden, wodurch die spätere Aufspaltung in Einzelbausteine (Monomere) deutlich verlangsamt wird. Bedingt durch die Fettsäureseitenkette wird dieses Insulin an der Injektionsstelle an das Eiweiß Albumin gebunden und damit die Aufnahme ins Blut verlangsamt. Auch im Blutkreislauf selbst erfolgt die Bindung zu über 98% an Albumin, ebenso am Zielgewebe (Muskulatur, Fett). Das Insulindetemir liegt als klare, farblose neutrale Lösung vor, so dass ein Durchmischen, ähnlich wie beim Lantus® entfällt.

Insulin Levemir® wird im Vergleich zu NPH-Insulin langsamer in das periphere Zielgewebe abgegeben. Die Wirkdauer beträgt, **abhängig von der Dosis**, bis zu 24 Stunden, so dass die Anwendung einmal oder zweimal täglich erfolgen kann. Bei zweimaliger Gabe pro Tag wird nach 2–3 Dosisgaben in der Regel ein stabiler Zustand erreicht. Laut Produktinformation entfaltet Levemir® bei Dosierungen im Bereich von 0,2–0,4 IE pro kg/Körpergewicht mehr als die Hälfte seiner maximalen Wirkung (Wirkmaximum) innerhalb von 3–4 Stunden, bis max. 14 Stunden, nach Gabe der Dosis. Der blutzuckersenkende Effekt ist bei subkutaner Gabe proportional der verabreichten Insulinmenge. Auf Grund klinischer Studien scheint die Unterzuckerungshäufigkeit unter Levemir® geringer zu sein, als unter NPH-Insulinen. Es ist ebenfalls für Kinder ab 6 Jahren zugelassen.

Klinische Erfahrungen über die Verwendung von Insulindetemir bei Schwangeren liegen gegenwärtig nicht vor. Bei der Anwendung in der Schwangerschaft ist somit Vorsicht geboten. Mögliche negative Langzeiteffekte, wie sie z. T. immer noch bezüglich des Insulin Lantus® diskutiert werden, jedoch bisher nie verifiziert wurden, sind bisher nicht bekannt oder liegen auf dem Niveau möglicher Effekte des Humaninsulins.

Besonderheiten in der Therapie mit dem Langzeit-Analog-Insulin Insulindetemir (Levemir®)

Erfahrungen mit dem Insulin Levemir® zeigen, dass es ähnlich wie NPH-Insulin beim Typ-1-Diabetiker mittels einer zweimal täglichen Injektion zur Abdeckung der Basalrate geeignet ist. Auf Grund seines

Tab. 5.8 Insulindetemir (Levemir®)

	Levemir®
Wirkungseintritt	
Wirkungsmaximum	Dosisabhängig nach etwa 3 – 8 Stunden
Wirkungsdauer	Dosisabhängig ca. 14 –20 Stunden

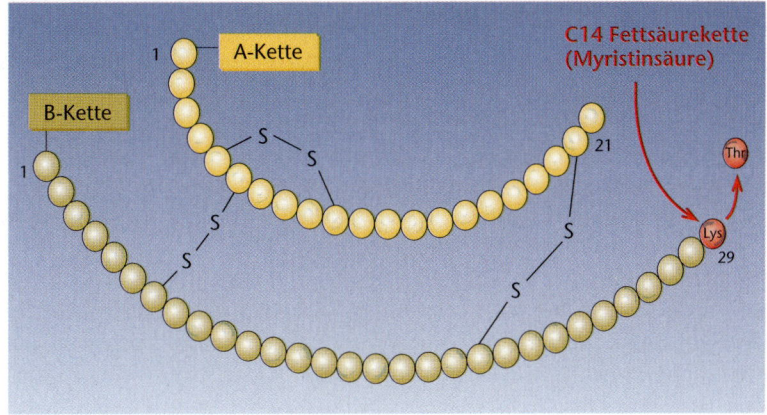

Abb. 5.11 Aufbau des Langzeit-Analog-Insulins Insulindetemir (Levemir®) [L 157]

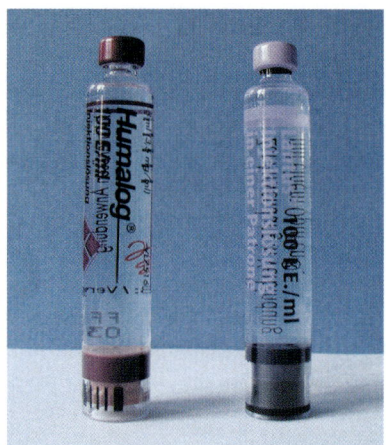

Abb. 5.12 Verwechslungsmöglichkeit von Kurzzeit- (links) und Langzeit-Analog-Insulinen (rechts) aufgrund der klaren Lösung.

besonderen Verzögerungsprofils mit einem weniger stark ausgeprägten Wirkgipfel, scheinen Hypoglykämien unter Levemir® deutlich weniger aufzutreten. Darüber hinaus scheint es insbesondere bei Typ-2-Diabetikern mit hohen morgendlichen Nüchtern-Blutzuckerwerten zur Abdeckung des nächtlichen Insulinbedarfs – ebenfalls wegen des geringeren Hypoglykämierisikos – im Vergleich zu einem NPH-Insulin sehr geeignet.

> **BEACHTE**
> **Vorsicht bei der Vorbereitung der Injektion**
> Ähnlich wie das Langzeit-Analog-Insulin Lantus® ist auch Insulin Levemir® **eine klare Flüssigkeit,** so dass grundsätzlich eine Verwechslungsmöglichkeit mit Kurzzeit-Analog-Insulinen besteht. Alle übrigen Langzeitinsuline sind trüb und müssen vor der Injektion durch Schwenken durchgemischt werden.

5.4.7 Analog-Insulinmischungen

Die Behandlung mit Insulinmischungen aus **Normalinsulin und NPH** stellt die in Deutschland bei Typ-2-Diabetes am häufigsten angewandte Insulintherapieform dar (➤ Kap. 7.2).

Um die Vorteile der rasch wirksamen Kurzzeit-Analog-Insuline auch in Mischungen zu nutzen (insbesondere bei Typ-2-Diabetikern) wurden seitens der Firma Lilly, Berlin-Chemie, aber auch von der Firma Novo, **Analog-Insulin-Mischungen** entwickelt, die diesen Wünschen Rechnung tragen. Die Umstellung von NPH-Insulinmischungen auf Humalog® Mix 25/50™ (Lilly)/Liprolog Mix® 25™ und Mix® 50™ (Berlin-Chemie) bzw. Novo® Mix 30 (Novo Nordisk) kann dabei in der Regel 1:1 erfolgen, wobei die Zwischenmahlzeiten zur Vermeidung von Hypoglykämien zunächst beibehalten werden sollten. Nach Senkung der postprandialen Blutzuckerwerte und entsprechender Insulindosisreduktion kann im Folgenden häufig auch auf Zwischenmahlzeiten verzichtet werden. Die Mischungen werden in der Regel morgens und abends – gelegentlich auch 3-mal täglich vor den Hauptmahlzeiten – angepasst an die Kohlenhydratmenge verabreicht.

Wie bei den Kurzzeit-Analog-Insulinen kann auch bei diesen neuen Mischungen in der Regel auf einen **Spritz-Ess-Abstand** (➤ Kap. 8.4.2) verzichtet werden. In Einzelfällen kann sogar auch nach dem Essen injiziert werden (Humalog® Mix™/Liprolog® Mix™).

> **MERKE**
> - Subkutan gespritztes Insulin muss in die Blutbahn aufgenommen werden.
> - Wir unterscheiden kurzwirkendes Insulin und länger wirkendes Insulin mit Verzögerungsstoff.
> - Je länger ein Insulin wirkt, umso größer ist die Störanfälligkeit.
> - Die heutzutage am häufigsten verwendeten länger wirkenden Insuline sind die NPH-Insuline.
> - Alle Kurzzeitinsuline sind klar, aber nicht alle klaren Insuline sind kurzwirkend. Alle trüben Insuline sind länger wirkend.
> - Das Langzeit-Analog-Insulin Lantus® ist klar! – Achtung: nicht mit kurzwirkendem Insulin verwechseln!
> - Selber mischen schafft Freiheit und bessere Blutzuckerwerte!
> - Für ältere Patienten stehen Mischinsuline mit konstantem Altinsulinanteil zur Verfügung.

5.5 Inhalierbares Insulin

Das erste inhalierbare Insulin (Exubera® Pfizer/Sanofi Aventis) ist aufgrund der zu geringen Akzeptanz (Marktstrategische Gründe!) im Oktober 2007 weltweit vom Markt genommen worden.

Fragen

1. Welche kurzwirkenden Insuline kennen Sie?
2. Nach welcher Zeit haben kurzwirkende Insuline ihr Wirkungsmaximum?
3. In welcher Insulin-Konzentration gibt es Kurzzeit-Analog-Insuline (Humalog®, NovoRapid® und Apidra®)?
4. Wie lange wirkt NPH-Insulin?
5. Wie viel Prozent Normalinsulin enthält Huminsulin® Basal Lilly?

Lösungen siehe Anhang.

KAPITEL 6
Insulinhandhabung

Ungenauigkeiten und Fehler im Umgang mit dem Insulin und seiner Injektion sind die häufigsten Ursachen unerwarteter Stoffwechselschwankungen. Durch die Beachtung der folgenden Hinweise können Sie solche Probleme leicht vermeiden.

6.1 Lagerung und Transport

Aufbewahrung

Die gerade benutzte Ampulle kann bei Raumtemperatur bis zu sechs Wochen lang aufbewahrt werden, jedoch ohne direkte Sonnen-, Kälte- oder Heizungseinwirkung. Der Insulin-Vorrat ist am besten im Gemüsefach des Kühlschrankes oder in kühlen Kellerräumen aufgehoben. Keinesfalls darf Insulin im Eisfach deponiert werden! Einmal gefrorenes Insulin darf nicht mehr verwendet werden!

Transport bei Reisen

Tragen Sie das Insulin beim Skilaufen am Körper (z. B. in einer Tasche des Skianzuges oder in einem Beutel am Körper).
Im Flugzeug darf das Insulin nicht im Frachtraum transportiert werden, denn:
- Dort können niedrige Temperaturen entstehen
- Gepäckstücke können verloren gehen.

Insulin gehört daher ins Handgepäck (➤ auch Kap. 16.2)

Im **überhitzten** Auto darf Insulin nicht im Handschuhfach und nicht direkt unter der Kofferraumhaube gelagert werden.

Vorbereitung nach der Lagerung

Bei den „trüben" Verzögerungsinsulinen setzen sich die Depotstoffe schnell am Flaschenboden ab. Das Insulin, egal ob Aufziehampulle oder Pen, sollte durch vorsichtiges Rollen und Schwenken in der Hand gründlich durchmischt werden, ohne dass Schaum und Blasen entstehen.

Schlierenbildung im Normal- oder Lispro-Insulin (sein Aussehen ist normalerweise klar) deuten auf eine Zerstörung des Insulins hin. In diesem Fall dürfen Sie es nicht mehr verwenden!

Insulinspritzen

Besonders empfehlen können wir Ihnen Einmalspritzen aus Plastik mit eingeschweißter Kanüle und einer Einteilung nach internationalen Einheiten (U = Units) (➤ Abb. 6.1). Dabei muss beachtet werden, dass das verwendete Insulin (U 40 oder U 100) auch zur Spritze passt. Beachten Sie unbedingt die Aufschrift!

Das Insulin sollte sofort nach dem Aufziehen gespritzt werden. Einmalspritzen können unter sauberen Bedingungen mehrfach benutzt werden. Spritzen mit aufgesetzten Nadeln sollten aus der Diabetestherapie völlig verschwunden sein.

6 Insulinhandhabung

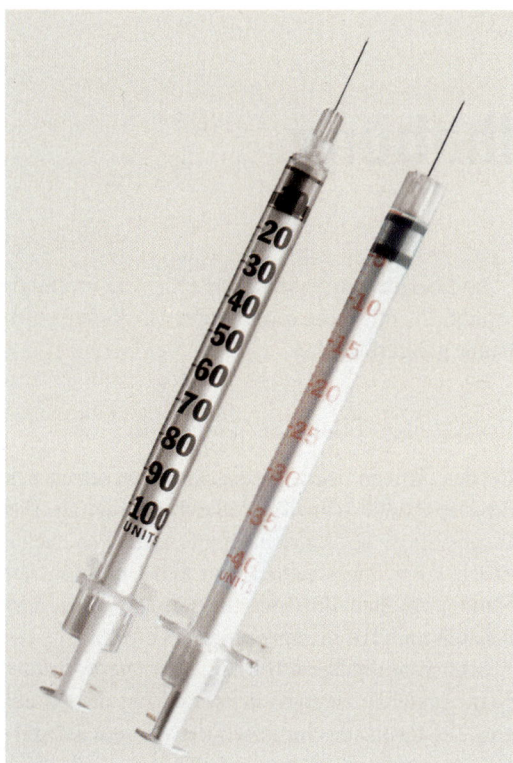

Abb. 6.1 Insulinspritzen

6.2 Richtiges Aufziehen von Insulin

Im Zeitalter der fast immer verwendeten Pens ist es dennoch wichtig, dass jeder Diabetiker in der Lage ist, Insulin aus einer Ampulle richtig aufzuziehen. Schnell kann es mal passieren, dass z. B. im Urlaub der Pen kaputt geht und ein weiterer nicht rechtzeitig zur Hand ist (z. B. im Gepäckraum des Flugzeuges o. Ä.). Im Ausland gibt es unter Umständen gar keine Pens, so dass Sie im Krankenhaus oder von dem behandelnden Arzt nur Einmalspritzen bekommen.

BEACHTE
Jeder Diabetiker sollte mit einer Einmalspritze umgehen und sicher seine Insulindosis aufziehen können.

6.2.1 Aufziehen aus einer Ampulle

Für alle, die Insulin aus einer Ampulle aufziehen, gilt:
- Rollen Sie die Ampulle mit dem trüben Insulin zuerst zwischen Ihren Händen, um den Verzögerungswirkstoff und das Insulin gut miteinander zu vermischen. Klares Insulin braucht nicht gerollt zu werden.
- Ziehen Sie das Volumen für die gewünschten Einheiten zunächst als Luft auf.
- Stechen Sie nun die Nadel senkrecht durch den Stopfen der auf dem Tisch stehenden Flasche und drücken Sie die Luft hinein.
- Jetzt sind Flasche und Spritze umzudrehen; das Insulin kann langsam, aus der nach oben gehaltenen Ampulle, bis ca. 5 Einheiten über die gewünschte Menge hinaus in die Injektionsspritze, aufgezogen werden.
- Drücken Sie am Schluss die „überzogene" Insulinmenge mit einer eventuell entstandenen Luftblase aus der Injektionsspritze zurück in die Flasche.

6.2.2 Vorgehen beim Selbstmischen

BEACHTE
Für das Mischen von zwei Insulinarten gilt:
Mit der Injektionsspritze wird zuerst das klare Normal- oder Analog-Insulin aufgezogen und danach erst das vorbereitete trübe Insulin (➤ Abb. 6.2).

Geht man umgekehrt vor und zieht zuerst das trübe Verzögerungsinsulin auf, und kommt beim anschließenden Aufziehen des klaren kurzwirkenden Insulins Verzögerungsinsulin in die Insulinampulle, so kann das Normal- oder Analog-Insulin darin verunreinigt werden.

1. Bereiten Sie die Ampulle mit dem **trüben Insulin** zunächst vor:
- Rollen Sie die Flasche zuerst zwischen Ihren Händen und vermischen Sie somit Verzögerungswirkstoff und Insulin
- Ziehen Sie die gewünschte Menge mit einer Injektionsspritze als Luft auf und drücken Sie diese in die Flasche hinein.

6.3 Pens

Zur Erleichterung der Insulininjektionen gibt es heute zahlreiche verschiedene Injektionshilfen, so genannte „Pens", deren Form und Funktion der jeweiligen Insulintherapie angepasst ist, sowohl für ältere Menschen als auch für Kinder und Sehbehinderte. Die meisten sind in Form und Größe einem Füllfederhalter ähnlich (➤ Abb. 6.3, ➤ Abb. 6.4–6.7 und ➤ Abb. 6.9).

Ein Penmodell ähnelt einer Eieruhr, das sich aufgrund seines großen Schriftbildes besonders für **Sehbehinderte** eignet (➤ Abb. 6.7 und ➤ Abb. 6.8). Jeder Patient sollte durch Probieren selber herausfinden, welcher Pen für ihn geeignet ist (➤ Tab. 6.1–Tab. 6.4).

Die **Garantiezeit** der einzelnen Pens ist unterschiedlich und liegt zwischen 2 und 5 Jahren. Die Einstellung der zu spritzenden Einheiten erfolgt hörbar (wichtig für Sehbehinderte) durch ein Klicken pro ½ IE, 1 IE bzw. 2 IE je nach Pen. In der Regel erfolgt die Korrektur (zu viele IE eingestellt) ohne Insulinverlust. Viele Pens haben eine Restmengenanzeige.

Alle **U-100 Insuline** können mit einem Pen injiziert werden.

Das bedeutet, dass in 1 ml dieses Insulins 100 IE (U 100) Insulin vorhanden sind. Das Insulin liegt somit in der Pen-Patrone **2,5-mal konzentrierter** vor als in einem herkömmlichen Insulinfläschchen mit U-40 Insulin.

In 10 ml Insulinfläschchen (= Durchstechflaschen) befindet sich entweder **U-40-Insulin,** das heißt in 1 ml dieses Insulins sind nur 40 IE (U 40) enthalten (in Deutschland nur noch selten verfügbar!) oder U-100 Insulin.

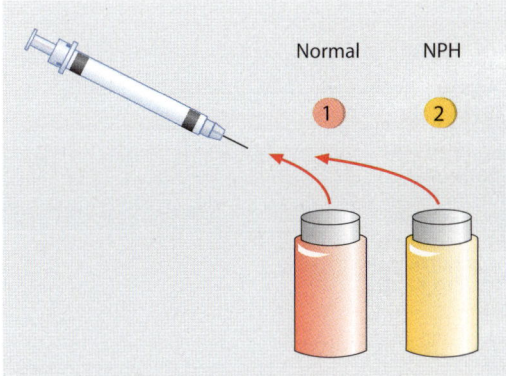

Abb. 6.2 Mischen von Insulin [L 157]

2. So ziehen Sie die Injektionsspritze mit der benötigten Menge **Kurzzeitinsulin** auf:
- Ziehen Sie die benötigte Einheiten-Menge des Normal- oder Analog-Insulins mit der Injektionsspritze als Luft auf
- Stechen Sie nun die Nadel senkrecht durch den Stopfen der auf dem Tisch stehenden Insulin-Flasche und drücken Sie die Luft hinein
- Jetzt sind Flasche und Spritze umzudrehen, das Insulin kann langsam aus der nach oben gehaltenen Ampulle bis ca. 5 Einheiten über die gewünschte Menge hinaus in die Injektionsspritze aufgezogen werden
- Drücken Sie am Schluss die „überzogene" Insulinmenge mit einer eventuell entstandenen Luftblase aus der Injektionsspritze zurück in die Flasche
3. So ziehen Sie die Injektionsspritze mit der benötigten Menge des trüben Insulins auf:
- Stechen Sie nun die Injektionsnadel in die bereits vorbereitete Flasche mit dem trüben Insulin
- ziehen Sie das trübe Insulin in die Injektionsspritze genau bis zum Eichstrich der Gesamtmenge.

BEACHTE
Achten Sie darauf, dass nach dem Aufziehen des ersten Insulins kein Insulin aus der Spritze in die zweite Flasche gerät.
Wichtig:
Zuerst das Kurzzeitinsulin aufziehen!

BEACHTE
Den Inhalt einer Pen-Patrone nur mit der entsprechenden U-100-Injektionsspritze injizieren und nur Insuline gleicher Konzentration miteinander mischen.

6 Insulinhandhabung

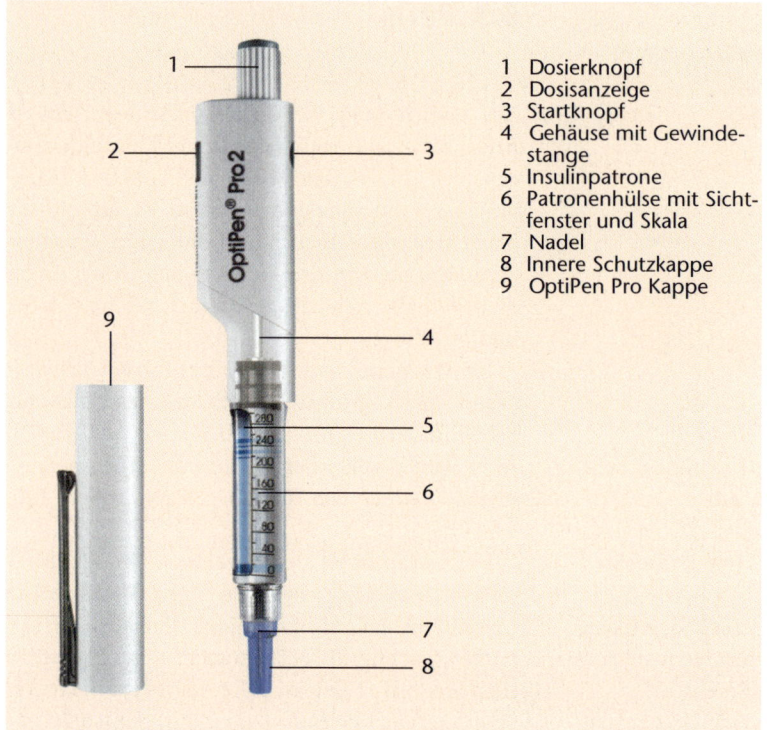

1 Dosierknopf
2 Dosisanzeige
3 Startknopf
4 Gehäuse mit Gewindestange
5 Insulinpatrone
6 Patronenhülse mit Sichtfenster und Skala
7 Nadel
8 Innere Schutzkappe
9 OptiPen Pro Kappe

Abb. 6.3 Aufbau eines Pen (hier: OptiPen® Pro 2) [U 117]

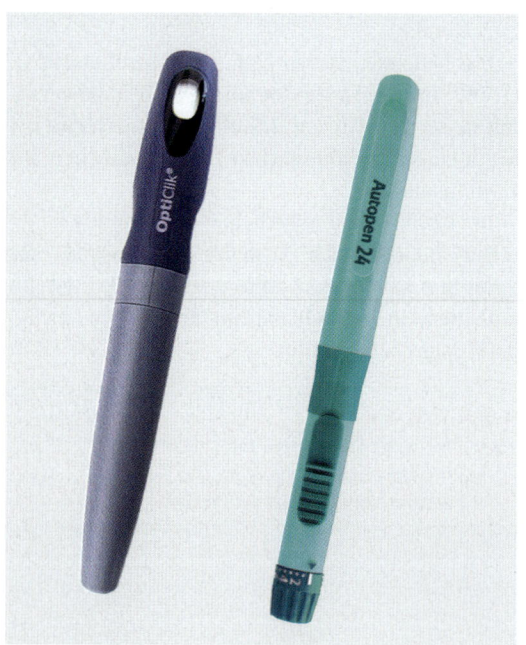

Abb. 6.4 Pen-Modelle der Firmen Sanofi-Aventis und Owen Mumford

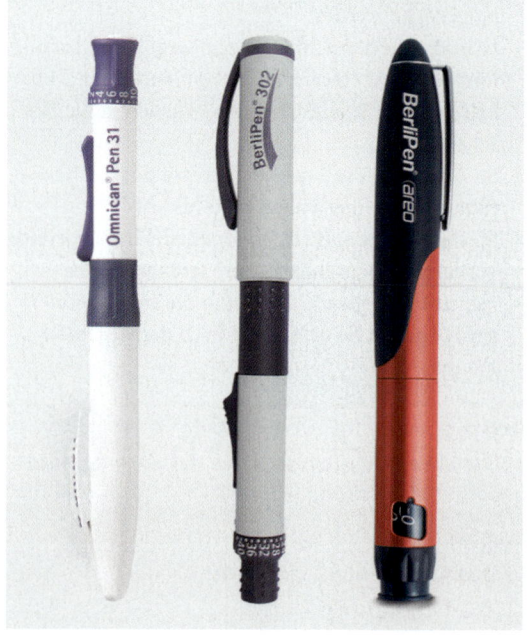

Abb. 6.5 Pen-Modelle der Firmen B. Braun und Berlin-Chemie

Tab. 6.1 Pen-Modelle der Firmen Sanofi-Aventis und Owen Mumford

	OptiPen® Pro1 OptiPen® Pro2	OptiSet® (Fertigpens mit allen Sanofi-Aventis-Insulinen)	OptiClik®	Solostar®	Autopen® 24
Hersteller	Sanofi-Aventis				Owen Mumford
Patronengröße	3 ml	3 ml	3 ml	3 ml	3 ml
Für Insulinkonzentration	U 100	U 100	U 100	U 100	U 100
Max. mögliche Insulindosis	60 IE	40 IE	80 IE	80 IE	21 IE/42 IE
Dosiskorrektur	ja	ja	ja	ja	nein
Dosierschritte	1 IE/2 IE	2 IE	1 IE	1 IE	1 IE/2 IE
Vorgefüllte Patrone	ja für alle Sanofi-Aventis Insuline	grobe Rest-Dosis-kontrolle	Lantus® und Apidra®	Lantus® (grau) und Apidra® (blau)	ja, nur mit Insulin von Sanofi-Aventis

Tab. 6.2 Pen-Modelle der Firmen B. Braun und Berlin-Chemie

	Omnican® Pen 31 Omnican® Pen 32	BerliPen® 301 BerliPen® 302	BerliPen® areo
Hersteller	B.Braun	Berlin-Chemie	
Patronengröße	3 ml	3 ml	3 ml
Für Insulinkonzentration	U 100	U 100	U 100
Max. mögliche Insulindosis	21 IE/42 IE	21 IE/42 IE	60 IE
Dosiskorrektur	mit Insulinverlust	nein	ja
Dosierschritte	1 IE/2 IE	1 IE/2 IE	1 IE
Vorgefüllte Patrone	ja	ja	ja

Tab. 6.3 Pen-Modelle der Firma Lilly

	HumaPen® Luxura	HumaPen® Memoir	HumaPen® Luxura HD (speziell für die Bedürfnisse von Kindern)	Humalog®, Huminsulin® Normal, Huminsulin® Basal (NPH), Humalog® Mix 25/50, Huminsulin® Profil III
Hersteller	Lilly			
Patronengröße	3 ml	3 ml	3 ml	3 ml
Für Insulinkonzentration	U 100	U 100	U 100	U 100
Max. mögliche Insulindosis	60 IE	60 IE	30 IE	60 IE
Dosiskorrektur	ja	ja	ja	ja
Dosierschritte	1 IE	1 IE	0,5 IE	1 IE
Vorgefüllte Patrone	ja	ja	ja	Fertigpens

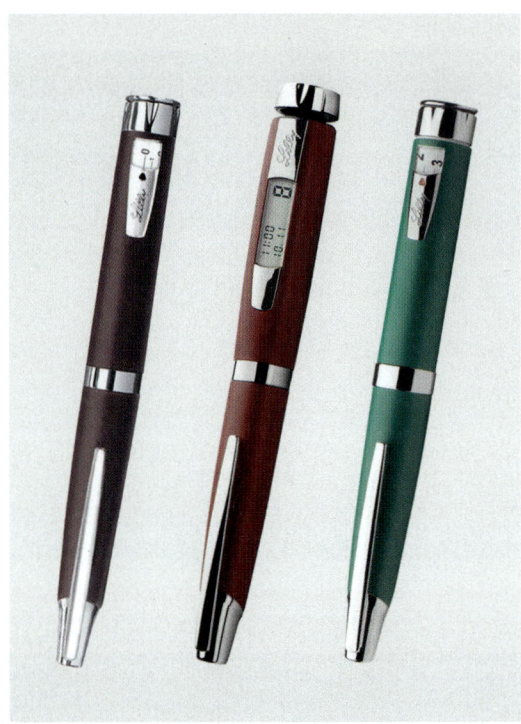

Abb. 6.6 Pen-Modell der Firma Lilly: HumaPen® Luxura, HumaPen® Memoir und HumaPen® Luxura HD

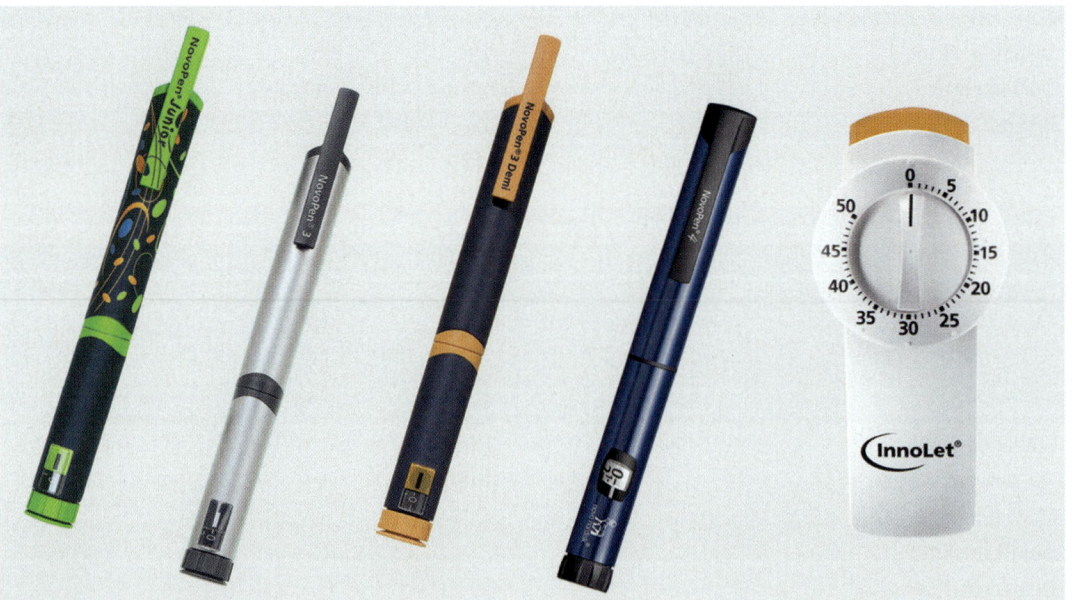

Abb. 6.7 Pen-Modelle der Firma Novo Nordisk

6.3 Pens

Tab. 6.4 Pen-Modelle der Firma Novo Nordisk

	NovoPen® junior (speziell für die Bedürfnisse von Kindern)	NovoPen 3	NovoPen 4	InnoLet® Protaphane InnoLet® Actraphane	NovoLet®
Hersteller	Novo Nordisk				
Patronengröße	3 ml	3 ml	3 ml	3 ml	3 ml
Für Insulinkonzentration	U 100	U 100	U100	U 100	U 100
Max. mögliche Insulindosis	35 IE	70 IE	60 IE	50 IE	78 IE
Dosiskorrektur	ja	ja	ja	ja	ja
Dosierschritte	0,5 IE	1 IE	1 IE	1 IE	2 IE
vorgefüllte Patrone	ja	ja	ja für NovoRapid® und Levemir®	Fertigpen	Fertigpen
Besonderheiten	Gewinde für die Pen-Nadel an der Ampulle			für Patient kostenfreies Recycling-System frei Haus	

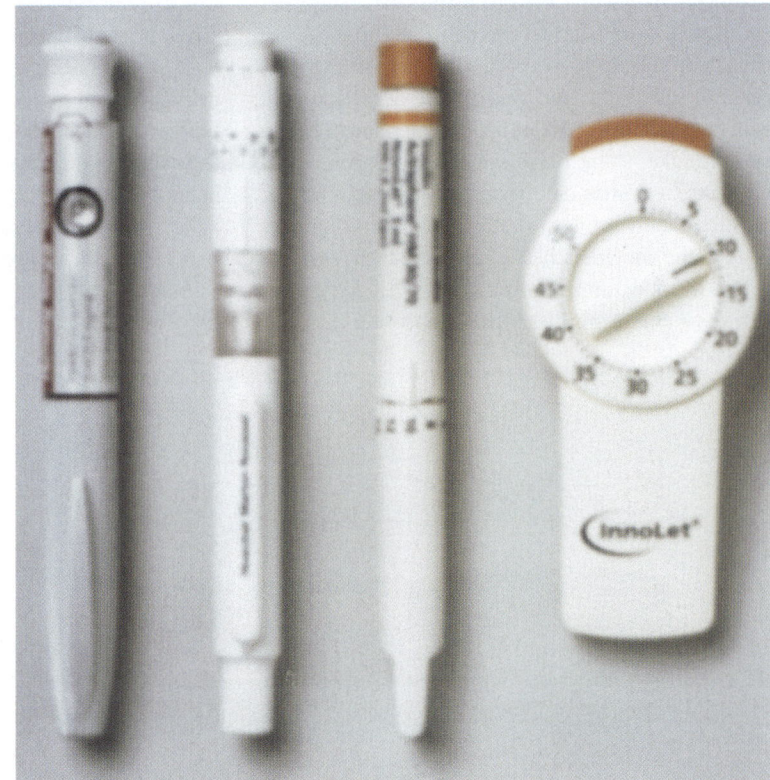

Abb. 6.8 So unscharf sehen Patienten mit einer Sehbehinderung die Insulineinheiten auf einem herkömmlichen Pen (linke Aufnahmen); auf dem InnoLet® (rechts) können sie die Einheiten besser erkennen.
Foto: Beaver-Dam Augenstudie: Klein B. E. et al, Ophtalmic Epidemiol. 2:49 (1995).

Fertigpen

Zusätzlich zu den Injektionshilfen mit austauschbarer Insulinampulle, den Pens, gibt es auch Fertigpens, die für manche Patienten einfacher zu handhaben sind. Die **Einmal-Pens** können zurückgegeben und von den jeweiligen Firmen wiederverwertet werden. Sie gibt es von mehreren Firmen mit verschiedenen Insulinarten (Kurzzeit-, Langzeit- und Mischinsulinen) und empfehlen sich besonders für ältere, mit den Händen nicht mehr so geschickte Patienten (➤ Abb. 6.9).

Pen-Nadeln

Nicht jede Pen-Nadel passt auf jeden zur Verfügung stehenden Pen. In Tab. 6.5 sind derzeit mögliche Kombinationen aufgeführt:

Die Pen-Nadel sollten, da es sich um Einmalartikel handelt, nach jeder Injektion gewechselt werden. Bereits durch eine einmalige Verwendung wird die Nadel stumpfer und der Gleitfilm auf der Nadeloberfläche wird abgenutzt. So kann es zu – für Sie unsichtbaren – Verletzungen der Haut kommen, die Ihnen erhebliche Nachteile einbringen können (Mikroverletzungen möglich) (➤ Abb. 6.10). Die Länge der Pen-Nadel muss beachtet werden (➤ Tab. 6.6). Sie hängt von der Spritzmethode (Einstich schräg oder gerade), allerdings nur wenig von der Dicke des Bauchfettes des Diabetikers ab. Bei Injektionen in den Oberschenkel sollte die Kanülenlänge 8 mm nicht überschreiten, stets eine Hautfalte gebildet und der Einstich schräg erfolgen (häufig weniger subkutanes Fettgewebe am Oberschenkel als am Bauch – Gefahr in die Muskulatur zu spritzen). Für Kinder eignen sich die 5 und 6 mm langen Nadeln, aber auch für

Tab. 6.5 Passende Pen-Nadeln zu den Pens

Nadel	Pen
Optifine®	alle Sanofi-Aventis-Pens, sowie alle gängigen Insulinpens®
BD Micro-Fine® Pen-Nadeln	passend für Pens von NovoNordisk, Lilly, Owen Mumford, B.Braun, Sanofi-Aventis (mit Sanofi-Aventis Logo), Berlin-Chemie und Haselmeier
NovoFine® Kanülen	für alle Novo Pens®
Omnican® fine (31G, 30G und 29G) Penkanüle	kompatibel mit allen gängigen Pens
Clickfine® universal	Für alle gängigen Pens

schlanke Erwachsene, wenn sie im 90°-Winkel an entsprechenden Stellen injizieren. In der Regel sollten Erwachsene mit einer 8 mm-Nadel ihr Insulin injizieren – im 45°-Winkel und mit gehaltener Hautfalte. Stark übergewichtige Patienten können 10 mm Nadeln an Stellen mit reichlich subkutanem Fettgewebe (vorderer Bauch, Flanke, Po) verwenden. 12 mm Nadeln sind im Prinzip entbehrlich, am Oberschenkel kommt es mit diesen Nadeln sogar leicht zu intramuskulären Injektionen mit den entsprechenden Problemen (Schmerzen, Nekrosen etc.) (➤ Kap. 6.4.2).

Adipöse Patienten brauchen an Bauch und Po in der Regel keine Hautfalte zu bilden, am Oberschen-

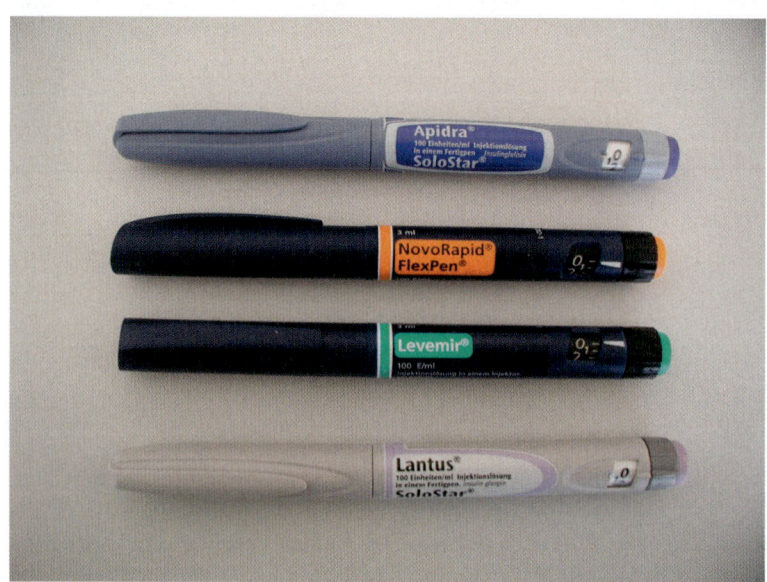

Abb. 6.9 Fertigpens für verschiedene Insuline.
1. oben: Kurzzeit-Analog-Insulin von Sanofi-Aventis;
2. von oben: Kurzzeit-Analog-Insulin von Novo Nordisk
3. von oben: Langzeit-Analog-Insulin von Novo Nordisk
4. unten: Langzeit-Analog-Insulin (Sanofi-Aventis).

6.4 Injektion

Alkohol zur Desinfektion

Alkohol ist in sauberer Umgebung und bei ausreichender Hygiene unnötig. Sollte eine alkoholische Desinfektion nötig sein (z. B. im Krankenhaus), ist dabei zu beachten, dass sich die keimtötende Wirkung erst nach 2 Minuten entfaltet. Deshalb ist mit der Injektion zu warten, bis der Alkohol verdunstet ist.

6.4.1 Das Vorgehen bei der Injektion

Das Insulin wird ins Unterhautfettgewebe injiziert. Halten Sie die Nadel senkrecht oder im Winkel bis zu 45 Grad je nach Länge der Nadel und Dicke der Hautfalte. Bilden Sie vor dem Spritzen eine Hautfalte zwischen Daumen bzw. Zeige- und Mittelfinger (nicht die ganze Hand benutzen), da an Spritzstellen mit wenig Unterhautfettgewebe das Insulin sonst zu tief – in die Muskelschicht – geraten könnte, was zu Unterzuckerungen und schwankenden Blutzuckerwerten führen würde. Die Hautfalte muss während des Spritzens gehalten werden (➤ Abb. 6.11 bis ➤ Abb. 6.13).

Ein **Aspirieren** (Anziehen des Spritzenstempels) vor der Insulininjektion ist heute unnötig, bei Injektionen mit dem Pen ist es nicht durchführbar. Die Funktion des Pens sollte allerdings vor jeder Injektion unbedingt überprüft werden. Dazu wird der Pen mit der Nadel senkrecht nach oben gehalten und 1–2 IE abgegeben, bis ein Tropfen Insulin an der Kanülenspitze erscheint. Gleichzeitig kann man mit dem Finger gegen den Pen „schlagen", so dass sich die evtl. vorhandene Luft oben im Konus sammelt und so entfernt wird. Achtung: Insulin hinterlässt Flecken, die nicht mehr entfernt werden können (Teppich).

Wird trübes Insulin, also Misch- oder bestimmtes Verzögerungsinsulin verwendet, muss dieses vor dem Spritzen aufgemischt werden. Dazu muss der Pen mindestens 10–20-mal geschwenkt oder zwischen den Händen gerollt werden. Geschieht dies nicht, kann es leicht passieren, dass mehr Lösungsmittel als Insulin gespritzt wird.

Das Insulin sollte grundsätzlich langsam injiziert werden und die Nadel anschließend noch für 10 Sekunden im Unterhautfettgewebe belassen werden –

Tab. 6.6 Die richtige Nadellänge

Alter des Diabetikers, Körperbau	Empfohlene Kanülenlänge (Injektion grundsätzlich mit Hautfalte, Einstich schräg oder senkrecht)
alle Kinder unter 12 Jahren, sehr schlanke Erwachsene	5, 6 mm oder 8 mm
Jugendliche 12 – 18 Jahre, mit einem BMI unter 25	8 mm
übergewichtige Jugendliche 12 – 18 Jahre, mit einem BMI von über 25	8 mm (oder 10 mm)
Erwachsene mit einem BMI unter 25	8 mm
übergewichtige Erwachsene mit einem BMI über 25	8 – 10 mm

kel jedoch immer, da sonst leicht intramuskulär injiziert wird.

BEACHTE
Grundsätzlich gilt:
Je mehr subkutanes Fettgewebe vorhanden ist, desto eher sollte im 90°-Winkel injiziert und bei der Faltenbildung die Mitnahme von Muskulatur verhindert werden

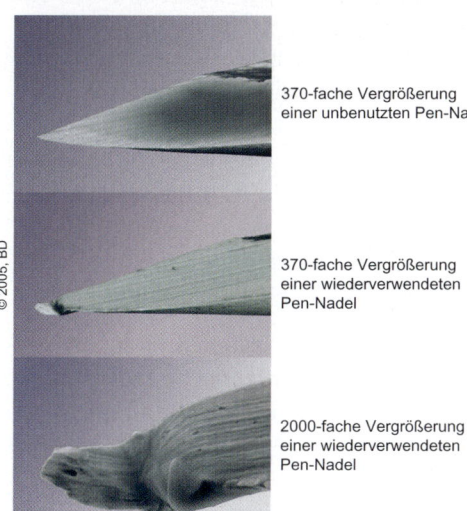

370-fache Vergrößerung einer unbenutzten Pen-Nadel

370-fache Vergrößerung einer wiederverwendeten Pen-Nadel

2000-fache Vergrößerung einer wiederverwendeten Pen-Nadel

Abb. 6.10 Nadelspitzen mikroskopische Aufnahmen von oben nach unten: neue Injektionsnadel, Injektionsnadel nach mehrmaligem Gebrauch in verschiedenen Vergrößerungen (Vorsicht: Mikroverletzungen der Haut nach mehrmaligem Gebrauch derselben Nadel).

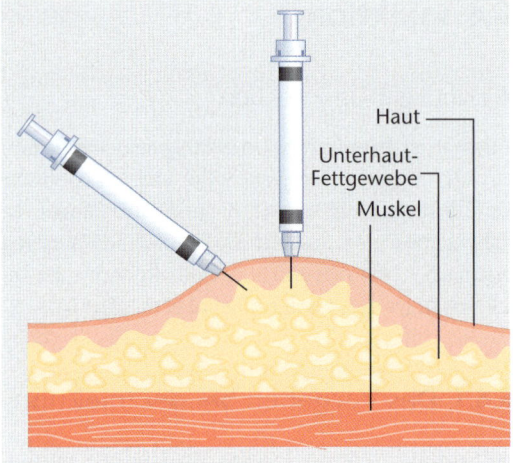

Abb. 6.11 Injektion mit gehaltener Hautfalte [L 157]

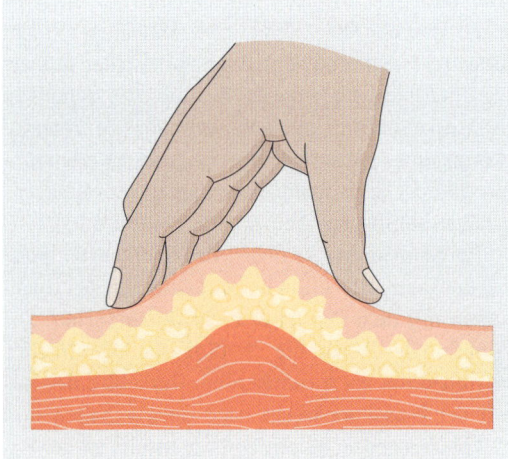

Abb. 6.12 gehaltene Hautfalte mit Muskulatur – so nicht! [L157]

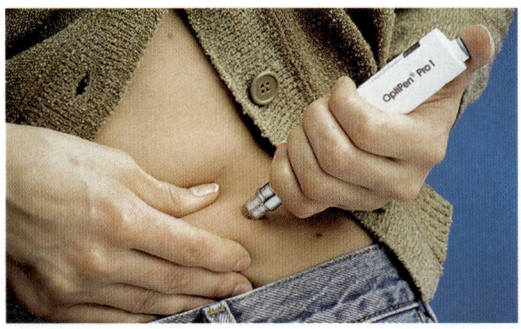

Abb. 6.13 Patientin injiziert sich das Insulin in eine Hautfalte [U117]

andernfalls läuft ein Teil des Insulins wieder aus dem Stichkanal zurück. Die Injektionsstellen sollten regelmäßig gewechselt werden (➤ Abb. 6.15).

BEACHTE
- Trübe Verzögerungsinsuline und Mischinsuline müssen vor dem Spritzen 10–20-mal geschwenkt/aufgemischt werden
- Insulin langsam injizieren
- Nach der Injektion noch 10 Sekunden Nadel in der Haut belassen

6.4.2 Injektionsstellen

Welche Körperstellen sind für die Insulininjektionen besonders geeignet?

Besonders geeignete Injektionsstellen zeigt die ➤ Abb. 6.14. Ungünstige Spritzstellen sind die Oberarme, da hier kaum mit einer Hand eine Falte des dünnen Unterhautfettgewebes gebildet und das Insulin gespritzt werden kann, es sei denn Eltern spritzen ihre Kinder. Es besteht hier die Gefahr, dass das Insulin in den Muskel gespritzt wird, und nicht, wie eigentlich gewollt, ins Unterhautfettgewebe. Das Insulin wirkt so sehr viel rascher (Gefahr der Unterzuckerung) und außerdem bilden sich sehr rasch Verhärtungen (Nekrosen).

Langzeit-Insuline sollten in den Oberschenkel injiziert werden. Eine Ausnahme bildet hier evtl. das Insulin Lantus, das im Bauch noch gleichmäßiger und länger wirken soll. Kurzzeit-Insuline sollten in den Bauch gespritzt werden (➤ Tab. 6.7).

Warum sollen die Injektionsstellen regelmäßig gewechselt werden?

Durch häufiges Spritzen an dieselbe Stelle („Lieblingsstellen", weil es da nicht mehr schmerzhaft ist!) kommt es zu Gewebeschäden (z. B. Verhärtungen, Fettgewebsanhäufungen, Dellen), die eine sichere, ra-

Tab. 6.7 Spritzstellen

Konventionelle Insulintherapie	morgens: Bauchdecke	abends: Oberschenkel
ICT	Mahlzeiten/Korrekturinsulin: Bauchdecke	Basalinsulin: Oberschenkel

6.4 Injektion

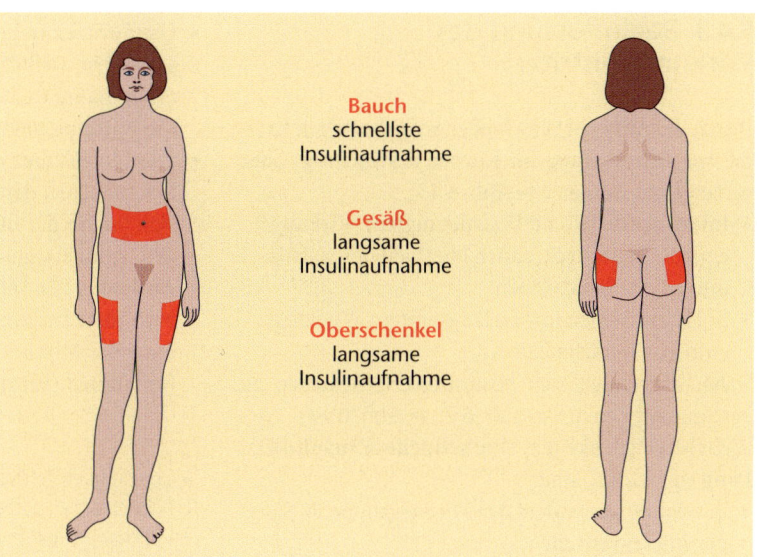

Abb. 6.14 Geeignete Injektionsstellen [L 157]

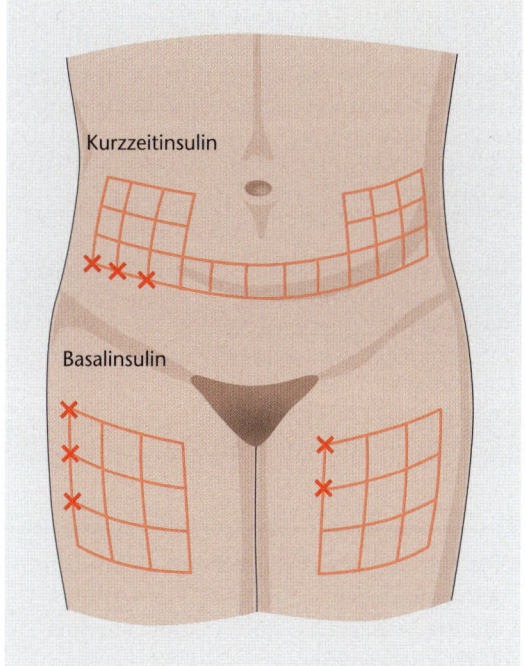

Abb. 6.15 Spritzstellen für die Insulininjektionen an Bauch und Oberschenkel [L 157]

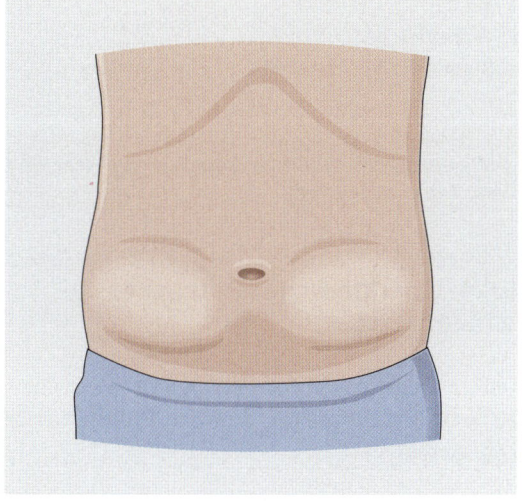

Abb. 6.16 Lipohypertrophien entstehen, wenn die Insulininjektionsstellen nicht gewechselt werden [L157]

sche und gleichmäßige Insulinwirkung behindern können. Die Wirkung des Insulins ist dann nicht mehr kalkulierbar. Folge ist ein unregelmäßiger, häufig ein extrem zunehmender Insulinbedarf, oft begleitet von starken Blutzuckerschwankungen. Betrachten Sie selbst regelmäßig ihren Bauch und Oberschenkel, ob sich hier Fettansammlungen (Lipohypertrophien, ➤ Abb. 6.16) oder Dellen (Lipoatrophien) gebildet haben. Verwenden Sie dann für Wochen und Monate zunächst neue alternative Spritzstellen. Wechseln Sie die Spritzstellen sowohl am Bauch als auch am Oberschenkel in horizontaler und vertikaler Richtung im Abstand von etwa 2–3 cm (➤ Abb. 6.15). Benutzen Sie am Bauch auch die Flanken. Gehen Sie soweit nach seitlich, wie Sie selber mit der einen Hand eine Falte bilden und mit der anderen Hand spitzen können.

6.4.3 Beeinflussung des Wirkungseintritts

Durch die Auswahl verschiedener Spritzstellen kann die Insulinverteilung im Körper beschleunigt oder verlangsamt werden (➤ Abb. 6.15):
- Injektionsstellen mit beschleunigtem Wirkungseintritt: Bauchdecke, auch oberhalb des Nabels und an den Bauchseiten
- Injektionsstellen mit verlangsamtem Wirkungseintritt: Oberschenkel.

Daher empfehlen sich bestimmte Spritzstellen zu bestimmten Zeiten (➤ Tab. 6.7, ➤ Abb. 6.14). Weitere Möglichkeiten, eine **schnellere Insulinwirkung** zu erzielen, sind:
- Bewegung, besonders der Muskelgruppe in Nähe der Injektionsstellen
- heiß baden, duschen oder Rheumasalben
- Sauna
- Wärmflasche
- Reiben der Spritzstellen.

BEACHTE
Durch eine schnellere Insulinwirkung kann es eher zu Unterzuckerungen kommen!

6.4.4 Unerklärliche Blutzuckerschwankungen

Immer wieder haben Patienten für sie selbst unerklärliche Blutzuckerschwankungen. Gründe hierfür können sein:

- Das Spritzen in Lipohypertrophien, oder Lipoatrophien, weil das Insulin dann nicht mehr gleichmäßig weitertransportiert wird und somit die Wirkung nicht kalkulierbar ist.
- Beim Verbleiben der Injektionsnadel auf dem Pen zwischen den einzelnen Injektionen kann sich Luft in der Insulinampulle bilden, welches evtl. zum falschen Aufziehen der Dosis führt.
- Auslaufen von Insulin aus der Patrone, was insbesondere bei Mischinsulinen zu einer Verschiebung des Mischungsverhältnisses der einzelnen Bestandteile führt (➤ auch Kap. 8.7.2).

MERKE
- Über längere Zeit sollte Insulin im Gemüsefach des Kühlschrankes aufbewahrt werden.
- Die Flasche, aus der gerade Insulin entnommen wird, kann bei Zimmertemperatur belassen werden.
- Im Flugzeug darf das Insulin nicht in den Frachtraum.
- Trübe Insuline müssen vor dem Aufziehen immer in den Händen „gerollt" werden.
- Beim Mischen von zwei Insulinen wird das klare Kurzzeitinsulin zuerst aufgezogen, dann das trübe Verzögerungsinsulin.
- Unter normalen hygienischen Bedingungen ist Desinfektion vor der Injektion unnötig.
- Im Bereich der Bauchhaut gespritztes Insulin wirkt am schnellsten.
- Alle Pens benutzen U-100-Insulin, das mit herkömmlichen U-40-Spritzen nicht gespritzt werden darf. Es gibt spezielle U-100-Spritzen im Handel.
- Die Aufnahme gespritzten Insulins kann beschleunigt werden durch
  – Wärme (Sauna, Wärmflasche)
  – Reiben der Spritzstelle.

Fragen

1. Wo sollte ein größerer Insulinvorrat aufbewahrt werden?
2. Wie oft können Einmalspritzen verwendet werden?
3. Was sollte vor dem Aufziehen eines trüben Insulins beachtet werden?
4. Sie wollen zwei Insuline (ein kurz wirkendes und ein lang wirkendes) in einer Spritze mischen. Welches Insulin sollte zuerst aufgezogen werden und warum?
5. An welcher Körperstelle sollte Kurzzeitinsulin gespritzt werden und warum?
6. Ihr Pen ist defekt. Sie wollen Insulin mit einer herkömmlichen Spritze aus der Pen-Patrone aufziehen. Was ist zu beachten?

Lösungen siehe Anhang.

KAPITEL 7

Spritzentherapie für Typ-2-Diabetiker

Die Therapieziele für Typ-2-Diabetiker werden immer strenger: Die aktuellen Leitlinien fordern für Typ-2-Diabetiker Zielwerte, die bei einem HbA1c von 7,0% oder niedriger liegen. Ziel ist es, auch beim Typ-2-Diabetes die Risiken für Schäden an den kleinen und großen Blutgefäßen und damit insbesondere die verheerenden Folgeschäden wie Amputationen, Herzinfarkt, Schlaganfall aber auch Nierenschäden so gut wie möglich zu vermeiden. Ein zu niedriger HbA1c-Wert ist möglicherweise bei bereits von Gefäßschäden betroffenen Typ-2-Diabetikern eher schädlich (➤ Kap. 4.7). Jedoch wie erreicht man eine gute Stoffwechseleinstellung?

Nach vielen Jahren der Therapie mit Tabletten – allein oder in Kombination –, ist häufig der Zeitpunkt gekommen, ab dem sich die Notwendigkeit einer Insulinbehandlung nicht mehr umgehen lässt. Dies ist für jeden Menschen mit Typ-2-Diabetes ein bedeutender Schritt.

Bevor Insulin eingesetzt werden muss, kann durch die subkutane Gabe von Inkretin-Mimetika (z. B. Byetta®) noch versucht werden, eine Blutzuckernormalisierung auf „physiologische Weise" und **ohne Unterzuckerungsrisiko** zu erreichen!

Ist jedoch Insulin erforderlich, so kann die Auswahl des richtigen Insulin-Regimes nicht einfach nach „Schema F" erfolgen, sondern muss auf die individuelle Situation abgestimmt werden. Da die Einstellung mit Insulin, nicht nur für die Patienten sondern auch für den Arzt, einen erhöhten Aufwand erfordert, nämlich:
- Schulung (inkl. Wiederholung)
- mehr Wissen
- richtige Reaktion in speziellen Situationen,

wird der Einstieg in die Insulintherapie auch heutzutage immer noch hinausgezögert, manchmal sogar als Drohung ausgesprochen. Dabei ist spätestens seit der bekannten UKPDS-Studie klar, dass auch der Typ-2-Diabetes eine fortschreitende Erkrankung ist und somit irgendwann Insulin benötigt wird. Es ist besser, die Insulintherapie frühzeitig, also vor der Entstehung von Folgeschäden, einzusetzen als zu spät. In den letzten Jahren haben sich viele, die an der Therapie des Typ-2-Diabetes beteiligt sind, Gedanken gemacht, wie der Einstieg in die Insulintherapie möglichst einfach gestaltet werden kann. Im folgenden Kapitel sollen die verschiedenen Möglichkeiten dargestellt werden.

7.1 Inkretin-Mimetika – GLP-1 Antagonisten

Bei den Inkretin-Mimetika handelt es sich um eine völlig neue Substanzklasse zur Therapie des Diabetes mellitus Typ-2 (➤ Kap. 4.6). In ersten Studien konnte gezeigt werden, dass diese Wirkstoffe nicht nur den HbA1c-Wert deutlich senken, sondern dass sie insbesondere auch bei Patienten wirken sollen, bei denen eine Behandlung mit oralen Antidiabetika keinen Effekt mehr zeigte – und dies alles ohne Unterzuckerungsrisiko!

Von seiner Wirkung her ist der erste Vertreter dieser Substanzgruppe, das **Exenatide,** dem Inkretinhormon GLP1 (Glucagon Like Peptid) vergleichbar, das bei allen Menschen während der Nahrungsaufnahme vom Darm abgegeben wird und abhängig von der aufgenommenen Zuckermenge die β-Zellen in der Bauchspeicheldrüse zur Insulinproduktion anregt. De facto bedeutet dies, dass das GLP1 den Blutzucker senkt, ohne eine Unterzuckerung zu verursachen. Ein weiterer Effekt dieser Substanz ist, dass die Entleerung aus dem Magen verlangsamt und damit auch die Zuckeraufnahme im Darm gebremst wird. Das Prinzip ist zwar schon lange bekannt, aber die Substanz konnte bisher nicht genutzt werden, da sie sehr rasch im Körper abgebaut wird.

- Verlangsamung der Magenentleerung (kann Völlegefühl erzeugen!)
- Mangel an GLP$_1$ beim Typ-2-Diabetiker kann ausgeglichen werden.
- Förderung des Sättigungsgefühls (im Gehirn!)
- Im Gegensatz zu den DPP-4-Hemmern (gewichtsneutral) kommt es zu einer mäßigen bis starken Gewichtsabnahme.

7.2 Einstieg in die Insulintherapie

Die steigenden Blutzuckerwerte bei einem Typ-2-Diabetiker sind in der Regel auf zwei Ursachen zurückzuführen:

1. Häufig wird zu den Mahlzeiten nicht mehr genügend eigenes Insulin ausgeschüttet (= prandiale Insulinsekretion), so dass erhöhte Blutzuckerwerte nach den Hauptmahlzeiten die Folge sind.
2. Während am Anfang der Erkrankung die mangelnde Aufnahme des Blutzuckers in die Zellen (Leber, Fettgewebe) noch durch eine vermehrte Ausschüttung von Insulin kompensiert werden kann, verringert sich im weiteren Krankheitsverlauf häufig die Produktion von Insulin (= basale Insulinsekretion). Das bedeutet, dass auch zwischen den Hauptmahlzeiten tagsüber und nachts der Blutzucker nicht mehr ausreichend gesenkt wird, weshalb zunehmend auch erhöhte Nüchtern-Blutzuckerwerte auftreten.

Die Auswahl der passenden Insulintherapie beim Typ-2-Diabetiker orientiert sich deshalb an diesen beiden Ursachen.

Die Insulintherapie wird häufig in Form einer **Kombinationstherapie** – einer Kombination von Insulin und oralen Antidiabetika – begonnen. Die Indikation zur Kombinationstherapie ist (nach den Leitlinien der DDG) immer dann gegeben, wenn die vorliegenden individuellen Therapieziele des Patienten mit oralen Antidiabetika alleine oder in Kombination mit Ernährungs- und Bewegungstherapie nicht erreicht werden konnten (➤ Tab. 7.1).

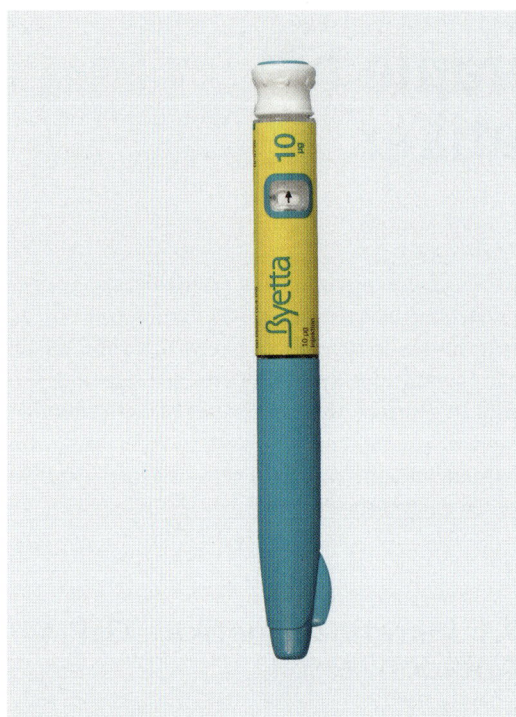

Abb. 7.1 Byetta-Fertigpen

Erst mit der Entdeckung des Inkretin-Mimetikums Exendin-4 bei einer Echse und der anschließenden Herstellung im Labor ist nun die neuartige Substanz, das Exenatide, über mehrere Stunden beim Menschen wirksam. In Studien kam es nicht nur zu einer deutlichen HbA1c-Absenkung, sondern insbesondere auch zu einer Gewichtsreduktion ohne wesentliche Nebenwirkungen. Das Exenatide ist seit Mitte 2007 als Byetta® zugelassen (➤ Abb. 7.1).

INFO
- Inkretinhormone sind Darmhormone, die abhängig von der aufgenommenen Zuckermenge die Insulinproduktion aus der Bauchspeicheldrüse (-Zellen) anregen.
- Der Begriff Mimetikum (= Nachahmung) stammt aus dem Griechischen und bedeutet, dass mit der neuen Substanz „Exenatide" versucht wird die Wirkung der natürlichen Inkretine nachzuahmen.

Weitere Vorteile sind:
- Hemmung der Neubildung von Zucker aus der Leber bei normalen Blutzuckerwerten (= Unterdrückung der Ausschüttung von Glukagon aus den α-Zellen der Bauchspeicheldrüse)

7.2 Einstieg in die Insulintherapie

Tab. 7.1 Indikationen zur Insulintherapie bei Typ-2-Diabetes

Insulintherapie des Typ-2-Diabetes
Eine Insulintherapie ist indiziert
1. wenn sich das individuelle Therapieziel durch orale Antidiabetika nicht erreichen lässt
2. bei ketoazidotischen Entgleisungen (➤ Kap. 11)
3. vor Operationen (➤ Kap. 18)
4. bei schweren entzündlichen Erkrankungen
5. in der Schwangerschaft (➤ Kap. 17).

BEACHTE
Ziel sowohl in der alleinigen Behandlung mit oralen Antidiabetika, als auch in der Kombination mit Insulin ist beim übergewichtigen Typ-2-Diabetiker die **Normoglykämie** (= normaler Blutzucker) sowohl nüchtern als auch postparandial (= nach dem Essen).

7.2.1 Basal unterstützte orale Therapie (B.O.T.)

Nach unserem heutigen Kenntnisstand ist die Fähigkeit der β-Zellen zur Insulinproduktion bei Diagnosestellung des Typ-2-Diabetes häufig schon etwa um die Hälfte vermindert. Deshalb findet man bei vielen Typ-2-Diabetikern schon nach wenigen Jahren Diabetesdauer eine zu geringe Insulinfreisetzung nicht nur zu den Mahlzeiten, sondern auch in den Zeiten dazwischen und nachts, was zu einem erhöhten Nüchternblutzucker und zu erhöhten Blutzuckerwerten nach den Mahlzeiten führt.

Die **basale Insulinsubstitution** kann mit verschiedenen Präparaten erreicht werden:
- Eine Injektion von NPH-Insulin (Humanes Insulin) zur Nacht.
- Eine Injektion des Langzeit-Analog-Insulins Glargin (Lantus®) entweder vor dem Zu-Bett-Gehen oder am Morgen oder zu jeder anderen Tageszeit, jedoch immer zum gleichen Zeitpunkt.
- Auch die spätabendliche (~22.00 Uhr) Injektion des Langzeit-Analog-Insulins Levemir® ist dazu geeignet.

Die Substitution mit Basalinsulin zur Nacht ist immer dann notwendig, wenn die Nüchtern-Blutzuckerwerte trotz der maximalen Gabe oraler Antidiabetika (➤ Kap. 4) und trotz entsprechender Ernährung (kein Fett und Eiweiß zur Nacht, denn diese werden zu Zucker umgewandelt, (➤ Kap. 12.3 und ➤ Kap. 12.4) außerhalb des Zielbereichs von etwa 110 mg/dl (6,1 mmol/l) kapillärem Vollblut (aus der Fingerbeere) liegen.

B.O.T. bei verschiedenen oralen Antidiabetika

Die B.O.T. wird üblicherweise begonnen, indem man zusätzlich zu **Glimepirid** (Sulfonylharnstoff der 3. Generation) eine kleine Menge **NPH-Insulin** (z. B. 6 IE) – als so genannte „Bett-Zeit-Dosis" – vor dem Schlafengehen subkutan in den Oberschenkel injiziert. In ähnlicher Weise kann das Langzeit-Analog-Insulin Levemir® (Insulindetemir) verwendet werden.

Die Verwendung des Langzeit-Analog-Insulins Glargin (Lantus®) in Kombination mit Glimepirid erweist sich dann als vorteilhaft, wenn nicht nur die Nüchtern-Blutzuckerwerte erhöht sind, sondern auch tagsüber der basale Insulinbedarf nicht mehr ausreichend gedeckt wird. Es sollte insbesondere dann verwendet werden, wenn anhand von durchgeführten Basalratentests (➤ Kap. 8.3) ein tatsächlicher Insulinmangel auch tagsüber nachgewiesen wurde und daher auch tagsüber eine Basalratensubstitution erforderlich ist.

Um optimale Nüchternblutzuckerwerte ohne ein erhöhtes Unterzuckerungsrisiko in der Nacht zu erreichen, sollte die abendliche Insulindosis mittels eines einfachen Schemas, das sich an den morgendlichen Nüchternblutzuckerwerten orientiert, eingestellt werden (➤ Tab. 7.2). Liegen z. B. die Nüchternblutzuckerwerte morgens an drei aufeinanderfolgenden Tagen ≥ 100 mg/dl, so sollte die abendliche Insulindosis langsam gesteigert werden. Man beginnt die Therapie in der Regel mit etwa 10 IE Insulin Lantus® und erhöht die Dosis langsam über 5 Tage entsprechend den aktuellen Nüchternblutzuckerwerten um etwa 2–6 IE.

Die Kombination von Insulin (z. B. NPH abends) und Glimepirid (z. B. Amaryl® morgens) scheint außerdem gewichtsneutral zu sein.

Eine Kombination von **Metformin und Insulin** ist ebenfalls sehr sinnvoll und deshalb unbedingt zu empfehlen. Zu Beginn der Insulintherapie sollte so-

Tab. 7.2 Abendliche Dosisanpassung in Abhängigkeit vom morgendlichen Nüchternblutzucker

Nüchternblutzucker	Dosisanpassung mit Insulin Glargin (Lantus®)
> 180 mg/dl (> 10 mmol/l)	+ 6 IE
> 140 mg/dl (> 7,8 mmol/l)	+ 4 IE
> 120 mg/dl (> 6,7 mmol/l)	+ 2 IE
< 70 – 80 mg/dl (< 3,9 – 4,5 mmol/l)	– 2 IE

wohl das Metformin als auch das Glimepirid weiter gegeben werden. Die Kombination von Insulin mit Metformin bietet den Vorteil, dass
- in der Regel eine geringere Gewichtszunahme auftritt als bei alleiniger Insulintherapie
- eine Reduktion der Insulindosis bis zu 30% möglich ist
- bei dieser Kombination der HbA1c-Wert am deutlichsten sinkt (von bis zu 2,5%).

Insbesondere bei Typ-2-Diabetikern sollten jedoch unbedingt die Kontraindikationen von Metformin (vor allem Nierenschäden, ➤ Kap. 4) beachtet werden.

Auch die Kombination von Insulin mit den nichtinsulinotropen α-Glukosidasehemmern (z. B. **Glucobay**®) führt zu einer Minderung der Insulindosis und wirkt sich positiv auf die Gewichtsentwicklung aus.

Die Kombinationstherapie von Insulin mit **Glitazon** ist mittlerweile ebenfalls möglich.

7.2.2 Supplementäre Insulintherapie (S.I.T.)

Ist der basale Insulinbedarf bei einem Typ-2-Diabetiker abgedeckt und damit insbesondere der Nüchternblutzucker normalisiert, müssen auch erhöhte Blutzuckerwerte nach den Mahlzeiten behandelt werden. Wie große Studien belegen, stellen gerade diese einen unabhängigen Risikofaktor insbesondere für die schwerwiegenden Folgen am Herz-Kreislauf-System dar (➤ Kap. 13.2). Für diese supplementäre Insulintherapie sollte entweder, wie schon seit Jahrzehnten praktiziert, Normalinsulin, besser jedoch ein Kurzzeit-Analog-Insulin verwendet werden (➤ Kap. 5.2). Der Nachteil des Normalinsulins ist, dass seine Wirkung erst mit Verzögerung einsetzt, dann aber oft zu lange anhält, so dass die Gefahr für Unterzuckerungen, insbesondere bei fehlenden Zwischenmahlzeiten, steigt. Die Kurzzeit-Analog-Insuline bieten die Möglichkeit, fehlendes Insulin quasi als Ergänzung zu dem noch von den eigenen β-Zellen in geringem Maße hergestellten Restinsulin punktgenau vor den Mahlzeiten zu spritzen. Der Vorteil der Kurzzeit-Analog-Insuline ist, dass sie
- vor den Mahlzeiten oder
- direkt zum Essen oder
- bei Bedarf auch danach injiziert werden können und
- kürzer wirken als Humanes Normalinsulin.

Dies bringt im Alltag mehr Flexibilität bei der Einnahme der Mahlzeiten und senkt die Wahrscheinlichkeit für postprandiale Unterzuckerungen insbesondere auch beim Weglassen von Zwischenmahlzeiten.

Die supplementäre Insulintherapie (S.I.T.) empfiehlt sich immer bei hohen postprandialen Blutzuckerwerten als Ergänzung zu einer Behandlung mit oralen Antidiabetika.

Treten z. B. unter einer B.O.T. mit der morgendlichen Gabe von Amaryl® trotzdem deutliche Blutzuckerspitzen nach den Hauptmahlzeiten auf, so können diese zusätzlich im Sinne der supplementären Insulintherapie durch Normal- besser jedoch durch die Kurzzeit-Analog-Insuline abgefangen werden. Nach Überprüfung der richtigen Insulindosis durch anfängliche Blutzuckermessungen etwa 2–3 Stunden postprandial kann in der Regel auf eine regelmäßige Blutzuckerkontrolle postprandial verzichtet werden.

Zur Strategie der S.I.T. passt auch das Beibehalten von Metformin, wodurch in der Regel auch einer Gewichtszunahme entgegengewirkt wird. Ist ein zusätzliches Verzögerungsinsulin zur Nacht wegen erhöhter Nüchternblutzuckerwerte erforderlich, so nennen das einige Autoren auch „S.I.T. Plus".

Übergang zur alleinigen Insulintherapie

Wenn zu den Hauptmahlzeiten mehrfach täglich mehr als 20 IE Insulin benötigt werden, ist in der Regel ein Auslassversuch der oralen Antidiabetika angezeigt und der Übergang auf eine alleinige Insulintherapie notwendig. Insbesondere zur Vermeidung von Unterzuckerungen ist die morgendliche Gabe eines Sulfonylharnstoffes nicht mehr sinnvoll, und es sollte der Übergang auf eine alleinige Insulintherapie ggf. noch unter Beibehaltung des Metformin überlegt werden.

> **BEACHTE**
> Bei Versagen der Kombinationstherapien ist ohne lange Verzögerung eine komplette Umstellung auf Insulin vorzunehmen.

7.3 Konventionelle Insulintherapie (CT)

Sind bei einem Typ-2-Diabetiker sowohl die Nüchtern- als auch die postprandialen Blutzuckerwerte erhöht, ist somit ein kompletter Insulinersatz notwendig. In Deutschland wird nach wie vor ein großer Prozentsatz dieser Patienten (2002 waren es 42% der insulinpflichtigen Typ-2-Diabetiker) im Sinne einer Monotherapie mit einem Mischinsulin behandelt. Es handelt sich dabei um ein relativ starres Insulin-Regime mit einer fehlenden Insulin-Dosis-Selbstanpassung durch den Patienten und einem starren „Diätkorsett". In der Regel muss dabei zweimal täglich, gelegentlich auch dreimal täglich vor den Hauptmahlzeiten, eine Mischung aus 25 bzw. 30% Kurzzeit- und 75/70% Langzeitinsulin oder auch 50% Kurzzeit und 50% Langzeitinsulin injiziert werden (> Abb. 7.2). Dadurch müssen die Patienten eher „hinter der Therapie her essen", was einen sehr geregelten Tagesablauf erfordert und deshalb eher für ältere, nicht mehr so aktive Diabetiker in Frage kommt.

Die Therapie mit den Insulinmischungen aus Humaninsulin hat einige gravierende Nachteile:
- Mit der Morgenspritze wird in der Regel auch das Mittagessen abgedeckt, weshalb relativ große Mengen an Insulin verwendet werden müssen.
- Vormittags müssen unbedingt Zwischenmahlzeiten eingenommen werden, da sonst mit schweren Unterzuckerungen zu rechnen ist.
- Eine flexible Gestaltung des Tagesablaufs ist mit diesem Therapieregime nicht möglich.
- Zusatzmahlzeiten führen in der Regel zu einer zusätzlichen Kalorienaufnahme und daher eher

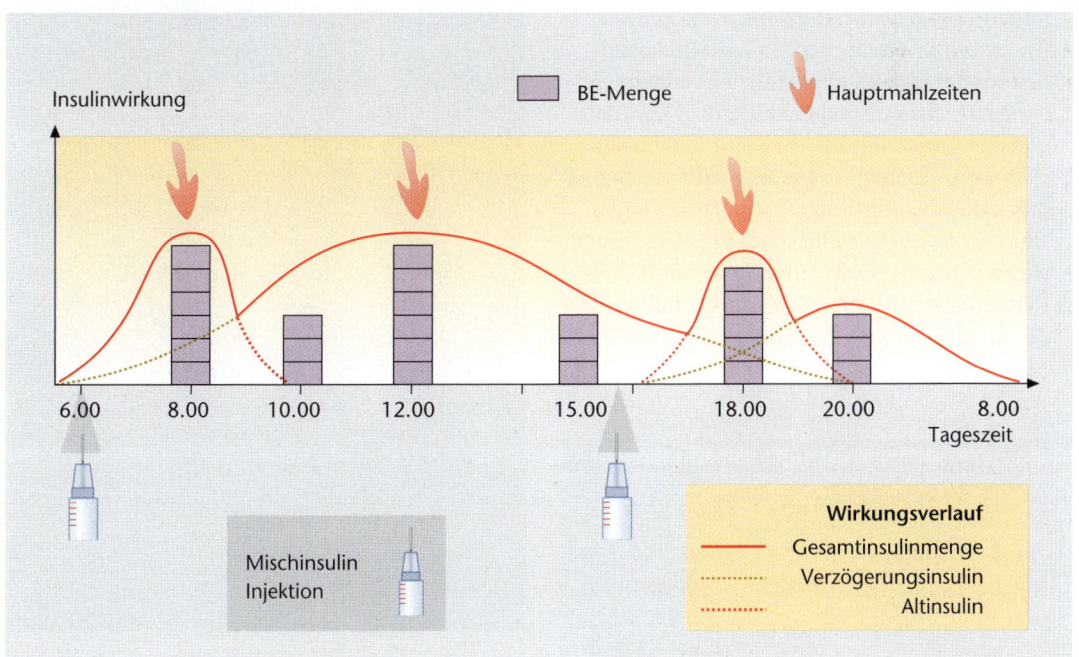

Abb. 7.2 Konventionelle Insulintherapie [L 157]

7 Spritzentherapie für Typ-2-Diabetiker

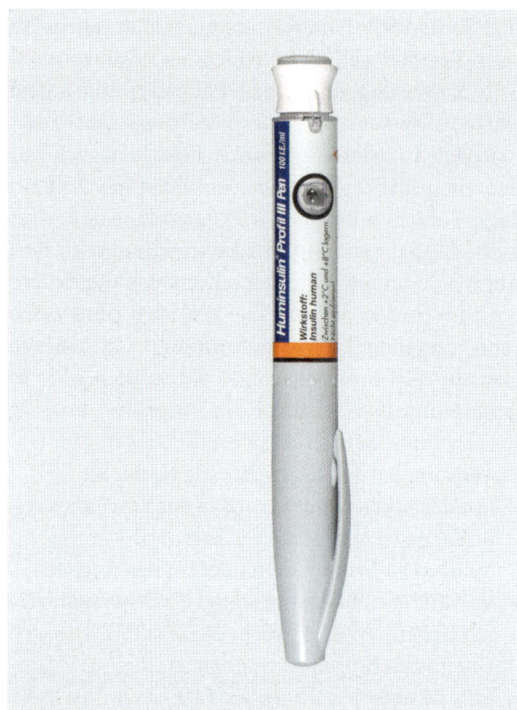

Abb. 7.3 Humanes Mischinsulin

- Dosisanpassungen bei vermehrter körperlicher Anstrengung oder auch bei erhöhten Blutzuckerwerten sind aufgrund der festen Mischung des Insulins nicht sinnvoll möglich.

Mischinsuline aus Humaninsulin (➤ Abb. 7.3) eignen sich jedoch nach wie vor, trotz der enormen Nachteile, für bestimmte Patientengruppen:
- Diabetiker, die einen relativ geregelten Tagesablauf haben.
- Diabetiker, die regelmäßig Zwischenmahlzeiten zu sich nehmen und ihre Essgewohnheiten auch nicht verändern wollen.

zu einer Gewichtszunahme, als zu der meist erforderlichen Gewichtsabnahme.
- Bei großen Injektionsmengen von Mischinsulinen kommt es darüber hinaus zu Überlappungen der beiden Insulinkomponenten, dem Kurzzeit- und dem Langzeitanteil. Die Folge sind Unterzuckerungen unmittelbar vor dem Mittagessen und durch die Abendspritze (oft schon gegen 18.00 Uhr injiziert), gelegentlich auch um Mitternacht.
- Dies wiederum erfordert eine Spätmahlzeit zur Vermeidung von Unterzuckerungen und verhindert letztlich eine optimale Blutzuckereinstellung.

Tab. 7.3 Dosisaufteilung bei Mischinsulingaben

Konventionelle Insulintherapie mit Mischinsulin
Aufteilung der Gesamtdosis in der Regel: • ⅔ morgens zum Frühstück • ⅓ zum Abendessen
Schrittweise Anpassung der Tagesdosis etwa alle 3 – 4 Tage
Beginn mit ca. 8 – 12 IE morgens und etwa 4 – 6 IE abends.

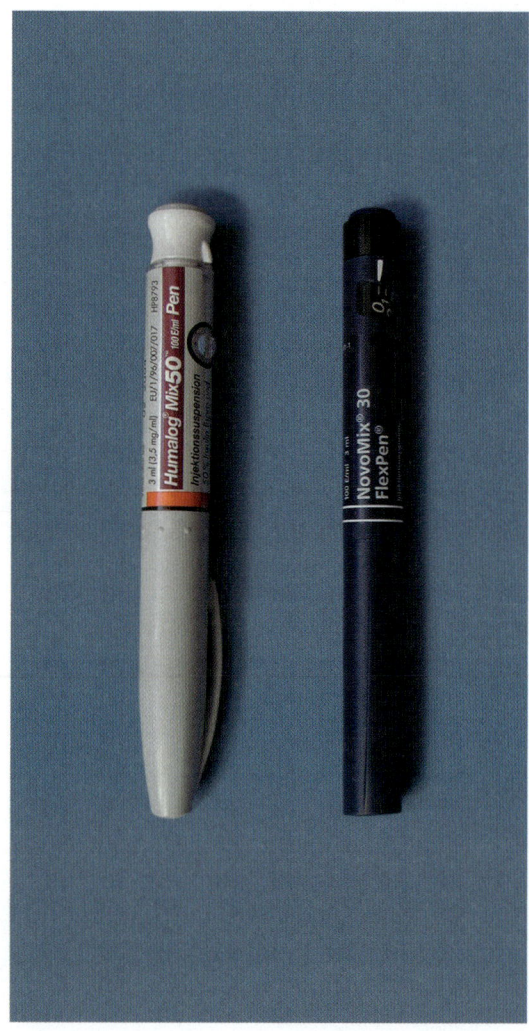

Abb. 7.4 Analoge Mischinsuline in Fertigpens verschiedener Firmen

7.3 Konventionelle Insulintherapie (CT)

- Patienten mit wenig körperlicher Anstrengung oder Sport.
- pflegebedürftige Patienten oder auch Patienten, die nicht selber spritzen können und durch ambulante Pflegedienste betreut werden müssen.

Moderne Mischinsuline

Die genannten Nachteile der herkömmlichen Mischinsuline können bei Verwendung moderner Mischinsulin-Kombinationen mit Analog-Insulinen – wie Humalog®, Liprolog® oder NovoRapid® in Form von Humalog® Mix 25/Mix 50, Liprolog® Mix 25 oder Mix 50 oder NovoMix® 30 – zum Teil vermieden werden (➤ Abb. 7.4). Dadurch ist insbesondere die Gefahr der nächtlichen Unterzuckerungen aber auch der Unterzuckerungen am späten Vormittag deutlich geringer als unter herkömmlichen Mischungen.

Diese Analogen Mischinsuline können
- unmittelbar **vor** der Mahlzeit oder
- bei Bedarf auch **danach** gespritzt werden.

Insbesondere bei stark übergewichtigen und insulinresistenten Typ-2-Diabetikern ist mit den Analog-Insulin-Mischungen eine relativ gute, in der Regel jedoch keine normnahe Blutzuckereinstellung möglich. Die Therapieziele mit dieser Therapieform sind eher die

- Verbesserung der Lebensqualität
- Vermeidung von schwerwiegenden Unterzuckerungen
- Vorbeugung einer Blutzuckerentgleisung.

Durch einen etwas differenzierteren Einsatz der Analog-Mischungen entsprechend der tatsächlichen Glukoseaufnahme zu den einzelnen Mahlzeiten, kann jedoch nach entsprechender Schulung trotzdem eine relativ gute Blutzuckereinstellung erreicht werden.

- **Beispiel:** Morgens Mix 50, mittags Mix 50, abends Mix 30/70, bei entsprechender Glukoseaufnahme morgens und mittags.

> **BEACHTE**
> Falls eine optimale Blutzuckereinstellung und gleichzeitig mehr Flexibilität von einem Typ-2-Diabetiker angestrebt wird oder aus medizinischen Gründen (z. B. Folgeschäden) eine Optimierung der Blutzuckerwerte erforderlich ist, führt an einer ICT (= intensivierte Insulintherapie, ➤ Kap. 8.2) kein Weg vorbei!

Fragen

1. Wann ist eine Umstellung eines Typ-2-Diabetikers auf eine Insulintherapie angezeigt?
2. Wann ist die Gabe eines Basalinsulins zur Nacht erforderlich?
3. Welches Insulin sollte zusätzlich zu oralen Antidiabetika gespritzt werden, wenn die Blutzuckerwerte nach dem Essen zu hoch sind?
4. Welches sind die Nachteile der Mischinsulintherapie mit herkömmlichen Mischinsulinen?
5. Welches sind die Vorteile der neueren Mischinsuline?
6. Welche Insulintherapie sollte ein jüngerer, aktiver Typ-2-Diabetiker anstreben?

Lösungen siehe Anhang

KAPITEL 8

Insulintherapie für Typ-1-Diabetiker

8.1 Konventionelle Insulintherapie (CT)

Die früher bei Typ-1-Diabetikern weit verbreitete konventionelle Insulintherapie wird heute nur noch von wenigen Typ-1-Diabetikern – häufig wegen ihrer einfacheren Handhabung – angewendet, gelegentlich durchaus mit respektablem Ergebnis. Unter konventioneller Insulintherapie versteht man die zweimalige Gabe eines Mischinsulins pro Tag; bezüglich der genauen Durchführung ➤ Kap. 7.2.

In der 1993 veröffentlichten DCCT-Studie konnte bei Typ-1-Diabetikern bei einer Intensivierten Insulintherapie (ICT) im Vergleich zu einer konventionellen Insulintherapie (CT) eine dramatische Risikoreduktion bezüglich der Entstehung von Folgeschäden erreicht werden. Des weiteren führte sie durch die Flexibilisierung der Nahrungsaufnahme zu einer deutlichen Verbesserung der Lebensqualität.

8.2 Intensivierte konventionelle Insulintherapie (ICT)

8.2.1 Einleitung

Die **intensivierte konventionelle Insulintherapie** (ICT) entstand aus der medizinischen Notwendigkeit einer optimalen, d. h. möglichst normnahen Stoffwechseleinstellung und dem Wunsch des Patienten nach mehr Freiheit in der Gestaltung des Tagesablaufs.

Viele Therapieformen werden ICT genannt, sind es jedoch nicht. Grundprinzip der ICT ist die konsequente Trennung von mahlzeitenabhängigem und mahlzeitenunabhängigem Insulin. Nur dann isst und lebt der Patient nicht mehr seinem Insulin hinterher wie bei der konventionellen Therapie, sondern kann z. B. Zeitpunkt und BE-Gehalt seiner Mahlzeit frei wählen und gezielt seinen Blutzucker normalisieren. Dieses Verfahren ermöglicht also mehr Flexibilität, lässt sich jedoch nur durchführen, wenn täglich mindestens 3-mal, meistens jedoch 4-mal Insulin gespritzt wird. Somit ist für uns heute die intensivierte konventionelle Insulintherapie die bestmögliche und anzustrebende Therapie für einen insulinspritzenden Diabetiker.

Der Name „Intensivierte konventionelle Insulintherapie" wird nicht von allen diabetologischen Zentren gebraucht: „Therapie nach dem **Basis-Bolus-Prinzip**" oder **NIS,** d. h. nahe-normoglykämische Insulinsubstitution nach der österreichischen Diabetologin Kinga Howorka sind andere Bezeichnungen. Alle diese Formen der Insulintherapie basieren jedoch auf der Trennung von mahlzeitenabhängigem und mahlzeiten**un**abhängigem Insulin.

Große Studien haben gezeigt, dass sich durch eine Mehrspritzentherapie im Sinne einer ICT Folgeschäden vermeiden oder bei bereits bestehenden Folgeschäden ihr Fortschreiten verzögern lassen. Darüber hinaus bietet diese Therapie für den Patienten mehr Lebensqualität, da sich der Tagesablauf nicht so unmittelbar nach dem Diabetes und den Spritzen richtet, sondern sich die Therapie in großem Maße den Bedürfnissen und Wünschen des Patienten anpassen lässt. So können Mahlzeiten unter ICT verschoben werden und es müssen keine festen BE-Mengen eingehalten werden.

Daher ist die ICT heute Therapiestandard bei allen Typ-1-Diabetikern ab Beginn der Pubertät, empfiehlt sich jedoch auch für insulinspritzende Typ-2-Diabetiker, die ihren Tagesablauf bei bestmöglicher Blutzuckereinstellung flexibler gestalten möchten. Voraussetzung für diese Behandlungsform sind:
- eine gute Schulung
- das Wissen über die Wirkungsweise der Insuline

- Zusammensetzung und Blutzuckerwirkung der Nahrung
- Erkennen und Beherrschen der Unter- und Überzuckerung
- eine gewisse Selbstdisziplin mit regelmäßigem Blutzuckertesten, Insulinspritzen und Tagebuchführen.

Eine Umstellung auf diese intensivierte konventionelle Insulintherapie ist für den Diabetiker kein „Ausprobieren", sondern ein Erarbeiten und ständiges Sich-Selbst-Überprüfen. Der Kontakt und das Vertrauen zu einem Arzt, der die ICT kennt und dem Patienten in jeder Lebenslage beratend zur Seite stehen kann, sind mehr als wünschenswert.

8.2.2 Die Bauchspeicheldrüsenfunktion des Gesunden

Die Bauchspeicheldrüsenfunktion des Stoffwechselgesunden ist das Vorbild, an dem sich die ICT orientiert. Beim Gesunden produziert die Bauchspeicheldrüse ständig Insulin, auch nachts, wenn nicht gegessen wird (➤ Abb. 8.1). Die Bauchspeicheldrüse schüttet bei körperlicher Anstrengung weniger Insulin aus als in Ruhe. In den frühen Morgenstunden, in denen andere Hormone, wie z. B. das Wachstumshormon oder das Cortison den Blutzuckerspiegel erhöhen, wird mehr Insulin freigesetzt als zur Mittagszeit.

Diese ständige Insulinproduktion wird gebraucht, um die Traubenzuckerneubildung (Glukoneogenese) in der Leber aus Eiweiß und Glykogen und den Fettabbau (Lipolyse) mit nachfolgender Ketonkörperbildung zu drosseln (Rückkopplung).

Zusätzlich zur andauernden Insulinproduktion als Basis für Tag und Nacht wird beim Gesunden schon beim Anblick einer Mahlzeit Insulin ausgeschüttet und gelangt bedarfsgerecht direkt über die Pfortader in die Leber.

Wie die Abbildung zeigt, kann man die Vorgänge der Insulinfreisetzung beim Gesunden in zwei Anteile trennen: Die basale, mahlzeitenunabhängige Dauer-Insulinabgabe und die mahlzeitenabhängige Insulingabe „im Schuss". Erstere bezeichnet man daher auch als „Basalrate" – in Anlehnung an die Insulinpumpentherapie – letztere als so genannten „Bolus".

Beim Diabetiker muss in der Regel das Insulin nach dem Spritzen erst aus dem Unterhautfettgewebe aufgenommen werden und gelangt dann von dort in den Blutkreislauf. Damit die blutzuckererhöhende Kohlenhydrataufnahme und blutzuckerausgleichende Insulinwirkung dennoch parallel ablaufende Vorgänge werden, gilt es daher, den für die Tageszeit richtigen Spritz-Ess-Abstand (➤ Kap. 8.4.2) und den jeweiligen Injektionsort (➤ Kap. 6.4.2) zu berücksichtigen.

8.2.3 Insulinbedarf unter ICT

Der Gesamtinsulinbedarf unter ICT pro Tag liegt etwa bei 0,5–1 IE/kg Körpergewicht (das gilt auch für Typ-2-Diabetiker, deren Insulineigenproduktion weitgehend erloschen ist). Von der errechneten Gesamtmenge spritzt man etwa 50% Basalinsulin und ca. 50% Normalinsulin.

Die Verteilung des Normalinsulins zu den Hauptmahlzeiten erfolgt etwa im Verhältnis 40 : 30 : 30.

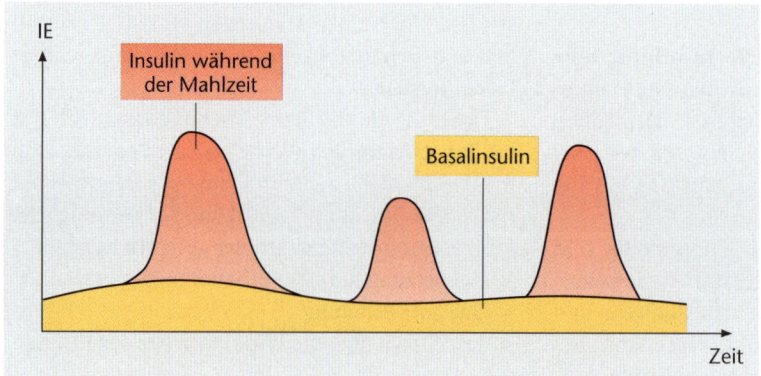

Abb. 8.1 Die Bauchspeicheldrüsenfunktion des Gesunden [L 157]

Die Verteilung des Basalinsulins erfolgt üblicherweise zu 50% morgens oder mittags und 50% zur Nacht (Bed-time-Insulin).

8.3 Die Basalrate

8.3.1 Allgemeines

Das Basalinsulin dient dazu, den Blutzucker unter Alltagsbedingungen (z. B. Tagesrhythmus und normale körperliche Belastung) **mahlzeitenunabhängig** im Normbereich zu halten. Es wird nicht verwendet, um schlechte Blutzuckerwerte kurzfristig zu korrigieren – dafür wird schnell wirkendes Insulin benötigt.

Eine Basalrate kann mit verschiedenen Methoden „aufgebaut" werden:
- mittels kontinuierlicher Zufuhr von schnellwirkendem Insulin durch eine Pumpe ins Unterhautfettgewebe (> Kap. 9)
- mittels Injektion von langwirkendem Insulin als Insulin vom NPH-Typ oder als Langzeit-Analog-Insulin (Lantus® oder Levemir®) in eine „langsame" Spritzstelle (Oberschenkel) (> Kap. 6).

Die Natur, d. h. der Stoffwechsel eines Nichtdiabetikers, lässt sich am ehesten noch mit der Insulinpumpe nachahmen. Doch diese Therapieform ist nicht nur die aufwendigste, mancher Betroffene scheut davor zurück, an „so einen Kasten gefesselt zu sein", so dass die ICT eine gute, für nahezu jeden durchführbare Alternative bedeutet.

8.3.2 Die Basalrate mit Verzögerungsinsulin vom NPH-Typ

Als Standard zur Abdeckung mit Langzeitinsulin wird heute in der ICT auf NPH-Insuline zurückgegriffen.

NPH-Insuline wirken, je nach Insulindosis, zwischen 8 und 12 Stunden lang. 45–60 Minuten nach der Injektion beginnt ihre Wirkung, die maximale Wirkung wird nach ca. 4–6 Stunden erreicht. Üblicherweise lässt sich mit einer morgendlichen und einer spätabendlichen Injektion vor dem Zubettgehen mit NPH-Insulin eine Basalrate aufbauen. Bei allzu kräftiger Maximalwirkung mit Unterzuckerungen um die Mittagszeit oder Nachlassen der Insulinwirkung mit Blutzuckeranstiegen in den späten Nachmittagsstunden kann jedoch eine Aufteilung der morgendlichen NPH-Insulingabe in jeweils eine Injektion morgens und mittags notwendig werden.

Es empfiehlt sich, die spätabendliche Injektion des NPH-Insulins nicht vor 21 Uhr vorzunehmen, da bei früherer Insulingabe die maximale blutzuckersenkende Wirkung genau zu dem Zeitpunkt eintritt, zu dem der Körper sehr insulinempfindlich ist, nämlich zwischen Mitternacht und 3 Uhr. Oft lassen sich nächtliche Unterzuckerungen durch ein Verschieben der Spätspritze vermeiden (> Abb. 8.2).

8.3.4 Die Basalrate mit dem Langzeit-Analog-Insulin Glargin (Lantus®)

Eine gleichmäßige Basalrate scheint mit dem Langzeit-Analog-Insulin Glargin (Lantus®) möglich. Die Erfahrungen zeigen jedoch, dass es nicht immer

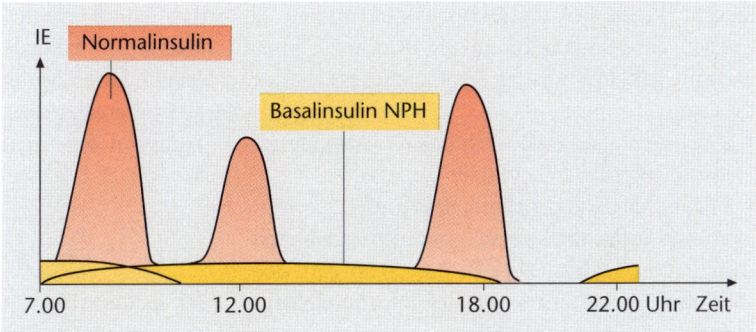

Abb. 8.2 Beispiel einer Basalrate mit NPH-Verzögerungsinsulin [L 157]

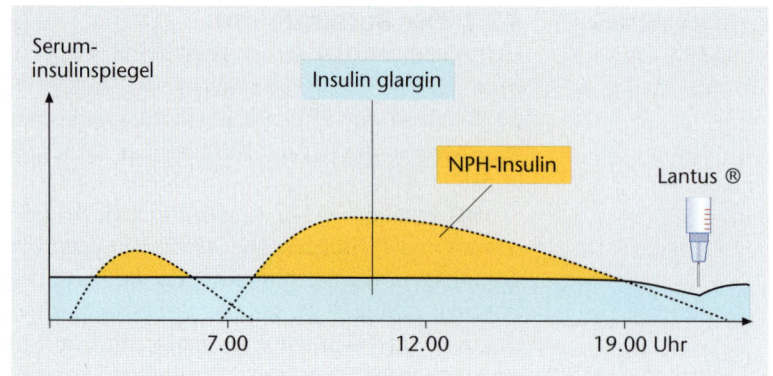

Abb. 8.3 Basalrate mit Langzeit-Analog-Insulin Glargin (Lantus®) bei einmaliger Injektion gegen 22:00 Uhr [L 157].

gleichmäßig 24 Stunden wirkt. Ist dies der Fall, so muss die Lücke erneut mit Kurzzeit- oder NPH –Insulin geschlossen werden. Gelegentlich wirkt es aber auch bis zu 30 Stunden (➤ Kap. 5.4.5, Abb. 8.3).

Seitens des Herstellers wird empfohlen, Lantus® in einer einmaligen Dosis gegen 22 Uhr abends zu injizieren, wobei angeblich der Ort der Injektion (Oberschenkel, Bauch) nicht entscheidend ist. Rein praktisch injizieren wir beim ersten Mal 10–20% weniger als die Gesamtsumme des bisher verwendeten Langzeitinsulins gegen 22 Uhr abends s.c. in den Oberschenkel. Lantus® kann auch zu jeder beliebigen anderen Zeit gespritzt werden – dann jedoch möglichst immer zum gleichen Zeitpunkt (z. B. täglich um 8.00 Uhr, 12.00 Uhr oder auch 18.00 Uhr). Eine s.c. Injektion in den Bauch ist jedoch auch möglich.

Die **Dosisanpassung** erfolgt anhand nächtlicher (2–3 Uhr) und frühmorgendlicher Blutzuckerwerte. Der Blutzucker sollte gegen 2–3 Uhr nicht unter 100 mg/dl (5,6 mmol/l) liegen. Liegen die nächtlichen und frühmorgendlichen Werte im Zielbereich (120 mg/dl bzw. 6,7 mmol/l) und steigt der Blutzucker auch nachmittags und gegen Abend nicht an, so braucht keine Dosiskorrektur vorgenommen zu werden. Gelegentlich kommt es jedoch zu einem **nachmittäglichen Anstieg** des Blutzuckers als Hinweis auf:

- ein ausgeprägtes Dusk-Phänomen (verminderte Insulinempfindlichkeit) oder
- eine nachlassende Wirkung des Lantus®.

Lässt sich auch durch Verschieben der spätabendlichen Lantus®-Injektion (z. B. auf 20.00 Uhr oder 18.00 Uhr) keine Besserung des nachmittäglichen Blutzuckeranstiegs erreichen, so kann evtl. eine zweite Injektion mit einer geringen Menge Lantus® am Morgen weiterhelfen (eigene Erfahrungen). Insulin Lantus® ist auch für Kinder ab 6 Jahren zugelassen.

8.3.5 Die Basalrate mit dem Langzeit-Analog-Insulin Insulindetemir (Levemir®)

Eine weitere Möglichkeit eine Basalrate aufzubauen, bietet die Verwendung des Langzeit-Analog-Insulins Insulindetemir (Levemir®). Der Verzögerungsmechanismus besteht darin, dass durch Austausch einer Aminosäure und Einsetzen einer Fettsäurekette eine Bindung des Insulinmoleküls an das Eiweiß Albumin im Blut jedes Menschen möglich ist. Die Abgabe des Insulins aus dieser Eiweißbindung soll sehr langsam und gleichmäßig über einen Zeitraum von etwa 20 Stunden erfolgen, so dass damit möglicherweise eine gleichmäßigere Basalrate ohne Wirkgipfel aufgebaut werden kann. Da dieses Insulin nicht ganz so lange wirkt wie Insulin Glargin (Lantus®), die Wirkdauer zum anderen auch dosisabhängig ist, wird es primär mit einem NPH-Insulin verglichen, das jedoch einen deutlichen Wirkgipfel besitzt. Durch den fehlenden Wirkgipfel erklärt sich beim Insulin Levemir® die offensichtlich geringere Hypoglykämierate, insbesondere bei Verwendung als Basalinsulin zur Nacht. Insulin Levemir® ist auch bei Kindern ab 6 Jahren zu gelassen.

Levemir® bei Typ-1-Diabetikern

Da in klinischen Studien die Unterzuckerungsgesamtrate bei Levemir® und NPH-Insulin ähnlich war, empfiehlt sich beim Typ-1-Diabetiker der Aufbau der Basalrate ähnlich wie bei NPH-Insulin durch eine zweimal tägliche Gabe des Insulins. Grundsätzlich ist eine subkutane Injektion sowohl am Oberschenkel als auch in der Bauchdecke möglich. Die Resorption bei Injektion in den Oberschenkel ist aber wahrscheinlich langsamer und gleichmäßiger. Auf Grund des fehlenden Wirkgipfels kann beim Insulin Levemir® die abendliche Injektion vermutlich zu einem etwas früheren Zeitpunkt erfolgen (vor 22.00 Uhr), als bei der Injektion von NPH-Insulin empfohlen. Laut Produktinformation ist beim Insulin Levemir® die maximale Serumkonzentration nach 6–8 Stunden erreicht, so dass auch bei einer etwas früheren Injektion ein morgendlicher Blutzuckeranstieg abgefangen werden kann.

Levemir® bei Typ-2-Diabetikern

Beim Typ-2-Diabetiker eignet sich das Insulin Levemir® ebenfalls sehr gut, einen morgendlichen Blutzuckeranstieg zu verhindern – möglicherweise mit einer geringeren Hypoglykämiegefahr in der Nacht, als bei einem NPH-Insulin. Ähnlich wie bei der Verwendung von NPH-Insulin sollte mit kleinen Dosen von etwa 8–10 IE mit subkutaner Injektion in den Oberschenkel etwa gegen 22.00 Uhr begonnen werden und diese Dosis anhand der morgendlichen Nüchternwerte (sie sollten bei etwa 100 mg/dl bzw. 5,6 mmol/l liegen) in den folgenden Tagen angepasst werden.

Sicherer ist es, die Menge des injizierten Insulins, besonders in der Anfangsphase, durch nächtliche Blutzuckermessungen insbesondere in der insulinsensitiven Phase, also gegen etwa 00.00–2.00 Uhr, zu überprüfen. Der Blutzucker sollte nicht <100 mg/dl (bzw. 5,6 mmol/l) liegen.

Für einen Typ-2-Diabetiker könnte die Verwendung von Levemir® unter dem Aspekt einer geringeren Gewichtszunahme im Vergleich zu NPH-Insulin ein weiterer Vorteil sein.

8.3.6 Die Überprüfung der Basalrate durch den Fastentest

Der Insulinbedarf eines Diabetikers kann individuell sehr unterschiedlich sein. Bei der Neueinstellung auf eine Intensivierte Insulintherapie wie auch zur gelegentlichen Therapieüberprüfung kann man sich jedoch auf einige wichtige Grundregeln und Vorgehensweise stützen.

Die erforderliche Insulinmenge schwankt zwischen 0,5 und 1 IE pro Stunde je nach
- Alter
- Gewicht
- persönlicher Insulinempfindlichkeit
- und Aktivität.

In der Regel sollte der Basalinsulinanteil an der Gesamttagesinsulindosis nicht mehr als 50% betragen. Sonst kann ein Überhang an Verzögerungsinsulin Unterzuckerungen mitbedingen, die aufgrund der andauernden blutzuckersenkenden Wirkung der Langzeitinsuline schwer beherrschbar sind.

Ob die Dosis des Basalinsulins stimmt oder nicht, kann durch den „Fastentest" (Basalratentest) (> Tab. 8.1) ermittelt werden. Dies ist ein gezielter Mahlzeitauslassversuch zu unterschiedlichen Zeiten am Tag. Die Basalinsulindosis sollte so bemessen sein, dass im Nüchternzustand ein stabiler Blutzucker gehalten werden kann. Das Basalinsulin hat im wesentlichen die Aufgabe, die Zuckerneubildung und -ausschüttung aus der Leber zu steuern. Steigt nun beim Fastentest der Blutzucker an, ist dies ein

Tab. 8.1 Basalratenbestimmung mit Hilfe von „Fastentests"

Ausgangsblutzucker: sollte zwischen 80 und 140 mg/dl (4,4 – 7,8 mmol/l) liegen	
Fastentest A: morgens	kein Frühstück – kein Bolusinsulin, keine Zwischenmahlzeit, Mittagessen evtl. erst um 14.00 Uhr
Fastentest B: mittags	kein Mittagessen – kein Bolusinsulin, keine Zwischenmahlzeit, Abendessen um ca. 18.00 Uhr
Fastentest C: abends	kein Abendessen – kein Bolusinsulin, keine Zwischenmahlzeit, Spätmahlzeit ab 22.00 Uhr möglich
Fastentest D: nachts	Abendessen wie üblich, keine Spätmahlzeit, kein Alkohol, Blutzuckermessungen um 22.00, 2.00, 6.00 und 7.30 Uhr, evtl. auch engmaschiger

Hinweis auf eine zu niedrige Basalinsulindosis, fällt er ab, muss die Basaldosis reduziert werden.

Beispiel: Überprüfung der morgendlichen Basalrate

Wichtig ist beim Fastentest ein **geeigneter Ausgangswert**. Bei einem Nüchternblutzucker zwischen 80 und 140 mg/dl (4,5–7,8 mmol/l) wird die übliche Dosis des Verzögerungsinsulins gespritzt. Andere Einflussfaktoren sollten ausgeschlossen sein wie
- vermehrte körperliche Aktivität
- Alkohol
- Krankheit
- Hypoglykämie in den zurückliegenden Stunden.

Nun muss auf Frühstück und Zwischenmahlzeiten verzichtet werden (Fastentest A), und das Mittagessen sollte auf ca. 14.00 Uhr verschoben werden. Alle zwei Stunden wird der Blutzucker gemessen. Die Blutzuckerwerte sollten gegenüber dem Ausgangswert nicht mehr als 30 mg/dl (1,7 mmol/l) ansteigen oder abfallen.

Erlaubt sind anrechnungsfreie Nahrungsmittel in kleinen Mengen, z. B. Gurke oder Tomate. Außerdem sollte reichlich Mineralwasser, Kräuter- oder Früchtetee getrunken werden. Sportliche Betätigungen, das Gartenumgraben oder Großeinkäufe müssen auf den nächsten Tag verschoben werden.

Wie lange wird gefastet?

Die einzelnen Abschnitte der zu testenden Fastenperioden sollten nicht länger als etwa 4 Stunden betragen, da durch die Ausschüttung von Glukose aus der Leber und der dadurch resultierenden Blutzuckererhöhung eine zu hoch angenommene Basalrate resultieren kann. Deshalb sollte nur **ein Test pro Tag** (A, B, C oder D) durchgeführt werden. Es empfiehlt sich folgendes Vorgehen: (➤ Tab. 8.1).

Sollte sich beim Fastentest zeigen, dass die Basalinsulindosis verändert werden muss, empfiehlt es sich dies in kleinen Schritten vorzunehmen, d. h. in einer Größenordnung von +/– 10% der vorherigen Menge. Häufig muss im Anschluss an eine erforderliche Korrektur der Basalrate eine Überprüfung der BE-Faktoren erfolgen (➤ Kap. 8.4.2).

> **BEACHTE**
> Wenn der Blutzucker während des Fastentests stark ansteigt, erst recht wenn Azeton im Urin nachweisbar ist, muss der Basalratentest abgebrochen und am nächsten Tag die Dosis des Basalinsulins erhöht werden. Umgekehrt sollte man bei niedrigen Blutzuckerwerten und Unterzuckerungen die Menge des Verzögerungsinsulins reduzieren.

Wann sollte die Basalrate überprüft werden?

Basalratentests zur Stoffwechselüberprüfung sollten halbjährlich wiederholt werden; außerdem immer dann, wenn Stoffwechselschwankungen Zweifel an der Richtigkeit der Basalrate aufkommen lassen (z. B. auch bei hohen BE-Faktoren). Hinweise auf eine nicht passende Basalrate:
- Erhöhte Nüchternblutzuckerwerte, insbesondere dann, wenn die postprandialen Werte noch im Zielbereich liegen.
- Sind häufige Korrekturen Ihrer Blutzucker erforderlich? Das kann ein Hinweis auf eine nicht optimale Grundeinstellung sein.

Erkrankungen, insbesondere fieberhafte Infekte, aber auch der Menstruationszyklus, können den basalen Insulinbedarf beeinflussen, so dass kurzfristig eine Anpassung der benötigten Verzögerungsinsulinmenge notwendig sein kann. Auch bei langfristigen sportlichen Aktivitäten und danach muss die Basalrate angepasst (reduziert) werden (➤ Kap. 15, Sport).

8.4 Die Bolusgaben

8.4.1 Allgemeines

Das schnell wirkende Insulin dient in der ICT zum einen der Abdeckung von Kohlenhydraten als **Mahlzeiteninsulin,** zum anderen der Korrektur erhöhter Blutzuckerwerte als **Korrekturinsulin.**

Als Bolusinsulin kann Normalinsulin oder Lispro-Insulin verwendet werden.

MERKE

Allgemeine Regeln für den Fastentest:
- Basalinsulin wie üblich spritzen!
- BZ-Messungen tagsüber mindestens alle zwei Stunden durchführen, zusätzlich bei Unterzuckerungsverdacht
- Ausreichend trinken (kohlenhydratfreie Getränke)
- Abbruch bei BZ < 60 mg/dl (< 3,3 mmol/l) und > 200 mg/dl (> 11,1 mmol/l)
- Kein Fastentest, wenn man krank ist!
- Nur ein Fastentest pro Tag!
- Kein Fastentest nach vorausgegangener Über- oder Unterzuckerung
- Kein Sport 4 – 6 Stunden vor und während des Fastentests.

8.4.2 Mahlzeiteninsulin

Das mahlzeitenabhängige Insulin wird bei der ICT in Form von kurzwirksamem Normal- oder Analog-Insulin mittels Spritze oder Pen, je nach aktuellem Blutzucker mit einem gewissen Spritz-Ess-Abstand vor den Mahlzeiten, in eine „schnelle" Spritzstelle (Bauchdecke) gegeben, bei der Insulinpumpe durch die so genannten Bolusgaben (➤ Tab. 8.2).

BE-Faktor

In der ICT errechnet man die Menge des Mahlzeiteninsulins unter Zuhilfenahme so genannter „BE-Faktoren". Der **BE-Faktor** ist die Menge an schnellwirkendem Insulin, die benötigt wird, um eine Broteinheit abzudecken. Der jeweils pro BE benötigte Einheitenbedarf ist individuell und von mehreren Faktoren abhängig. Aufgrund der im Tagesverlauf schwankenden Insulinempfindlichkeit werden in aller Regel morgens und abends mehr Einheiten pro BE benötigt als mittags und spätabends.

In der Regel wird zu den Hauptmahlzeiten pro BE folgende Insulinmenge benötigt: ➤ Tab. 8.2.

Tab. 8.2 Bolusgaben

Mahlzeiten	Bolusgaben, Einheiten pro BE
Morgens	1,5 – 3
Mittags	0,5 – 1,5
Abends	1 – 2,5

BEACHTE

Die Gesamtmenge des Mahlzeiteninsulins errechnet sich wie folgt:
gewählte BE-Menge x persönlicher tageszeitenabhängiger BE-Faktor.
Ausnahme: Typ-1-Diabetiker mit einer **autonomen Magenlähmung** (Gastroparese, ➤ Kap. 13.3) benötigen zu den Mahlzeiten etwa 25% weniger Insulin.

BE-Faktoren von mehr als 3,0 IE schnellwirkendem Insulin pro BE sind selten nötig (z. B. in der Pubertät) und sollten immer Anlass zur Überprüfung der Therapie sein, insbesondere der Basalrate!

Durch engmaschige Blutzuckerkontrollen vor dem Essen sowie 2 und 4 Stunden nach der Mahlzeit lässt sich der Bolusinsulinbedarf ermitteln. Hierbei sollten im Idealfall die Blutzuckerwerte 2 Std. nach der Mahlzeit unter 160 mg/dl (8,9 mmol/l) und nach 4–5 Std. wieder im Zielbereich, also unter 120 mg/dl (6,7 mmol/l) liegen.

Sind die Blutzuckerwerte 2 Std. und 4 Std. nach der Mahlzeit zu hoch oder auch zu tief, kann der BE-Faktor in kleinen Schritten zu 0,25 – 0,5 IE Insulin/BE verändert werden.

Spritz-Ess-Abstand

Zwischen der Normalinsulininjektion und dem ersten Bissen sollte eine gewisse Zeit abgewartet werden, der so genannte **Spritz-Ess-Abstand** (SEA). Dieser ist individuell verschieden und abhängig vom Blutzuckerausgangswert und eventuell auch von der Tageszeit (➤ Tab. 8.3). Zu Zeiten, in denen der Körper insulinunempfindlicher ist, z. B. am Morgen vor dem Frühstück, wird oft ein längerer SEA benötigt als zum Mittagessen. Wartezeiten über 45 Minuten sollte es nicht geben!

Die unten angeführten Zeiten können erste Richtzeiten sein, die jedoch von jedem persönlich und wiederholt überprüft werden sollten.
Bitte beachten Sie Folgendes:
- Die Blutzuckerwerte 2 Std. nach der Mahlzeit können durch eine Verkürzung oder Verlängerung des Spritz-Ess-Abstandes verbessert werden
- Die schnellste blutzuckersenkende Wirkung wird durch die Injektion in die Bauchdecke erreicht
- Bei der Verwendung von Analog-Insulin als Mahlzeiteninsulin ist oft bei normalen Blutzuckerwerten vor dem Mittagessen und dem

Tab. 8.3 Spritz-Ess-Abstand bei Normalinsulin und Kurzzeit-Analog-Insulinen (Empfehlungen!)

Blutzucker vor dem Essen	Spritz-Ess-Abstand	
	bei Normalinsulin	bei Kurzzeit-Analog-Insulinen
unter 60 mg/dl	erst Hypo behandeln (1 – 2 schnelle BE)	erst Hypo behandeln (1 – 2 schnelle BE)
60 – 80 mg/dl	spritzen und gleich essen	Nach dem Essen spritzen
80 – 120 mg/dl	10 – 20 Minuten	direkt vor dem Essen spritzen
120 – 200 mg/dl	20 – 30 Minuten	0 – 15 Minuten
200 – 250 mg/dl	35 – 45 Minuten	15 – 20 Minuten
über 250 mg/dl	• Azeton messen, Korrektur spritzen • vor dem Essen erneut Blutzucker testen • erst essen, wenn BZ unter 200 mg/dl (11,1 mmol/l) liegt	
genereller Tipp	• morgens eher längerer SEA • mittags eher kürzerer SEA, bei Kurzzeit-Analog-Insulin **kein** SEA	

Abendbrot kein Spritz-Ess-Abstand erforderlich. Es zeigte sich jedoch bei uns, dass die Blutzuckerwerte am Morgen deutlich besser liegen, wenn vor dem Frühstück ein Spritz-Ess-Abstand von bis zu 10 Minuten eingehalten wird
- Bei erhöhten Blutzuckerwerten vor einer Mahlzeit sollte auch mit Kurzzeit-Analog-Insulinen zwischen dem Spritzen und Essen gewartet werden
- Ein hoher Eiweißanteil in der Nahrung verzögert die Insulinwirkung. Blutzuckeranstiege vor der nächsten Mahlzeit können die Folge sein.
- Zu beachten ist bei der Normalinsulingabe auch, dass große Mengen dieses Kurzeitinsulins länger wirken als kleinere Mengen, d. h. je mehr Normalinsulin auf einmal gegeben wird, desto länger ist auch die Wirkdauer des gespritzten Insulins. Hier kann es nötig sein, bei großen BE-Mengen eventuell 1 oder 2 BE ohne Anrechnung zu essen oder erst kurz vor, während oder nach der Mahlzeit zu spritzen, damit es nicht zu einer Unterzuckerung kommt.
- Typ-1-Diabetiker mit einer **autonomen Magenlähmung** (Gastroparese, ➤ Kap. 13.3) sollten aufgrund der Magenlähmung bzw. der verzögerten Zuckeraufnahme ins Blut
    - den Spritz-Ess-Abstand verkürzen oder ganz weglassen
    - evtl. erst während oder nach der Mahlzeit Insulin spritzen
    - eher ein Kurzzeit-Analog-Insulin spritzen.

Viele dieser Betroffenen unterzuckern häufig oder sogar fast regelmäßig nach dem Frühstück: Das Insulin wirkt, aber aufgrund der fehlenden Magenentleerung wird kein Zucker im Darm resorbiert und ins Blut aufgenommen.

Zwischenmahlzeiten

Ein Vorteil der ICT mit Normalinsulin ist, dass Zwischenmahlzeiten in den Tagesplan mit eingeplant werden können, aber nicht müssen. Wir empfehlen, das zweite Frühstück, den Nachmittagskaffee oder die Spätmahlzeit spontan zu genießen. Dies bedeutet jedoch, dass für diese zusätzliche Mahlzeit auch zusätzlich Insulin zur BE-Abdeckung gegeben werden muss.

Der **BE-Faktor einer Zwischenmahlzeit** errechnet sich als der Mittelwert der BE-Faktoren der „benachbarten" Hauptmahlzeiten.

Beispiel
Bei einem BE-Faktor von 1 IE/BE für das Mittagessen und einem BE-Faktor von 2 IE/BE für das Abendessen müssen z. B. für ein Stück Kuchen am Nachmittag pro BE 1,5 IE Insulin gespritzt werden.

Wird Normal-Insulin als Mahlzeiteninsulin verwendet, so können die Zwischenmahlzeit-BE auch bereits zur Hauptmahlzeit miteingerechnet und gespritzt werden. Dies bedeutet jedoch, dass die BE auch im Bereich der Maximalwirkung des Normalinsulins gegessen werden müssen, damit es nicht zu Unterzuckerungen kommt. Praktisch heißt das, dass in unserem Nachmittagskaffee-Beispiel das Stück Kuchen zwei Stunden nach dem Mittagessen verzehrt werden sollte.

Diese Möglichkeit des Vorab-Abdeckens der Zwischenmahlzeit besteht jedoch nicht bei den schneller wirkenden Kurzzeit-Analog-Insulinen. Hier muss jede BE extra berechnet und mit Insulin abgedeckt werden.

Manchen Patienten ist es möglich, eine Zwischenmahlzeit von 1 BE auf Kosten der Basalrate zu genießen, dies sollte jedoch jeweils im Rahmen der ICT-Einstellung individuell erarbeitet werden.

Eine **dosisabhängige Wirkdauer des Insulins** ist bei der Verwendung von Kurzzeit-Analog-Insulinen nicht gegeben.

> **BEACHTE**
> Eine Zwischenmahlzeit kann man sich natürlich nur dann „leisten", wenn der Blutzucker stimmt, d. h. bei Werten über 200 mg/dl (11,1 mmol/l) muss darauf verzichtet werden!

8.4.3 Korrekturinsulin

Das vor der Mahlzeit gegebene schnell wirkende Insulin erfüllt neben dem „Abdecken der BE" noch eine andere Aufgabe. Es dient der Korrektur erhöhter Blutzuckerwerte in den Zielbereich hinein.

Zielblutzucker

Dieser **Zielblutzucker** wird individuell festgelegt, sollte jedoch zwischen 80 und 120 mg/dl (4,5–6,7 mmol/l) nüchtern bzw. vor den Mahlzeiten, und 140 bis 160 mg/dl (7,8–8,9 mmol/l) 2 Std. nach den Mahlzeiten liegen. Nur dann ist die Stoffwechselführung wirklich nahe-normoglykämisch, d. h. der Blutzuckerlangzeitwert, der HbA1c, liegt im Normbereich. Diese nahe-normoglykämische Stoffwechselführung ist nötig, um das Risiko des Auftretens diabetesspezifischer Folgeerkrankungen so niedrig wie möglich zu halten. In vielen Studien ist außerdem der positive Einfluss einer guten Stoffwechseleinstellung auf den weiteren Verlauf bereits bestehender diabetischer Folgeerkrankungen an Augen, Nieren und Nerven belegt!

Gelegentlich erhöhte Blutzuckerwerte werden sich auch bei bestem Bemühen nie vermeiden lassen, weil sich viel mehr auf Körper und Seele und damit auch auf den Blutzucker auswirkt, als nur die Aufnahme von Kohlenhydraten. Jeder ausreichend geschulte Diabetiker sollte jedoch gezielt auf diese Blutzuckererhöhungen einwirken können!

Für die ICT bedeutet dies, zu wissen, um wie viel mg/dl der Blutzucker durch eine Einheit Normalinsulin oder Kurzzeit-Analog-Insulin gesenkt wird und zwar tageszeitenabhängig morgens, mittags, abends und spätabends.

> **BEACHTE**
> Es ist nie zu spät, eine Normalisierung der Stoffwechsellage anzustreben!

Korrekturregeln

Die **40er-Regel** besagt z. B., dass oberhalb von 120 mg/dl (6,7 mmol/l) für jeweils 40 mg/dl (2,2 mmol/l) Blutzuckererhöhung 1 Einheit Kurzzeitinsulin zur Blutzuckerkorrektur gegeben wird, also bis 160 mg/dl (8,9 mmol/l) + 1 Einheit, bis 200 mg/dl (11,1 mmol/l) + 2 Einheiten usw.

Dabei muss Folgendes beachtet werden:

- Bei einer **Stoffwechselentgleisung** mit Übelkeit, Erbrechen und Bauchschmerzen kann eine Verdoppelung der so errechneten Korrekturgaben nötig sein. Ist Azeton im Urin ++ oder +++, sind freie Fettsäuren im Blut, die zu einer relativen Insulinunempfindlichkeit führen (➤ Kap. 11). Der Nachweis von Azeton erfordert also ein Mehr an Korrekturinsulin.
- Blutzuckerkorrekturen mit **Normalinsulin** sollten jeweils nur zu den Hauptmahlzeiten und vorsichtig vor dem Zubettgehen erfolgen, denn die blutzuckersenkende Wirkung hält mehrere Stunden an. Es empfiehlt sich daher, zwischen zwei Blutzuckerkorrekturen mit Normalinsulin einen Abstand von 4–5 Std. einzuhalten, um nicht über das Ziel hinaus in eine Unterzuckerung hineinzukorrigieren.
- Besteht jedoch eine Stoffwechselentgleisung mit **Azetonnachweis** im Urin, sind evtl. raschere Korrekturen notwendig!
- Verwendet man ein Kurzzeit-Analog-Insulin, kann und muss sogar häufig zwischen den Mahlzeiten korrigiert werden, da dieses Insulin ja bereits nach 3–4 Stunden keine blutzuckersenkende Wirkung mehr hat.

Wie fast überall im Leben ist auch bei der Blutzuckerkorrektur ein zu viel und zu schnell von Übel. Manch stark schwankende Blutzuckerkurve wurde auf diese Weise selbst produziert. Unsinnig und gefährlich ist eine Gabe von schnellwirkendem Insulin ohne vorherige Blutzuckermessung. Dieses Manöver ist einem Flug ohne Kompass vergleichbar – die Gefahr der „Bruchlandung" wird sehr groß!

> **BEACHTE**
> Abstand zwischen zwei Blutzuckerkorrekturen bei Azetonfreiheit:
> • mit Normalinsulin 4 – 5 Std.
> • mit Kurzzeit-Analog-Insulin 2 – 3 Std.

8.5 Unterschiede der ICT im Vergleich: Normalinsulin – Kurzzeit-Analog-Insuline

Seitdem es neben dem herkömmlichen Normalinsulin auch die schneller wirkenden Kurzzeit-Analog-Insuline als Mahlzeiten- und Korrekturinsulin gibt, sollte der Patient die Wahl haben, mit welchem dieser Insuline er seine ICT durchführen möchte. Kurzzeit-Analog-Insuline sind in ihrer Wirkung dem aus der Bauchspeicheldrüse des Stoffwechselgesunden ausgeschütteten Hormon ähnlicher als das Normalinsulin (➤ Abb. 8.3).

Beim Vergleich der beiden Insulinarten gibt es jedoch einiges zu beachten:

Wie bereits angeführt, ist die Einhaltung eines Spritz-Ess-Abstandes vor dem Frühstück häufig auch unter einer Therapie mit Kurzzeit-Analog-Insulinen erforderlich. Im Tagesverlauf ist es den meisten Patienten jedoch möglich, erst unmittelbar vor oder sogar kurz nach der Mahlzeit zu spritzen (➤ Tab. 8.4).

Kurzzeit-Analog-Insuline wirken rascher und kürzer, die Wirkdauer ist weitgehend unabhängig von der gegebenen Insulindosis. Dies kann dazu führen, dass „Insulinlöcher" auffallen, die unter der

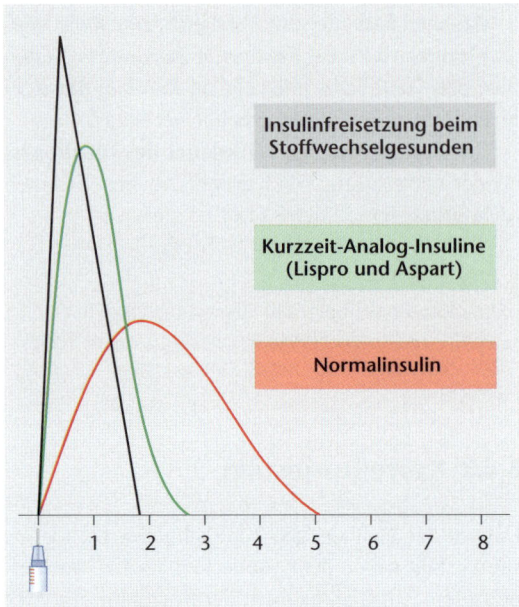

Abb. 8.4 Vergleich der Insulinspiegel [L 157]

herkömmlichen ICT durch die länger anhaltende Wirkung des Normalinsulins verdeckt waren. Eine zweimalige Gabe von Verzögerungsinsulin morgens und spätabends ist unter Umständen dann zur Abdeckung einer gleichmäßigen Basalrate nicht mehr ausreichend, so dass eine dritte mittägliche Basalinsulingabe und in seltenen Fällen sogar eine vierte Basalinsulingabe zum Abendessen nötig werden. Patienten, die regelmäßig auch zwischen den Hauptmahlzeiten den Blutzucker kontrollieren, erhöhte Werte korrigieren und Zwischen-BE konsequent mit Insulin abdecken, kommen oft mit einer geringeren Anzahl von Verzögerungs-Insulingaben aus.

Tab. 8.4 Vergleich Normalinsulin und Kurzzeit-Analog-Insuline

	Normalinsulin	Kurzzeit-Analog-Insuline
Unterzuckerungsgefahr (z. B. beim Sport) am größten	2 Stunden nach Injektion	1 Stunde nach Injektion
Spritz-Ess-Abstand (SEA) bei BZ-Nüchternwerten im Ziel bereich	je nach Tageszeit 10 – 30 Min.	oft morgens 10 Min. SEA, im Tagesverlauf kein SEA
Zwischenmahlzeiten	können in die Insulindosis der Hauptmahlzeit mit eingerechnet werden	müssen extra berechnet und mit Insulin abgedeckt werden
Blutzuckerkorrekturen bei Azetonfreiheit möglich im Abstand von	4 – 5 Stunden	2 – 3 Stunden
Mischbarkeit mit Verzögerungsinsulin	mit NPH-Insulinen	mit NPH-Insulinen sofort spritzen!

Nach unseren eigenen Erfahrungen wirkt NovoRapid® doch etwas länger als Humalog® und seine Wirkung setzt nicht so rasch ein wie die von Humalog® – Apidra® wirkt evtl. noch etwas schneller!

Eine Einstellung auf Kurzzeit-Analog-Insuline zeigt dessen Besonderheiten in der Insulinwirkung nicht immer vom ersten Behandlungstag an, so dass es bis zu zwei Wochen dauern kann, um den Spritz-Ess-Abstand richtig einschätzen zu können und die ausreichende Basalinsulindosis zu finden. Dies bedeutet in den ersten Tagen Geduld zu haben. Von einem kurzen Ausprobieren der Analog-Insuline ist daher abzuraten.

8.6 Beispiele aus dem Protokollheft eines ICT-Patienten

Wichtig und unabdingbar für die notwendigen Anpassungen der ICT ist das sorgfältige Protokollieren
- aller Blutzuckermesswerte
- aller Insulingaben sowie BE-Mengen
- der körperlichen Bewegung.

Keine noch so gute (ärztliche) Theorie kann den Wert der gut dokumentierten Eigenerfahrung mit dem Diabetes ersetzen.

Hier nun einige Blutzucker-Beispiele aus einem ICT-Tagebuch.
Wie beurteilen Sie die Stoffwechsellage?

MERKE
Obgleich die intensivierte Insulintherapie neben der Insulin-Pumpen-Therapie heute die beste Form der Insulingabe darstellt, ist sie immer noch als „unphysiologisch" anzusehen.
Maßnahmen, damit das Insulin schneller wirkt, d. h. schneller in die Blutbahn gelangt:
- „schnelle" Spritzstellen bevorzugen (➤ Kap. 6.4.3).
- Vergrößerung des Spritz-Ess-Abstandes
- Wärmeeinwirkung auf die Spritzstellen (Sauna, Wärmflasche, Bad oder Dusche; durchblutungsfördernde Salben und Reiben fördern die Hautdurchblutung).

8.7 ICT-Probleme: Ursachen und Lösungsmöglichkeiten

8.7.1 Der zu hohe Morgenblutzucker

Viele ICT-Patienten klagen über das scheinbar gleiche Problem – der morgendliche Blutzucker ist hoch. Die Ursachen jedoch können sehr verschieden sein. Daher muss der erste Schritt sein:

Tab. 8.5 Der Patient ist gut eingestellt. Der Blutzuckeranstieg nach dem Frühstück hält sich im Rahmen. Auch um 11.30 Uhr keine Unterzuckerung oder hohe Werte.

Zeitpunkt	7.00	7.20	9.00	11.30
BZ mg/dl (mmol/l)	115 (6,4)	–	160 (8,9)	100 (5,6)
BE	–	4	–	–
BE-Faktor	1,5 IE/BE			
SEA	20 Minuten			
Insulin	6 IE Normal 12 IE Basal			

Tab. 8.6 Der Blutzuckeranstieg nach dem Frühstück ist zu hoch. Die Kohlenhydrate sind schneller im Blut, das Insulin wirkt zu langsam. Die Normalinsulin-Dosis aber reicht aus bei gutem BZ um 11.30 Uhr. Eine solcher Blutzuckeranstieg nach dem Essen lässt sich durch einen längeren Spritz-Ess-Abstand (SEA) ausgleichen.

Zeitpunkt	7.00	7.10	9.00	11.30
BZ mg/dl (mmol/l)	115 (6,4)	–	225 (12,5)	119 (6,6)
BE	–	4	–	–
BE-Faktor	1,5 IE/BE			
SEA	10 Minuten			
Insulin	6 IE Normal 12 IE Basal			

8 Insulintherapie für Typ-1-Diabetiker

Tab. 8.7 Die Blutzuckerwerte um 9.00 Uhr und 11.30 Uhr sind hoch. Die Insulinmenge an schnell wirkendem Insulin muss erhöht werden.

Zeitpunkt	7.00	7.20	9.00	11.30
BZ mg/dl (mmol/l)	115 (6,4)	–	200 (11,1)	210 (11,6)
BE	–	4	–	–
BE-Faktor	1,0 IE/BE			
SEA	20 Minuten			
Insulin	4 IE Normal 12 IE Basal			

Tab. 8.8 Die Menge des Basalinsulins ist zu hoch, so dass es trotz Zwischenmahlzeit zu einer Unterzuckerung kommt.

Zeitpunkt	7.00	7.20	9.00	11.30
BZ mg/dl (mmol/l)	115 (6,4)	–	150 (8,4)	50 (2,8)
BE	–	4	1	–
BE-Faktor	1,5 IE/BE			
SEA	20 Minuten			
Insulin	6 IE Normal 16 IE Basal			

Tab. 8.9 Die Basalinsulingabe erfolgte viel zu früh am Abend (erst um 22.30Uhr spritzen!).

Zeitpunkt	18.00	20.00	24.00	2.00
BZ mg/dl (mmol/l)	80 (4,5)	140 (7,8)	100 (5,6)	50 (2,8)
BE	–	4	–	–
BE-Faktor	1,0 IE/BE			
SEA	20 Minuten			
Insulin	4 IE Normal 12 IE Basal			

Tab. 8.10 Die Zwischenmahlzeit wurde nicht mit Insulin abgedeckt, zusätzlich ist keine Basalinsulinwirkung vorhanden, ein typisches „Insulinloch" am frühen Abend.

Zeitpunkt	13.00	15.00	17.30
BZ mg/dl (mmol/l)	80 (4,5)	140 (7,8)	200 (11,1)
BE	3	2	–
BE-Faktor	1,0 IE/BE		
SEA	Keiner		
Insulin	3 IE Humalog®/Liprolog®, Apidra®, NovoRapid®		

Tab. 8.11 Der Patient hat sich bei der Berechnung der Insulindosis verrechnet und 1 IE Korrekturinsulin zu wenig gespritzt.

Zeitpunkt	7.00	7.20	9.00	11.30
BZ mg/dl (mmol/l)	205 (11,3)	–	240 (13,4)	185 (10,3)
BE	–	3	–	–
BE-Faktor	2,0 IE/BE			
Korrektur	40er Regel ab 120 mg/dl			
SEA	45 Minuten			
Insulin	7 IE Normal 12 IE Basal			

- Benötigt wird nicht nur der Blutzucker vor dem Schlafengehen und am nächsten Morgen, sondern zumindest noch ein Nachtwert.
- Am besten geeignet ist der Blutzuckerwert am Wirkungsmaximum des Basalinsulins, d. h. ca. 4 Stunden nach der Injektion von NPH-Insulin. Besser ist es noch, wenn diese Werte an mehreren Tagen hintereinander gemessen werden.
- Voraussetzung ist jeweils, dass der Ausgangsblutzucker vor dem Schlafengehen im Zielbereich liegt. Die Ergebnisse können unterschiedlich ausfallen und entsprechend unterscheiden sich auch die Reaktionen.

BEACHTE
Informationen sammeln!

8.7.2 Hoher Nachtwert

Problem
Auch der Nachtwert ist hoch.

Ursache
1. zu wenig Basalinsulin bei der Spätinjektion
2. evtl. ist vor dem Zubettgehen eine Korrektur mit Kurzzeitinsulin schon bei niedrigeren Ausgangswerten nötig, d. h. es bedarf einer strafferen Korrekturregel
3. Spätmahlzeit.

Konsequenz
Dosis erhöhen oder Korrekturregel anpassen, Spätmahlzeit bei Hunger mit Kurzzeitinsulin abdecken, Erfolgskontrolle in der nächsten Nacht.

8.7.3 Unbemerkte nächtliche Unterzuckerung

Problem
Unbemerkte Unterzuckerungen in der Nacht: Ein wichtiger Hinweis darauf können morgendliches Erwachen mit Kopfschmerzen sowie ein durchgeschwitztes Bett sein. Auch kann es morgens einen positiven Azetonnachweis bei eher niedrigem Zucker im Morgenurin geben.

Ursache
1. Zu viel oder zu früh gespritztes Basalinsulin als Spätinjektion.
2. Zeigen sich die Symptome der Stoffwechselentgleisung, so liegt möglicherweise eine Gegenregulation vor: Der Körper „wehrt sich" gegen den niedrigen Blutzucker und gibt seine Zuckervorräte aus der Leber ab. Achtung vor zu drastischen Blutzuckerkorrekturen!

Konsequenz
Die Spätinsulindosis verringern oder den Zeitpunkt der Injektion in den späteren Abend verschieben. Nicht vor 21 Uhr spritzen! **Ausnahme: Lantus**®. Erfolgskontrolle in der nächsten Nacht.

8.7.4 Normaler nächtlicher Blutzucker

Problem
Die nächtlichen Blutzuckerwerte liegen im Zielbereich, oft bis in die frühen Morgenstunden. Anschließend beginnt der Blutzucker zu steigen (z. T. um mehr als 100 mg/dl).

Ursache
In diesem Fall greifen meist mehrere Ursachen ineinander:
1. Die Wirkung von Insulin auf den Stoffwechsel ist in den frühen Morgenstunden schlechter, da die Insulingegenspieler Cortison, Adrenalin und Wachstumshormon um diese Zeit vermehrt freigesetzt werden. In ausgeprägten Fällen nennt man das ein **Dawnphänomen (Morgendämmerungsphänomen)**.
2. Die Basalinsulinwirkung vom Abend klingt in den Morgenstunden aus, so dass es zu einem „Insulinloch" am frühen Morgen kommt (zur Erinnerung: NPH-Insulinwirkdauer 8 bis max. 12 Stunden).

Konsequenz
Auf die Insulingegenspieler hat man zwar wenig Einfluss, aber die relativ kurze Wirkdauer des Basalinsulins kann dennoch ausreichend sein, wenn man:
1. das Basalinsulin so spät wie möglich spritzt und einen eventuellen Blutzuckeranstieg vor dem Schlafengehen lieber durch eine zusätzliche klei-

ne Menge Verzögerungsinsulin zum Abendessen verhindert.
2. konsequent eine „langsame" Spritzstelle verwendet (Oberschenkel) und „Lieblingsstellen" mit Verhärtungen meidet.
3. ein anderes Basalinsulin zur Nacht injiziert, evtl. Lantus® oder Levemir®.

8.7.5 Weitere Lösungsmöglichkeiten

Weitere Möglichkeiten, den Blutzuckeranstieg zu vermeiden:
- Der so genannte **„Morgengupf"**. Dabei wird eine kleine Menge Normal- oder Kurzzeit-Analog-Insulin beim Aufwachen zur Überbrückung des „Insulinlochs" (also mahlzeitenunabhängig) gespritzt.
- Ein ausgeprägtes Dawnphänomen ist eine der Hauptindikationen zur **Insulinpumpenbehandlung.** Dabei kann durch eine höhere Basalrate in den Nachtstunden die relativ schlechte Insulinwirkung am Morgen ausgeglichen werden.
- Zuletzt ein Blick auf den Speisezettel. BE mit sehr langsamer Blutzuckerwirkung (z. B. Fruchtzucker) und Eiweiß zur **Spätmahlzeit** erhöhen den morgendlichen Nüchternblutzucker. Eiweiß wird im Laufe der Nachtstunden in der Leber zu Zucker umgebaut und ans Blut abgegeben. Der beliebte Joghurt vor dem Schlafengehen sollte also lieber durch Obst oder Brot ersetzt werden.

8.7.6 Blutzuckerschwankungen

Einen Typ-1-Diabetes ohne Blutzuckerschwankungen gibt es nur sehr selten. Die Ausnahme stellt hier die Remissionsphase (Erholungsphase) dar, die Zeit kurz nach der Entdeckung des Typ-1-Diabetes, während der das Resteigeninsulin blutzuckerstabilisierend wirkt.

Einmal ganz abgesehen von Pseudoschwankungen, die uns die Ungenauigkeit der Testgeräte beschert, gibt es viele, oft nicht beeinflussbare **Faktoren, die zu Schwankungen** führen, wie:
- Witterungseinflüsse, z. B. starke Sonneneinstrahlung und Hitze
- Hormonschwankungen während der Pubertät oder des Monatszyklus bei Frauen

- unterschiedliche Resorptionsgeschwindigkeit und damit Blutzuckerwirkung der Broteinheiten (1 BE Apfel als Teil einer Mahlzeit mit Fett und Eiweiß ist etwas anderes, als ein purer Apfel auf nüchternen Magen, ➤ Kap. 12.2.5).
- wechselnde körperliche Aktivität
- Stress.

Trotzdem sollte man nicht alle Turbulenzen hinnehmen, ohne sich regelmäßig zu fragen, ob nicht eine beeinflussbare Ursache besteht. (➤ auch Kap. 6.4.4)

Unterlagen prüfen

Nehmen Sie sich Ihr **Blutzuckertagebuch** vor:
- Ist eine Regelmäßigkeit der zu hohen oder zu niedrigen Werte erkennbar? Zu welchen Uhrzeiten treten sie auf?
- Fahnden Sie gezielt nach Sporteffekten, Alkoholeinfluss, Stress etc.
- Wie groß war der Spritz-Ess-Abstand, wurde er eingehalten?
- Suchen Sie Zeiten, in denen der Stoffwechsel stabiler war!

Was hat sich seitdem geändert?
Dieses Nachforschen zeigt noch einmal, wie wichtig eine genaue „Buchführung" ist!

Insulingesamtmenge prüfen

Führt das Nachvollziehen des Tagesablaufs nicht zum Ziel, klären Sie als nächstes die Frage: Stimmt meine Insulingesamtmenge?

Zur Erinnerung: der Anteil des Basalinsulins an der Gesamt-Insulin-Tagesdosis sollte nicht mehr als 50% betragen!
- Bei **zu niedriger Gesamtdosis,** vor allem des Basalinsulins, kommt es ständig zu Blutzuckeranstiegen, die mühsam mit hohen Mengen an schnellwirkendem Insulin „heruntergeholt" werden müssen.
- Ein **Überhang von Normalinsulin** mit seiner dosisabhängigen Wirksamkeit über längere Zeit führt zu schlechterer Abschätzbarkeit des Wirkungsverlaufs, so dass die richtige Anpassung schwieriger wird. Die Folge sind Blutzuckerschwankungen.
- Eine zu **geringe Anzahl an Basalinsulingaben** im Tagesverlauf in einer ICT mit Analog-Insulin

kann immer wieder Blutzuckeranstiege zwischen den Insulingaben mit sich bringen.
- Umgekehrt führt eine **zu hohe Gesamtinsulin-Dosis** zu Unterzuckerungen mit Gegenregulation, die dann wieder mit drastischen Mengen an Kurzzeitinsulin korrigiert werden. Auch so wird ein Teufelskreis daraus: zu viel Insulin führt zur Unterzuckerung, diese möglicherweise zur Gegenregulation und die Gegenregulation zur Injektion von noch mehr Korrekturinsulin.

Spritzstellen prüfen

Eine weitere Ursache der schwankenden Blutzuckerwerte können die „Lieblingsstellen" beim Spritzen sein.

Auch bei Injektion in kleine, zum Teil noch gar nicht durch die Haut spürbaren Verhärtungen wird das Insulin wesentlich schlechter und langsamer resorbiert (➤ Kap. 6).

Weitere Ursachen

Wenn dies alles nicht weiterhilft, gilt oft eine einfache Regel: Versuchen Sie **Ruhe** in Ihr Leben zu bringen!

Wer gleichzeitig an zu vielen blutzuckerwirksamen Faktoren etwas ändert, verliert den Überblick. Daher sollten Sie einen **Basalratentag** durchführen (➤ Kap. 8.3.6) und die BE-Faktoren und die Korrekturregeln ohne andere Einflüsse – wie Sport, Alkoholgenuss oder großen Mahlzeiten – testen. Falls Sie dann feststellen, dass Ihre Therapie einer Umstellung bedarf, verändern Sie die Dinge nacheinander und in kleinen Schritten.

Entwickeln Sie ein gesundes Misstrauen gegenüber der **Technik**. Überprüfen Sie regelmäßig Ihren Pen und Ihr Blutzuckermessgerät auf Funktionsfähigkeit.

Eine Störung der **Schilddrüse** kann eine Ursache für Blutzuckerschwankungen sein, an die viel zu selten gedacht wird. Auch eine nicht vergrößerte, d. h. vom Tastbefund völlig normale Schilddrüse kann zu viel Hormone (Hyperthyreose oder Überfunktion) oder zu wenig Hormone (Hypothyreose oder Unterfunktion) produzieren und so Unruhe im Stoffwechsel stiften. Zur Klärung wird eine Laboruntersuchung, eine Ultraschalluntersuchung und eventuell anschließend ein Schilddrüsenszintigramm durchgeführt.

Lassen Sie sich durch Blutzuckerschwankungen nicht entmutigen. Nach dem heutigen Stand der Forschung kann man davon ausgehen, dass **kurzfristige Blutzuckererhöhungen,** die konsequent durch Gaben von Kurzzeitinsulin normalisiert werden, keine Veränderungen am HbA1c bewirken und auch keine Folgeschäden hinterlassen.

> **MERKE**
> **Grundsätzliches Vorgehen bei Blutzuckerproblemen**
> - Zuerst Schwierigkeiten notieren,
> - danach Ursachenforschung (die sorgfältige Buchführung hilft entscheidend),
> - erst dann grundsätzliche Änderungen der Therapie durchführen.

Fragen

1. Welche unterschiedlichen Behandlungsmöglichkeiten gibt es beim Typ-1-Diabetes? Worin liegen die jeweiligen Vor- und Nachteile?
2. Nennen Sie die beiden Funktionen des Kurzzeitinsulins in der ICT.
3. In welchen Abständen kann mit schnellwirkendem Insulin der Blutzucker korrigiert werden?
4. Wie kann die Basalrate überprüft werden?
5. Mit wie viel Einheiten Verzögerungsinsulin senke ich einen Blutzucker von 200 mg/dl (11,1 mmol/l)?
6. Was sollte zur Abklärung hoher Blutzuckerwerte am Morgen gemacht werden?
7. Erklären Sie den Begriff „Dawnphänomen" bzw. „Morgenrötephänomen".
8. Welchen Zusammenhang gibt es zwischen eiweißreichen Mahlzeiten am Abend und dem Blutzucker am Morgen?
9. Was ist ein wichtiges Hilfsmittel zur Überprüfung schwankender Blutzuckerwerte?

Lösungen siehe Anhang.

KAPITEL 9

Insulinpumpentherapie

Derzeit werden weltweit ca. 250.000 Menschen mit der Insulinpumpe behandelt, 35.000–45.000 davon in Deutschland, davon ca. 3000 Kinder und Jugendliche. Der Anteil der unter 5jährigen liegt bei 25%. Große Studien (DCCT) zeigten, dass sich die Pumpentherapie günstig auf die Diabeteseinstellung auswirkt und insbesondere auch diabetische Folgeschäden verringert. Sowohl die Therapiesicherheit als auch die Therapieform konnte optimiert werden, so dass Kleinkinder, Kinder, Jugendliche aber auch ältere Patienten heute mit einer Insulinpumpe behandelt werden können (Kosten!).

Die Indikation (➤ Tab. 9.1) für eine Insulinpumpe sollte wegen der deutlich höheren Kosten gegenüber einer ICT (ca. 6 €/Tag Mehrkosten) kritisch geprüft werden, vor allen Dingen dann, wenn von Seiten der Patienten eine erfolgreiche Pumpenbehandlung in Frage gestellt werden muss.

9.1 Voraussetzungen für eine Insulinpumpentherapie

1. Ausreichende Motivation der Patienten
2. eine sichere Beherrschung der ICT
3. eine geeignete Insulinpumpen-Schulung mit Training in einem spezialisierten Zentrum
4. Akzeptanz eines „ständigen Begleiters"
5. psychische Stabilität
6. positive Haltung gegenüber technischen Geräten

Tab. 9.1 Indikationen und Kontraindikationen der Insulinpumpentherapie, angelehnt an die Fachkommission Diabetes Sachsen.

Gründe für eine Insulinpumpentherapie (Auswahl)	Kontraindikationen für eine Pumpentherapie
1. Ausgeprägtes Dawnphänomen (Morgendämmerungsphänomen)	1. Unzuverlässigkeit
2. geplante Schwangerschaft und während der Schwangerschaft	2. reduzierte intellektuelle Fähigkeiten
3. starke Blutzuckerschwankungen oder häufige Unterzuckerungen unter intensivierter konventioneller Insulintherapie (ICT)	3. mangelnde Motivation
4. Wunsch des Patienten nach größerer Flexibilität (z. B. Schichtdienst, unregelmäßige Mahlzeiten)	4. Essstörungen
5. diabetische Folgeschäden (Polyneuropathie)	5. Alkohol- und Drogenmissbrauch
6. hohe Insulinempfindlichkeit	6. psychische Labilität, Suizidgefahr.
7. Hypo-Wahrnehmungsstörung	
8. Langzeitbehandlung mit Kortisonpräparaten.	
9. niedriger Insulinbedarf, z. B. diabetische Nephropathie, Gastroparese	
10. Kinder mit Diabetes in jedem Alter	

9.2 Prinzip der Insulinpumpe

In einer am Körper tragbaren Pumpe befindet sich in einer Ampulle Kurzzeitinsulin, das über einen Katheter in das Unterhautfettgewebe abgegeben wird (> Abb. 9.1).

Schnell wirkendes Insulin wird regelmäßig, automatisch zur Deckung des Grundbedarfs abgegeben, zusätzlich können manuell für die Bolusgaben zu den Mahlzeiten oder zur Korrektur Insulinmengen abgerufen werden (> Abb. 9.2).

Aufgrund des günstigeren Profils setzten sich auch in der Pumpentherapie die Analog-Insuline („Kunstinsuline", z. B. NovoRapid®/Humalog®/Apidra®) immer mehr durch. Der Katheter sollte alle **1 bis 2 Tage** gewechselt werden.

Bei einer Patientenbefragung (ca. 2000 Patienten) im Jahr 1996 berichteten **89%** der Pumpenträger über eine deutliche Verbesserung ihrer Lebensqualität seit Beginn der Pumpentherapie. Die wenigsten würden ihre Pumpe wieder zurückgeben (> Tab. 9.2).

Durch die Verwendung neuerer Materialien (Polyethylen, Polyurethan) bei der Herstellung der Katheter (Verbindung zwischen Pumpe und Patient) hat sich die Häufigkeit von Komplikationen drastisch vermindert. Auch Allergien durch Fixiermaterial (Flügel, Rondellen, Katheternadeln etc.) treten deutlich seltener auf.

Die in Deutschland am häufigsten verwendeten Pumpenmodelle stammen von den Firmen Roche mit Disetronic-Technologie (Accu-Chek Spirit®, Accu-Chek D-Tron plus®) und Medtronic (Minimed Paradigm® 522 und 722) (> Abb. 9.3). Zur Verfügung stehen auch die Animas IR4 (Med trust) mit dem geringsten Gewicht, sowie die Cozmo von SmithsMedical. Alle Pumpenmodelle werden primär mit U-100-Insulin (100 IE/ml) befüllt. – Die Herstellung einer „eigenen" weniger hohen Insulinkonzentration ist jedoch prinzipiell möglich z. B. U40-Insulin, bei geringem Insulinbedarf (Kinder) – oder auch bei häufigen Katheterverstopfungen.

Heutige externe Pumpen haben eine Fernbedienung, Vibrationsalarm, Kastensperrfunktion u. a. Bei aktuellen Pumpenmodellen kann man nicht nur die Basalrate beeinflussen, auch die Bolusabgabe kann frei programmiert werden (Standardboli, verlängerte oder kombinierte Boli). Dadurch können

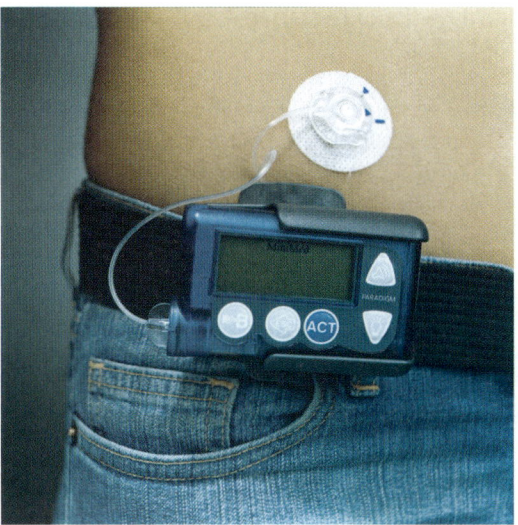

Abb. 9.1 Am Körper tragbare Insulinpumpe

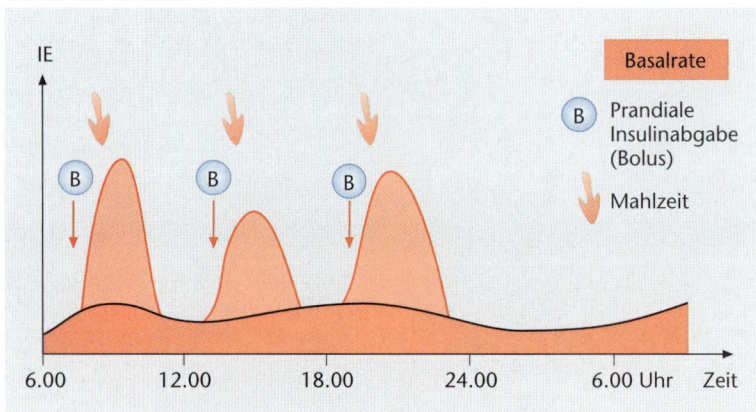

Abb. 9.2 Insulinabgabe bei der Pumpentherapie [L 157]

9.2 Prinzip der Insulinpumpe

die Blutzuckerprofile nach den Mahlzeiten verbessert werden. Pumpenanfänger sind von der Vielfalt an technischen Möglichkeiten oft zunächst überfordert. Die neuen Pumpensysteme ermöglichen aber einen „schrittweisen" Einstieg. Hier hilft auch ein neues Schulungsprogramm „subito" (Roche), das auf dem Wissen der Patienten über die ICT aufbaut und langsam alle technischen Möglichkeiten mit einfließen lässt. Auch ist die Integration von Blutzuckermessgerät und Insulinpumpe heute möglich. Über eine Funkschnittstelle werden die gemessenen Blutzuckerwerte direkt auf die Pumpe übertragen. Die Pumpe schlägt dann, nachdem der Diabetiker die gewünschte BE-Menge eingegeben hat, eine konkrete Menge an Bolusinsulin vor, wobei bei der Berechnung durch die Pumpe viele verschiedene Faktoren berücksichtigt werden können.

BEACHTE
Alarmmeldungen dürfen nicht einfach gelöscht und die Pumpe ohne Berücksichtigung weiter getragen werden!

Tab. 9.2 Vor- und Nachteile einer Pumpentherapie

Vorteile	Nachteile
Kann bei Beruf und in der Freizeit ständig getragen werden	Einschränkungen • in der Sauna (Hitzeempfindlichkeit der Pumpe und des Insulins) • beim Tauchen (veränderte Druckverhältnisse), • bei Kontaktsport (Verletzungsgefahr) • bei Untersuchungen bei denen starke Magnetfelder erzeugt werden (z. B. MRT = Magnetresonanztomographie) • beim Sex
Kurzfristiges Ablegen der Pumpe möglich (abkoppelbare Katheter)	Schnellere Entwicklung einer Ketoazidose bei unterbrochener Insulinzufuhr
Deutliche Verbesserung der Lebensqualität	Vermehrte Ausbildung von Lipodystrophien
Höhere Motivation und eine gute Einstellung, Verringerung der Folgeschäden möglich	Infektionen an der Einstichstelle
niedrigerer Insulinbedarf	Gewichtzunahme
	mind. 2–3-fach höhere Kosten

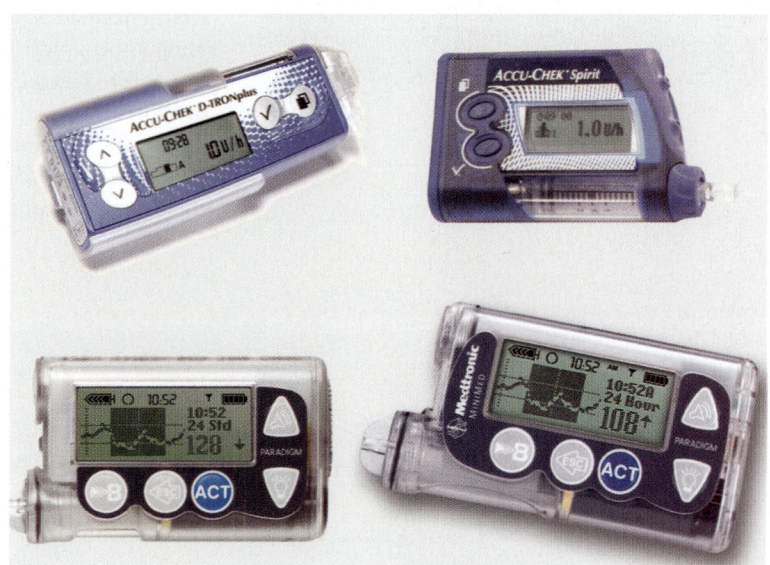

Abb. 9.3 Aktuelle Pumpenmodelle der Firmen Roche und Medtronic

In der Pumpentherapie kommen ausschließlich kurzwirksame Insuline zum Einsatz, entweder als Normalinsulin oder als Analog-Insulin. Die bei uns für die Pumpentherapie z. Zt. zugelassenen Insuline sind
- Insuman infusat® (Sanofi-Aventis), ein Normalinsulin
- Insulin Actrapid® PP (Novo Nordisk), ein Normalinsulin
- Insulin Humalog® (Lilly), ein Kurzzeit-Analog-Insulin
- Insulin NovoRapid® (Novo Nordisk), ein Kurzzeit-Analog-Insulin
- Insulin Apidra® (Sanofi-Aventis), ein Kurzzeit-Analog-Insulin

Die Insuline unterscheiden sich nicht nur hinsichtlich der Konzentration und der Schnelligkeit der Insulinwirkung, sondern auch durch verschiedene Zusätze, die als Stabilisatoren oder zur Desinfektion dienen.

BEACHTE
Insulinpumpen dürfen keinem starken magnetischen Feld ausgesetzt sein (z. B. bei einer Magnetresonanztomographie, MRT). Der Einfluss starker magnetischer Felder schädigt die Pumpen derart, dass es z. B. zu vermehrten Insulinabgaben kommt, die evtl. zu einer Unterzuckerung führen können. Im Falle einer entsprechenden Untersuchung muss die Insulinpumpe abgelegt werden.

9.3 Fazit

Die Therapie mit der Pumpe ist kein Buch mit sieben Siegeln. Das Erlernen der Technik bereitet in der Regel keine Probleme, wenn man sich gerade am Anfang auf das „Wesentliche" beschränkt. Die vielen technischen Möglichkeiten können einen sonst überfordern. Modernste Pumpen mit einer klaren Menüstruktur machen Kindern (je nach Entwicklungsstand auch 10 – 13-Jährige) und auch älteren Menschen in der Regel keine größeren Schwierigkeiten. Unerlässlich dagegen ist **eine intensive tägliche Schulung in Kleingruppen** in speziellen Einrichtungen. Das spezielle Pumpen-Schulungsprogramm (z. B. „Subito")sollte u. a. folgende Themen erfassen:
- Pumpe und Technik
- Pumpe und Entgleisung
- Pumpe und Sport
- Pumpe und Urlaub.

Durch gezielte Mahlzeitenauslassversuche (ABCD-Fastentests, siehe unter ICT ➤ Kap. 8) wird die individuelle Insulinbasalrate „maßgeschneidert" ermittelt. Durch gute Schulung lassen sich mögliche Probleme der Insulinpumpentherapie weitgehend vermeiden (raschere Entwicklung einer Ketoazidose im Vergleich zur ICT, mögliche Hautabszesse). Unterzuckerungen treten unter der Pumpentherapie nachgewiesenermaßen seltener auf als unter einer ICT.

Entscheidend ist das praktische Training mit „Insulinpumpenanwärtern" und die tägliche Besprechung der Blutzuckerprofile, natürlich auch der Nachtprofile!

Ein in der Insulinpumpentherapie erfahrener Arzt bzw. eine Diabetesberaterin sollte zumindest zu Beginn der Behandlung stets erreichbar sein.

KAPITEL 10

Hypoglykämie (Unterzuckerung)

Jeder Diabetiker, der mit Insulin behandelt wird und/oder blutzuckersenkende Tabletten erhält, kann eine Unterzuckerung (Hypoglykämie) bekommen. Dies ist bei Typ-1-Diabetikern häufiger als bei Typ-2-Diabetikern, da erstere oft mit einer intensivierten konventionellen Insulintherapie (ICT) „schärfer" eingestellt werden. Bei insulinbehandelten Typ-2-Diabetikern kommt es öfter zu Unterzuckerungen als bei Tablettenbehandelten. Dennoch sollte jeder Diabetiker, der aufgrund seiner Behandlung unterzuckern kann, die Ursachen und Anzeichen kennen, damit er gezielt reagieren und so schwerere Hypoglykämien verhindern kann.

BEACHTE
Jeder Blutzucker unter 50 mg/dl – auch ohne Symptome – wird als Unterzuckerung (Hypoglykämie) bezeichnet.

10.1 Ursachen für Unterzuckerung

Häufige **Unterzuckerungsursachen** sind:
- zu viel Insulin
- vermehrte Bewegung ohne die Insulindosis vorher ausreichend zu reduzieren
- zu wenige Broteinheiten, besonders vor längerer körperlicher Bewegung
- zu langer Spritz-Ess-Abstand
- zu starke Tablettenwirkung
- Alkohol – besonders gefährlich, weil diese Unterzuckerung oft erst in der zweiten Nachthälfte oder am nächsten Vormittag auftritt.

10.2 Symptome

Man unterscheidet nach der Schwere der Unterzuckerung:
- leichte Unterzuckerung
- mittelschwere Unterzuckerung
- schwere Unterzuckerung.

Wichtig ist es, **Warnsymptome** ernst zu nehmen und im Zweifelsfall eine Blutzuckerkontrolle durchzuführen. Ohne die geringste Vorwarnung sind schwere Hypoglykämien selten, viel häufiger kommt es vor, dass entsprechende Symptome nicht erkannt werden:
- Schweißausbruch
- Herzklopfen als Folge körperlicher Anstrengung
- Kopfschmerzen und Müdigkeit als „Kater"
- Konzentrationsstörungen – hilfreich sind hier Konzentrationstests (z. B. Kopfrechnen, Gedicht aufsagen, Geburtsdaten aufzählen).

Die **Unterzuckerungssymptome** verändern sich im Laufe eines Lebens. Erkannte man z. B. kurz nach der Feststellung seines Diabetes die Unterzuckerung durch Schwitzen, kann es sein, dass dies nach einigen Jahren völlig ausbleibt und sich niedrige Blutzuckerwerte mit Unkonzentriertheit ankündigen. Daher ist es wichtig, immer wieder in sich hineinzuhören und seine persönlichen, aktuellen „Hypo"-Symptome zu entdecken.

10.2.1 Leichte Unterzuckerung

Eine leichte Unterzuckerung macht sich bemerkbar durch:
- Schweißausbruch
- Heißhunger
- Herzklopfen
- Kribbeln an den Lippen
- leichte Konzentrationsschwäche.

Auch „weiche" Knie, also eine Muskelschwäche, sowie Stimmungsschwankungen (aggressive oder depressive Grundstimmung ohne entsprechenden Anlass) sind hierfür recht typisch.

Nicht alle Anzeichen müssen gleichzeitig auftreten, und beim Einzelnen stehen jeweils unterschiedliche Symptome im Vordergrund.

10.2.2 Mittelschwere Unterzuckerung

Es treten weitere Symptome hinzu:
- Zittern (u. U. am ganzen Körper)
- Sehstörungen (z. B. Augenflimmern)
- gezieltes Denken und Handeln fällt zunehmend schwerer, die Orientierung geht verloren.

10.2.3 Schwere Unterzuckerung

Schwere Unterzuckerungen sind von Bewusstlosigkeit und eventuell auch Krampfanfällen gekennzeichnet oder können wie ein Schlaganfall erscheinen. Bei einer schweren Unterzuckerung bedarf der Patient unbedingt fremder Hilfe.

Bewusstlosigkeit heißt jedoch nicht unbedingt, dass Gehirnzellen absterben. Zum Glück ist auch in der Unterzuckerung meistens noch genug Glukose im Gehirn vorhanden, um die Zellen überleben zu lassen. Der so genannte „Erhaltungsstoffwechsel" ist also gewährleistet. Nur für den Funktionsstoffwechsel reicht die Glukosemenge nicht mehr aus, bewusste Denkvorgänge sind nicht möglich. Folglich fehlt dem Patienten für die Zeit der schweren Unterzuckerung oft die Erinnerung.

10.3 Schädigungen durch Unterzuckerung

Leichte und **mittlere** Hypoglykämien führen nicht zu Gehirnschäden.

Schwere Hypoglykämien können zu bleibenden Schäden (z. B. Lähmungen, Gedächtnisstörungen) führen, insbesondere dann, wenn sie gehäuft und in kürzeren Abständen auftreten. Bei seltenem Auftreten bleiben sie jedoch meistens folgenlos.

In der Regel wachen die Patienten aus einer schweren Unterzuckerung nach einer gewissen Zeitdauer von selbst wieder auf, da die Leber mit zeitlicher Verzögerung auf Unterzuckerungen mit der Freigabe ihrer Zuckervorräte ins Blut reagiert. Diesen Vorgang bezeichnet man als **Gegenregulation.**

Achtung: durch den Genuss von Alkohol ist die Gegenregulation blockiert. Tritt dann eine Unterzuckerung ein, kann der Körper sich nicht mehr selber helfen!

Schwere Unterzuckerungen sollten jedoch soweit wie möglich vermieden werden, da bei gehäuftem Auftreten die Wahrscheinlichkeit von bleibenden Schäden steigt, außerdem können im Rahmen der Unterzuckerung Verletzungen bis hin zu Knochenbrüchen auftreten.

10.4 Behandlung der Unterzuckerung

Selbstverständlich ist es wünschenswert, niemals das unten angeführte Wissen über Maßnahmen bei Unterzuckerungen anwenden zu müssen. Daher ist hier die Vorbeugung entscheidend.

Grundsätzlich **ungeeignet** zur Behandlung des Unterzuckers sind:
- Diätgetränke
- Diätsüßigkeiten
- eiweiß- und fettreiche Speisen (z. B. Schokolade, Milch)
- Süßigkeiten, die sich nicht schnell auflösen oder die Sie nicht kauen können (z. B. Bonbons).

Geeignet zur raschen Anhebung des Blutzuckers sind (➤ Abb. 10.1):
- Traubenzucker
- normal gesüßte Fruchtsäfte, Colagetränke
- Süßigkeiten, die Sie schnell auflösen oder kauen können.

Traubenzucker sollten Sie **immer am Körper** bei sich tragen, denn er ist sozusagen Ihre „Lebensversicherung in allen Lebenslagen".

Tab. 10.1 zeigt den BE-Gehalt der gebräuchlichsten „schnellen" Broteinheiten.

10.4 Behandlung der Unterzuckerung

Falls die nächste Mahlzeit unmittelbar bevorsteht, die Unterzuckerung vielleicht während eines zu langen Spritz-Ess-Abstandes aufgetreten ist, sollte man 1 „schnelle" BE zu sich nehmen und dann unverzüglich das Essen mit blutzuckeranhebenden schnelleren Broteinheiten wie Nudeln, Reis oder anderen Beilagen beginnen.

Auf jeden Fall sollte die Unterzuckerung bekämpft werden und nicht ohne zusätzliche, schnelle BE bis zum Beginn der Mahlzeit abgewartet werden, da der Blutzucker bis dorthin weiter absinken wird.

10.4.2 Mittelschwere Unterzuckerung

Bei mittelschweren Hypoglykämien **1–2 „schnelle" BE** (z. B. Traubenzucker, Saft, Cola, zuckerhaltige Limonade), **zusätzlich 1–2 BE Brot,** um ein erneutes Abrutschen in den Unterzucker zu vermeiden.

10.4.3 Schwere Unterzuckerung

Bei schweren Unterzuckerungen ist der Patient auf fremde Hilfe angewiesen. Wichtigste Maßnahme ist es jetzt, der Erstickung vorzubeugen:
- Patient in die stabile Seitenlage bringen.
- Niemals versuchen, dem Bewusstlosen Flüssigkeit einzuflößen!
- Falls vorhanden, Glukagon in das Unterhautfettgewebe oder die Muskulatur spritzen (z. B. Oberarm, Gesäß, Oberschenkel).
- Evtl. Traubenzucker in die Backentasche legen (Vorsicht beim Wachwerden!).
- Kopf zur Seite festhalten.
- Arzt verständigen.

Glukagon

Glukagon ist ein Hormon, das die Abgabe der Zuckervorräte der Leber ins Blut bewirkt, im Grunde genommen also die natürliche **Gegenregulation** beschleunigt.

Es wird zur längeren Haltbarkeit als Pulver in Injektionsflaschen abgefüllt und muss vor dem Spritzen mit Wasser aus der mitgelieferten Ampulle aufgelöst werden. Die nach dem Schütteln klare Flüs-

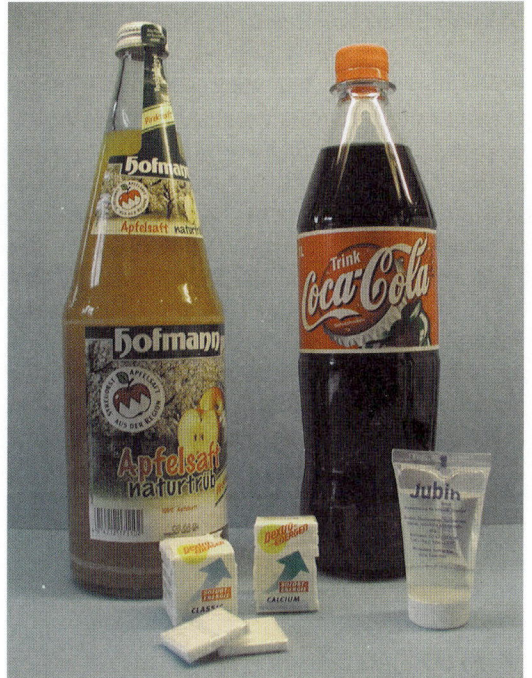

Abb. 10.1 „Schnelle BE's" bei Hypoglykämie

Tab. 10.1 Eine schnelle BE

Präparat	Menge	Broteinheiten
Dextroenergen®	2 ½ Päckchen	= 1 BE
Dextro Energgy minis	10 Plättchen	= 1 BE
Dextroenergen® Aufbauenergie mit Calcium	4 Plättchen	= 1 BE
Intact® Traubenzucker	6 Stück	= 1 BE
Jubin®	1 Tube	= 2,6 BE
Saft/Cola	100 ml	= 1 BE
Mamba (Storck)/ Maoam (Haribo)	3 Stück/ 3,5 Stück	= 1 BE
Gummibärchen (Haribo, kleine Bärchen)	13 Stück	= 1 BE
Mentos (verschiedene Geschmacksrichtungen)	5 Stück	= 1 BE
Traubenzuckerlutscher (verschiedene Hersteller)	2 Stück	= 1 BE

10.4.1 Leichte Unterzuckerung

Bei leichter Hypoglykämie **1–2 BE** als Traubenzucker oder Saft zu sich nehmen.

10 Hypoglykämie (Unterzuckerung)

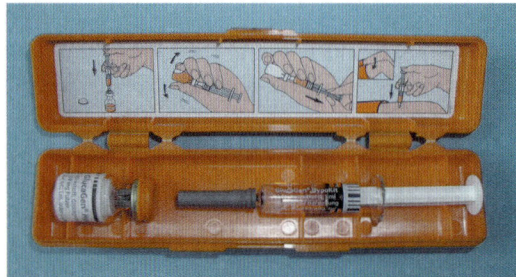

Abb. 10.2 GlucaGen® HypoKit

sigkeit wird in die Spritze aufgezogen und senkrecht in Oberschenkel, Gesäß oder Bauch injiziert. Kinder unter 25 kg erhalten die halbe Dosis (bis zur Marke ½ auf der Glasspritze), Kinder über 25 kg und Erwachsene den ganzen Spritzenanteil.

Eine **Aufbewahrung** im Kühlschrank ist nicht notwendig, allerdings ist es ungekühlt nur 18 Monate haltbar (gekühlt: siehe Verfallsdatum auf der Packung). Der Hausarzt sollte es verschreiben, es ist allerdings recht teuer (GlucaGen® HypoKit Novo, ca. 32 €) (➤ Abb. 10.2).

Jeder Angehörige eines zu häufigen und starken Unterzuckerungen neigenden Diabetikers sollte mit der Glukagon-Injektion vertraut sein und im Zweifelsfall wissen, wo diese zu finden ist (z. B. Badezimmerschränkchen, Auto-Handschuhfach etc.).

Wichtig ist es, nach dem Aufwachen aus der Unterzuckerung sofort mindestens 3–4 „schnelle" Broteinheiten zu essen bzw. zu trinken, da die Leber ihre Vorräte wieder auffüllt und der Blutzucker daher recht schnell wieder abzusinken droht (**Achtung**: Erneute Unterzuckerung möglich!).

> **BEACHTE**
> Die Glukagoninjektion bei Unterzucker hilft nicht, wenn Alkohol die Leberfunktion blockiert, z. B. im Alkoholrausch! In diesem Fall kann die schwere Unterzuckerung nur durch Gabe von Glukose (Traubenzucker) in die Vene behoben werden.

Traubenzuckereinlauf

Bei **Klein- und Vorschulkindern** kann ein Traubenzuckereinlauf (selten angewandt) helfen. Dazu wird Kochsalzlösung (oder ein Glas Leitungswasser mit einem halben Teelöffel Salz) und ein gehäufter Esslöffel Traubenzucker mit einem Klistier in den Enddarm eingeführt.

Durch die Darmschleimhaut wird Traubenzucker ins Blut aufgenommen und führt zum Erwachen des Kindes aus der Bewusstlosigkeit.

Auch hier sollten dann sofort einige „schnelle" BE gegessen oder getrunken werden.

> **BEACHTE**
> Ist die Unterzuckerung erfolgreich bekämpft, muss die „Ursachenforschung" unter Zuhilfenahme des Blutzuckertagebuches erfolgen!

> **MERKE**
> **Unterzuckerungszeichen**
> - Zittern
> - Schwitzen
> - Heißhunger
> - Konzentrationsschwäche.
>
> **Bei schweren Unterzuckerungen**
> - Bewusstlosigkeit
> - Krampfanfälle.
>
> **Fragliche Unterzuckerung**
> - Erst testen,
> - dann essen.
>
> **Sichere Unterzuckerung**
> - Zuerst 1 – 2 „schnelle" BE,
> - dann testen,
> - eventuell weitere, langsamere BE essen.
>
> **Schwere Unterzuckerung**
> - Stabile Seitenlage,
> - evtl. Traubenzucker in die Backentasche,
> - evtl. Glukagon bzw. Traubenzuckereinlauf,
> - Arzt verständigen.

Fragen

1. Wie kann sich eine Unterzuckerung bemerkbar machen?
2. Ist es sinnvoll, aus der Angst vor Unterzuckerungen heraus erhöhte Blutzuckerwerte zu tolerieren?
3. Welche Ursachen für den Unterzucker kennen Sie?
4. Nennen Sie die Maßnahmen zur Behandlung.
5. Welche Fehler sollte man dabei vermeiden?

Lösungen siehe Anhang.

KAPITEL 11
Hyperglykämische Stoffwechselentgleisung (Überzuckerung)

Zu den akuten Diabetesnotfällen gehört neben der Unterzuckerung auch die **hyperglykämische Stoffwechselentgleisung.** Darunter versteht man **mehrfach über 250 mg/dl erhöhte Blutzuckerwerte,** die je nach Diabetestyp mit bestimmten Symptomen einhergehen.

Im Gegensatz zur Unterzuckerung verläuft die Entwicklung dieser Stoffwechselentgleisung oft schleichend. Man muss nicht sofort Beschwerden haben, wenn der Blutzucker zu hoch ist.

11.1 Ursachen für eine hyperglykämische Stoffwechselentgleisung

Ursachen für eine hyperglykämische Stoffwechselentgleisung sind:
- fieberhafte Infekte (meist der oberen Luftwege oder Harnwegsinfekte)
- Weglassen des Insulins
- falsche Ernährung
- defekter Insulin-Pen
- Medikamente (z. B. Cortison oder Entwässerungsmedikamente)
- Katheterverstopfung, Katheterleck oder leeres Reservoir bei der Pumpentherapie.

11.2 Symptome der hyperglykämischen Stoffwechselentgleisung

Symptome der hyperglykämischen Stoffwechselentgleisung sind:
- Müdigkeit
- Schlappheit
- häufiges Wasserlassen und Durst
- Gewichtsabnahme durch Austrocknung bzw. Fettgewebeabbau
- Wadenkrämpfe und Muskelschwäche durch Mineralstoffverluste
- Juckreiz
- Übelkeit, Erbrechen und Bauchschmerzen
- Azetongeruch in der Ausatemluft (ähnlicher Geruch wie Nagellackentferner)
- Bewusstlosigkeit.

11.3 Formen der hyperglykämischen Stoffwechselentgleisung

11.3.1 Hyperosmolares Austrocknungskoma

Ursache der Entgleisung ist ein Insulinmangel, wodurch der Blutzucker ansteigt. Wenn er die Nierenschwelle überschreitet, wird Zucker über den Urin ausgeschieden und zieht dabei Wasser aus dem Körper, so dass es zu Harnflut und Durst kommt. Mit dem Wasser werden auch Mineralstoffe ausgeschieden, und viele Patienten leiden unter Wadenkrämpfen und Muskelschwäche (➤ Abb. 11.1).

Es kommt zur Austrocknung des Körpers, zu Müdigkeit und Abgeschlagenheit und schließlich zum

11 Hyperglykämische Stoffwechselentgleisung (Überzuckerung)

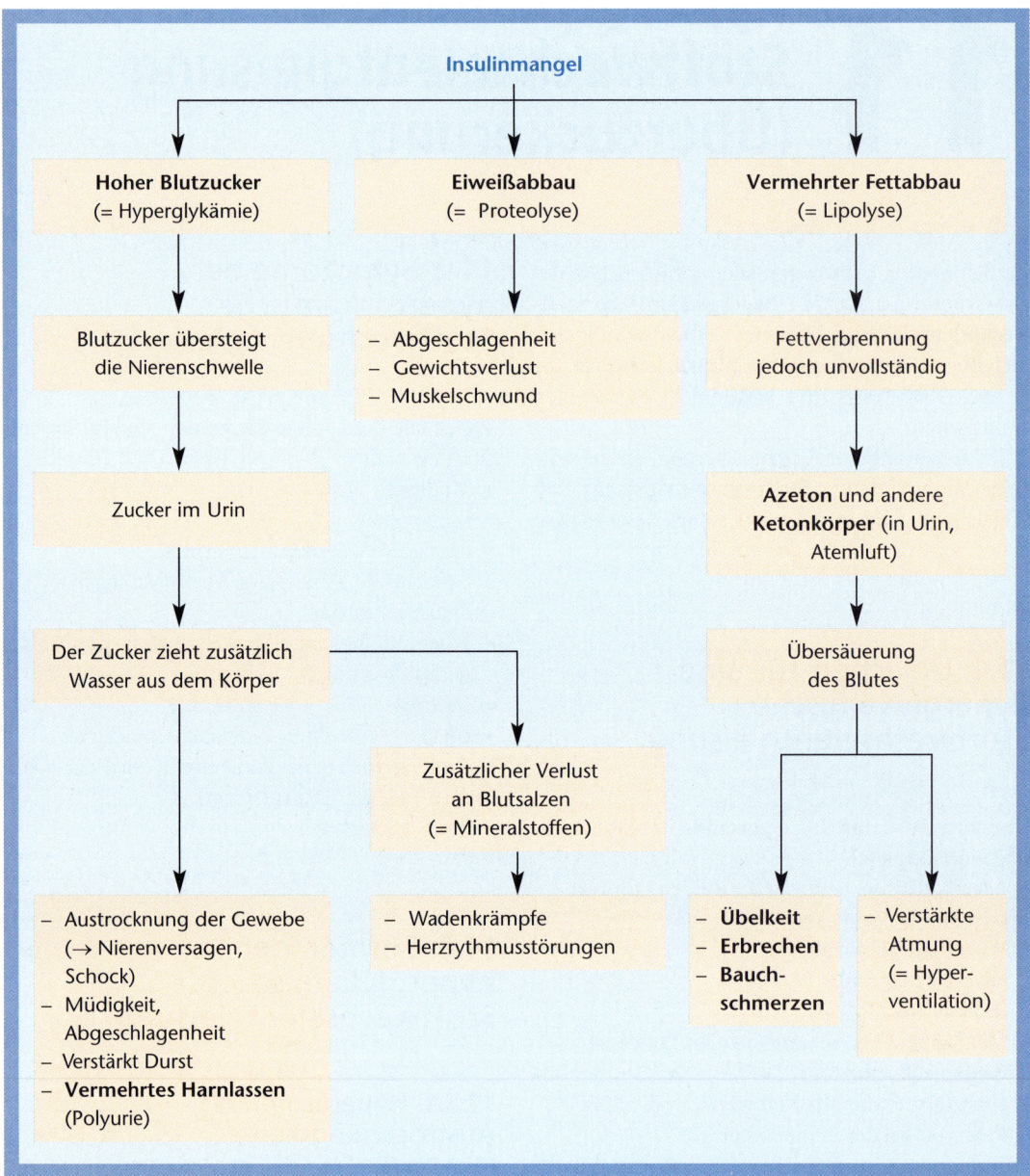

Abb. 11.1 Die Komaentwicklung [L 157]

Koma, dem so genannten **hyperosmolaren Austrocknungskoma** (➤ Abb. 11.2). Diese Komaform tritt vor allem bei Typ-2-Diabetikern auf, z. B. im Rahmen von schweren Infekten.

11.3.2 Ketoazidotisches Koma

Neben dem Austrocknungskoma gibt es noch einen anderen Mechanismus, der vor allem **Typ-1-Diabetiker** betreffen kann. Diese Art der Stoffwechselentgleisung kann sich **innerhalb von wenigen Stunden entwickeln** und geht oft mit **weniger starken Blutzuckererhöhungen** einher. Hierbei wird wegen des

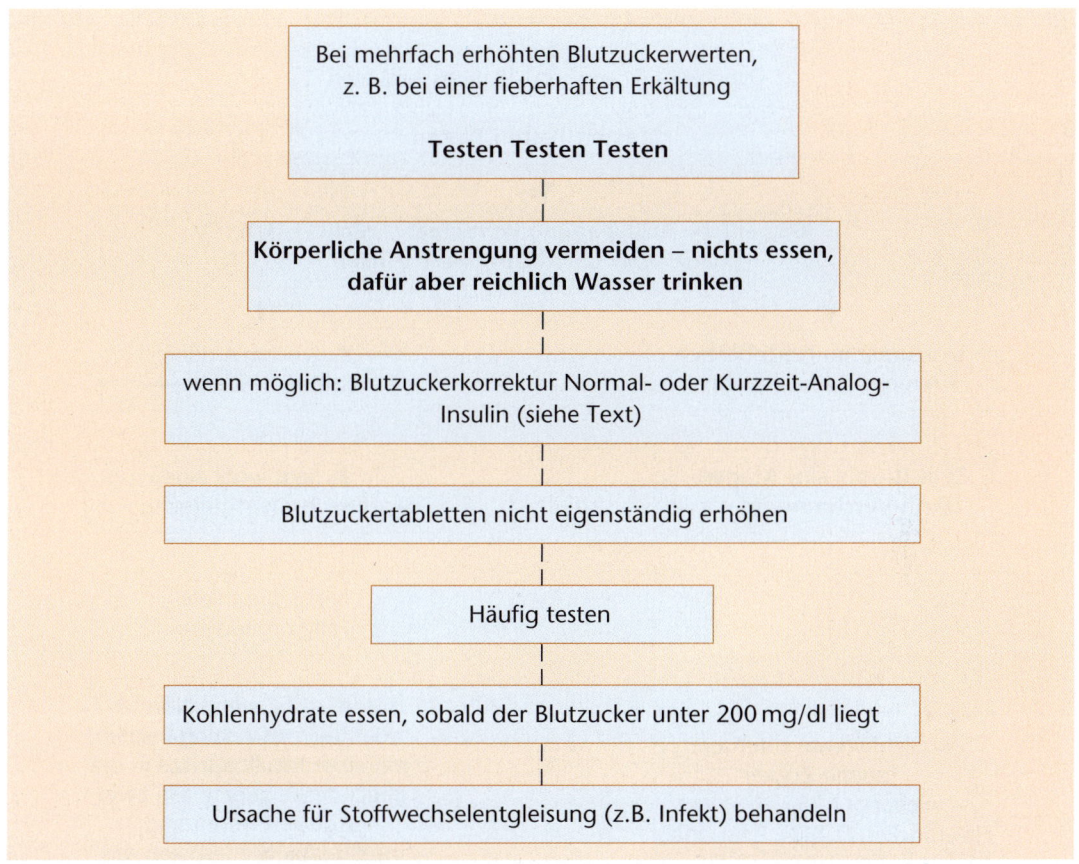

Abb. 11.2 Vorgehen bei Hyperosmolarem Koma beim Typ-2-Diabetiker [L 157]

absoluten Insulinmangels zur Energiegewinnung Fettgewebe abgebaut. Da die Verbrennung von Fettgewebe auch Insulin benötigt und eben dieses fehlt, kann die Fettverbrennung nur unvollständig stattfinden, es bleiben so genannte Ketonkörper, z. B. **Azeton,** übrig, die man **im Urin, im Blut und in der Ausatemluft** nachweisen kann. Die Betroffenen leiden häufig unter:
- Übelkeit
- Erbrechen
- Bauchschmerzen.

Bei Kindern sollte jeder Bauchschmerz zunächst auch an eine Entgleisung denken lassen!

Durch die entstehende Übersäuerung des Blutes **atmen die Betroffenen tief und zwanghaft** (Kussmaul'sche Atmung). Auch hier mündet die Stoffwechselentgleisung in ein Koma, das so genannte **ketoazidotische Koma** (> Abb. 11.3).

BEACHTE
Bei Erkrankungen oder Unpässlichkeiten wie Übelkeit, Erbrechen und Bauchschmerzen ist es unbedingt notwendig, neben einer Magen-Darm-Verstimmung auch an eine Stoffwechselentgleisung zu denken. Diese beiden Fälle können durch Blutzuckertest und Untersuchung auf Azeton im Urin oder Blut unterschieden werden.

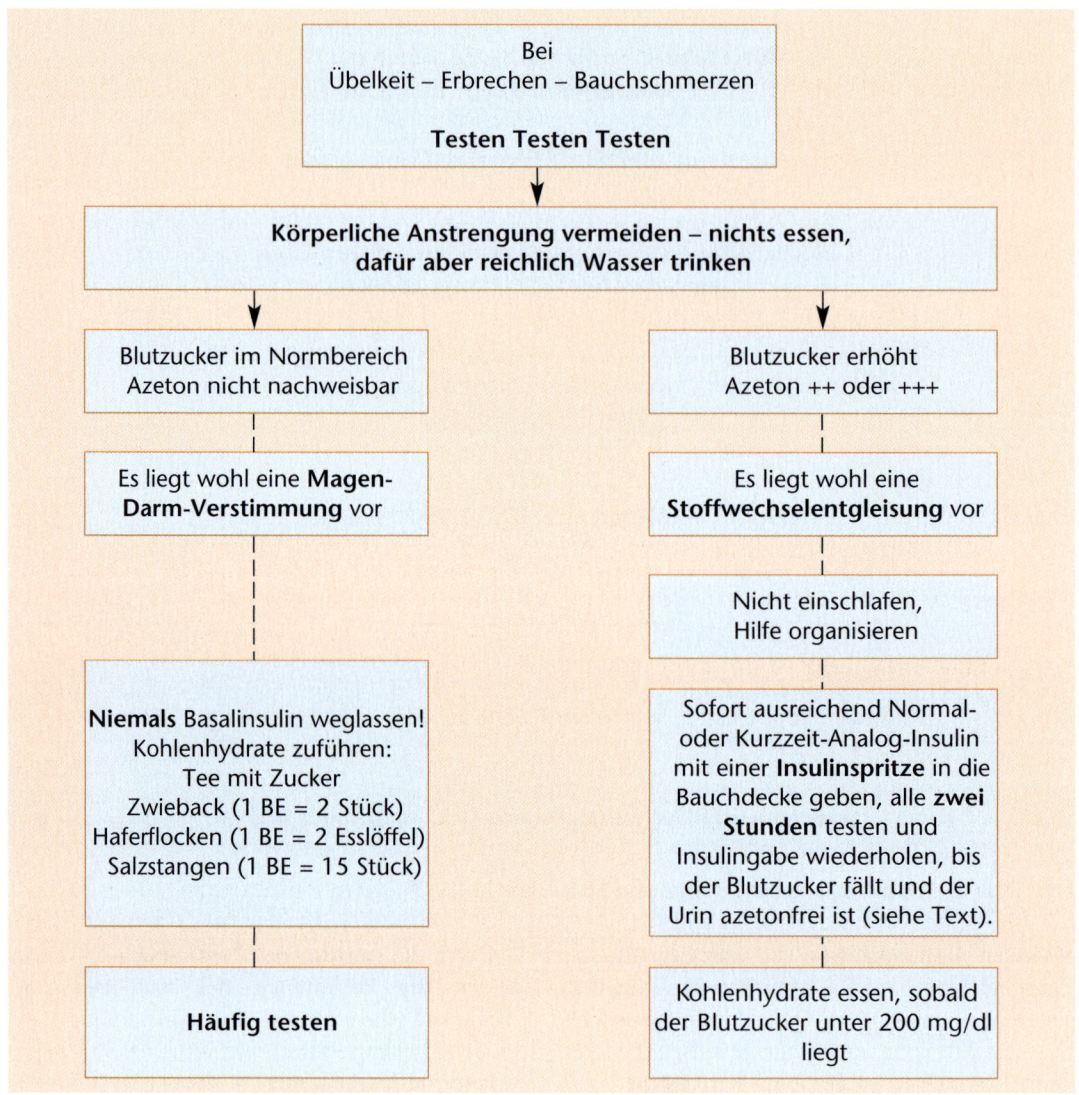

Abb. 11.3 Vorgehen bei Ketoazidotischem Koma beim Typ-1-Diabetiker [L 157]

11.4 Behandlung der hyperglykämischen Stoffwechselentgleisung

Die **hyperglykämische Stoffwechselentgleisung** ist neben der Unterzuckerung ein diabetestypischer Notfall. Die Entwicklung einer hyperglykämischen Stoffwechselentgleisung ist gefährlich. Das diabetische Koma erfordert eine sofortige, intensivmedizinische Betreuung im Krankenhaus. Trotzdem kommen auch heute noch Todesfälle vor.

Folgende Maßnahmen sollten Sie selbst durchführen:
- Testen
- Insulin spritzen
- Kohlenhydrate zuführen.

> **BEACHTE**
> Zunächst gilt es bei erhöhten Blutzuckerwerten, vor allem wenn Azeton im Urin oder Blut nachweisbar ist:
> • Ruhe bewahren!
> • Körperliche Anstrengung vermeiden!
> • Viel Mineralwasser trinken!

Testen

Regelmäßige Kontrolle ist lebenswichtig: Testen des Blutzuckers und Kontrolle auf Azeton im Urin oder Blut mittels spezieller Teststreifen (für Details ➤ Kap. 2).

> **BEACHTE**
> **TESTEN, TESTEN, TESTEN:**
> Blutzucker und Azeton im Urin (ggf. auch im Blut).

Insulin spritzen

Falls Normal- oder Analog-Insulin zur Verfügung steht, kann man zunächst selbst versuchen, die Stoffwechsellage zu korrigieren.

Hierzu sollte man auf jeden Fall das Insulin vor Gebrauch überprüfen (Farbe, Ausflockungen) und ebenso den Pen auf seine Funktionsfähigkeit testen. Zur Sicherheit empfiehlt es sich, bei einer Stoffwechselentgleisung **eine Insulinspritze** zu benutzen!
Zur Korrektur gibt es zwei verschiedene Möglichkeiten:

40er-Regel, 50er-Regel

Sofern Patienten mit individuellen Korrekturregeln vertraut sind (z. B. 40er-Regel, 50er-Regel etc.) können sie selbst darauf zurückgreifen.

Die 40er-Regel bedeutet, dass pro 40 mg/dl (2,2 mmol/l) Blutzuckererhöhung über den Zielblutzucker hinaus eine Einheit Normal- oder Analog-Insulin injiziert werden soll. Bei der 50er-Regel sind es entsprechend 50 mg/dl (2,8 mmol/l) über dem Zielblutzucker.

Da bei **Azetonausscheidung** die Insulinempfindlichkeit des Körpers stark vermindert ist, ist bei einer Stoffwechselentgleisung mit Bauchschmerzen, Übelkeit und Erbrechen eine **Verdoppelung des errechneten Korrekturinsulins** notwendig (maximal 10–12 IE Kurzzeit-Insulin auf einmal).

Neben der Azetonausscheidung erhöht **auch Fieber** den Insulinbedarf. Es kann das **Doppelte oder gar Dreifache der üblichen Insulindosis** benötigt werden.

Man wiederholt dieses Schema alle zwei Stunden, bis sich der Blutzucker normalisiert hat und keine Azetonausscheidung mehr messbar ist. Bei bekannter hoher Insulinempfindlichkeit ist bei der ersten Korrektur jedoch etwas Vorsicht geboten.

Korrektur in Abhängigkeit von der Gesamt-Tages-Insulinmenge

Bei ausgeprägter Stoffwechselentgleisung mit Azetonnachweis im Urin oder Blut wird bereits bei der ersten Korrektur etwa 20% des Gesamttagesbedarfs an Insulin (Normal-, Kurzzeit-Analog- und Verzögerungs-Insulin) in Form von schnell wirkendem Insulin subkutan in die Bauchdecke injiziert und der Erfolg zweistündlich überprüft (Blutzucker- und Azetonkontrolle).

Kommt es zu keinem Blutzuckerabfall, wird erneut 20% des Gesamttagesinsulinbedarfs subkutan injiziert. Die Injektionen werden so lange wiederholt, bis die Kontrollen einen Erfolg anzeigen. Zwischen den Korrekturen sollte ein **Abstand von zwei Stunden** eingehalten werden.

Wenn ein deutlicher Blutzuckerabfall zu verzeichnen ist (mehr als 50 mg/dl bzw. 2,8 mmol/l), werden nur noch 10% der Gesamttagesmenge gespritzt – erneute Erfolgskontrolle (auch nachts!) nach weiteren 2 Stunden.

Liegt der gemessene Blutzucker unter 200 mg/dl (11,1 mmol/l), und ist weiterhin Azeton nachweisbar, sind wegen der anhaltenden Insulinunempfindlichkeit oft in den folgenden Stunden weitere Insulininjektionen notwendig, die dann nach dem gewohnten Insulinanpassungsplan vorgenommen werden sollten.

> **BEACHTE**
> Für beide Korrekturmöglichkeiten gilt:
> • Entwarnung erst nach längerer Azetonfreiheit des Urins bzw. Blutes und Blutzuckernormalisierung!
> • Nach 2-maliger erfolgloser Korrektur und/oder Verschlechterung des Allgemeinbefindens umgehend den Arzt verständigen!

Kohlenhydrate zuführen

Sobald der Blutzucker unter 200 mg/dl (11,1 mmol/l) absinkt und kein Azeton mehr nachweisbar ist, müssen Kohlenhydrate zu sich genommen werden. Dies geschieht am besten in Form von z. B. Bananen oder gesüßtem Tee. Bananen sind wegen des darin enthaltenen Kaliums besonders geeignet. Gesüßter Tee ist insbesondere bei Übelkeit und Brechreiz zu empfehlen. Die über den Tag verteilte Kohlenhydratmenge sollte dabei zur Vermeidung von Hunger-Azeton (Azeton +, einfach positiv) mindestens 6 BE entsprechen.

Nach Ausgleich der Stoffwechselentgleisung

Wenn die Blutzuckerwerte wieder im Normbereich liegen, kein Azeton im Urin bzw. Blut mehr nachweisbar ist und das körperliche Wohlbefinden wiederhergestellt ist, muss unter Zuhilfenahme des Blutzuckertagebuches überlegt werden, wie es zu der Stoffwechselentgleisung gekommen ist.

Fragen

1. Entwickelt sich eine hyperglykämische Stoffwechselentgleisung innerhalb weniger Minuten?
2. Warum kommt es zur Austrocknung des Körpers beim Überzucker?
3. Wie/Warum bildet sich bei der hyperglykämischen Stoffwechselentgleisung Azeton?
4. Ist es ratsam, bei Übelkeit und Erbrechen auf die Insulinspritze zu verzichten?
5. Was kann man unternehmen, wenn man in diesem Fall nichts bzw. nicht viel essen kann?
6. Welche Patienten sollten wann den Urin auf Azeton testen?

Lösungen siehe Anhang.

KAPITEL 12 Ernährung

12.1 Diabetes und Ernährung

Essen zählt zu den angenehmsten Dingen in unserem Leben. Es sollte uns Spaß bereiten, sowohl bei seiner Zubereitung als auch beim anschließenden Verzehr. Selbstverständlich geht auch hier Qualität vor Quantität.

Die aktuellen Ernährungsleitlinien (> Abb. 12.1) des Ausschusses Ernährung der Deutschen Diabetes Gesellschaft (DDG) wurden mit der Deutschen Adipositas – Gesellschaft (DAG), der Deutschen Gesellschaft für Ernährungsmedizin (DGEM) und der Deutschen Gesellschaft für Ernährung (DGE) abgestimmt. Dadurch wird es ermöglicht, eine einheitliche Vorgehensweise in der Ernährungstherapie für Diabetiker zu schaffen. Es gilt mehr als zuvor, dass die Empfehlungen für eine gesunde Ernährung für Diabetiker und Nichtdiabetiker gleich sind. So gibt es in Ihrer täglichen Ernährung keine Verbote, sondern nur ein mehr oder weniger.

Versuchen Sie folgende **Empfehlungen**, die für eine gesunde und vollwertige Ernährung gelten, zu beachten:

- Stellen Sie die **Kohlenhydrate mit einem niedrigen glykämischen Index in den Mittelpunkt** Ihrer täglichen Ernährung! Dies bedeutet: Essen Sie öfter Vollkornprodukte und Hülsenfrüchte, sowie täglich fünf Portionen Obst, Gemüse und Salat (möglichst roh). Damit nehmen Sie insgesamt mehr Ballaststoffe, Mineralstoffe, Spurenelemente und Vitamine auf.
- Achten Sie beim täglichen Verzehr auf die **Fettmenge und die Fettauswahl!** Bevorzugen Sie

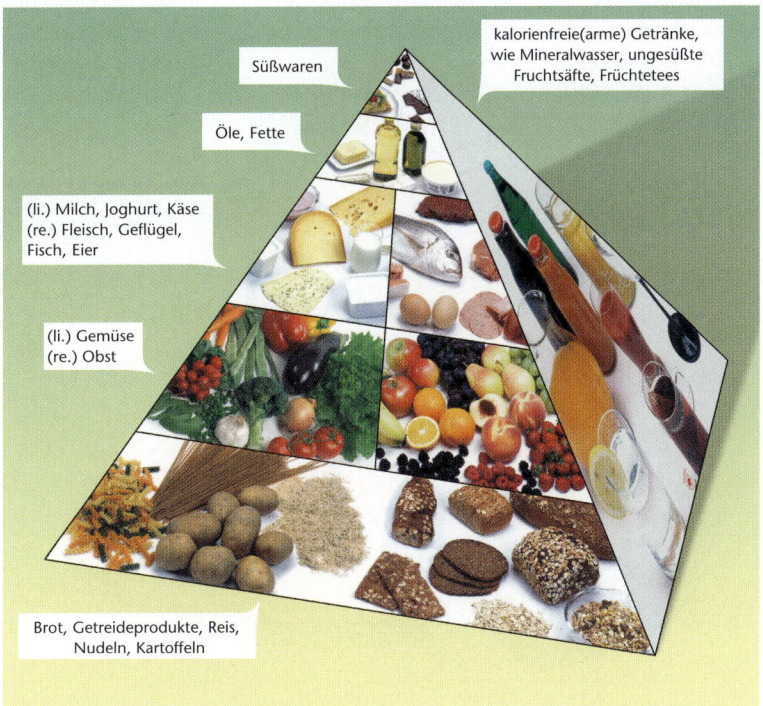

Abb. 12.1 Ernährungsdreieck der DGE

fettarme Wurst, Fleisch, Käse, Milch und weitere Milchprodukte und begrenzen Sie auch hier die Mengen. Bevorzugen Sie hochwertige pflanzliche Fette und Öle mit einem hohen Anteil an einfach ungesättigten Fettsäuren und Omega-3-Fettsäuren (z. B. in fettem Seefisch, Rapsöl, Sojaöl und Nüssen.
- Trinken Sie täglich ca. 1,5 bis 2 l kalorienarme Flüssigkeit (z. B. Wasser, Mineralwasser, ungesüßten Früchte- und Kräutertee, auch schwarzen Tee oder Kaffee (2–3 Tassen pro Tag)). Alkoholische Getränke werden **nicht** in die Flüssigkeitsbilanz mit aufgenommen. Es gilt jedoch, dass Sie unter Beachtung der Kalorien und der Unterzuckerungsgefahr Alkohol in Maßen zu sich nehmen können (Ausnahme: bei Leber- und Bauchspeicheldrüsenerkrankungen, Alkoholabhängigkeit!) (➤ Kap. 12.7.2).
- Diätetische Lebensmittel (➤ Kap. 12.6) für Diabetiker sind nicht mehr nötig, da Haushaltszucker in kleinen Mengen inzwischen auch für Diabetiker in den Ernährungsplan mit einbezogen werden dürfen (➤ Kap. 12.2.6).

Eine gesunde Ernährung ist **die** Basis der Therapie für Menschen mit Typ-1 und Typ-2-Diabetes.
Die Ziele einer diabetesgerechten Ernährung sind:
- den Blutzucker im Normalbereich halten
- Übergewicht abbauen bzw. vermeiden
- Fettstoffwechselstörungen vorbeugen.

Die Grundsätze sind:
- Die Kohlenhydrat- und Kalorienzufuhr sollte dem Bedarf entsprechen
- Die Kohlenhydratmenge, die Insulindosis und -wirkung sollten aufeinander abgestimmt werden
- Das Nährstoffverhältnis sollte sich wie in der ➤ Abb. 12.2 gezeigt zusammensetzen

Betrachtet man allerdings das Ernährungsverhalten eines Großteils der Bevölkerung, so ist deutlich zu erkennen, dass allgemein eine Ernährungsumstellung angebracht ist. Jedoch gilt:

BEACHTE
Eine Ernährungsumstellung ist keine vorübergehende Maßnahme, sondern muss das ganze Leben über beibehalten werden!

Diese Wahrheit erkennen viele Menschen, die versuchen dauerhaft und erfolgreich abzunehmen.

Inzwischen ist eine Vielzahl an diversen Diäten auf dem Markt. Bisher galten die so genannten „klassischen Diäten" als die günstigste Art abzunehmen, bei denen
- die Fettzufuhr beschränkt wird
- der Kohlenhydratanteil recht hoch ist
- es aber auch eine Liberalisierung an Süßigkeiten- und Alkoholaufnahme gibt.

Tab. 12.1 Zusammensetzung unserer Nahrung

Energieliefernde Bestandteile	Energiefreie Bestandteile
Hauptnährstoffe • Kohlenhydrate • Fett • Eiweiß	• Vitamine • Mineralstoffe • Spurenelemente • Wasser • Ballaststoffe

Tab. 12.2 Kaloriengehalt der Hauptnährstoffe

Hauptnährstoffe	Kaloriengehalt	Energiegehalt
1 g Kohlenhydrate	4 kcal	17 kJ
1 g Fett	9 kcal	38 kJ
1 g Eiweiß	4 kcal	17 kJ

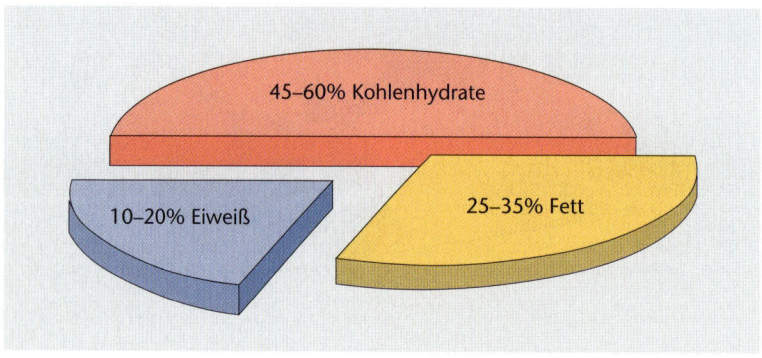

Abb. 12.2 Nährstoffverhältnis [L 157]

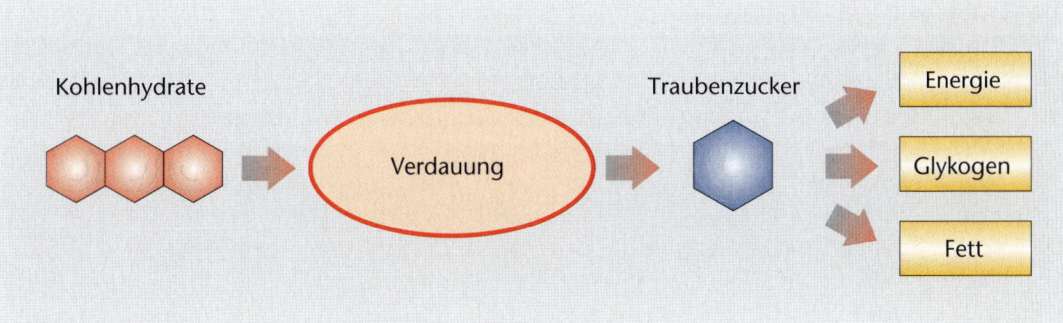

Abb. 12.3 Bedeutung der Kohlenhydrate [L 157]

Viele neue Studien weisen darauf hin, dass sich mit einer eiweißreicheren und fettreicheren Diät ebenfalls gut abnehmen lässt, evtl. sogar besser, als mit der fettarmen Variante. Diese Form der Diäten können aber besonders für Typ-1-Diabetiker mit einer beginnenden Mikroalbuminurie, bedingt durch die hohe Eiweißzufuhr und die damit verbundene Belastung der Nieren, ein gravierender Nachteil sein.

Eines aber haben alle Diäten gemeinsam: Keine kann dafür garantieren, dass das reduzierte Gewicht auch erhalten bleibt, auch wenn die vorgegebenen Diätvorschriften eingehalten werden. Hinzu kommt, dass ohne regelmäßige körperliche Bewegung (➤ Kap. 15.1) eine nachhaltige Gewichtsabnahme überhaupt nicht erreicht werden kann! (➤ Kap. 1.4.1)

Erhält der Körper mehr Kohlenhydrate als er für seinen augenblicklichen Energiebedarf benötigt, speichert er diese in Leber und Muskulatur. Man nennt diese im Körper gespeicherten Kohlenhydrate **Glykogen**. Wenn diese „Energiespeicher" gefüllt sind, können die Kohlenhydrate in **Fett** umgewandelt und im Fettgewebe gespeichert werden.

Bedeutung der Kohlenhydrate für den diabetischen Stoffwechsel

Kohlenhydrate steigern unmittelbar den Blutzucker. Sie können nur als Traubenzucker mit Hilfe des Insulins in die Zelle eingeschleust und somit dem Körper als Energie zur Verfügung gestellt werden (➤ Abb. 12.3).

12.2 Kohlenhydrate

12.2.1 Bedeutung der Kohlenhydrate

Bedeutung der Kohlenhydrate für den Stoffwechsel

Unser Körper benötigt zu jeder Zeit **Energie**, selbst im Schlaf. Der Körper braucht **Kohlenhydrate,** damit seine Körperfunktionen erfüllt werden können, wie:
- Verdauung
- Aufrechterhaltung der Körpertemperatur
- Herztätigkeit
- Atmung
- Bewegung.

12.2.2 Aufbau der Kohlenhydrate

In unserer Nahrung liegen die Kohlenhydrate entweder als Einzelbausteine (z. B. Glukose, Fruktose und Galaktose (➤ Tab. 12.3)) oder aneinandergereiht in Form einer Kette (z. B. Glykogen = Speicherzucker) vor. Die Mehrzahl der Kohlenhydrate, die

Tab. 12.3 Einfachzucker (Monosaccharide)

Einfachzucker	
Struktur	Name
	Traubenzucker (Glukose)
	Fruchtzucker (Fruktose)
	Schleimzucker (Galaktose)

Tab. 12.4 Zweifachzucker (Disaccharide)

Zweifachzucker			
Struktur	Zusammensetzung	Name	Beispiele
	Glukose + Fruktose	Haushaltszucker (Saccharose)	Obst, Honig, Säfte
	Glukose + Glukose	Malzzucker (Maltose)	Bier
	Glukose + Galaktose	Milchzucker (Laktose)	Milch, Joghurt

Tab. 12.5 Vielfachzucker (Oligo- und Polysaccharide)

Vielfachzucker		
Struktur	Name	Beispiele
	Stärke	Brot, Kartoffeln
	Glykogen	Leber
	Inulin	Topinamburknolle
	Zellulose	Stützsubstanz im pflanzlichen Gewebe, Ballaststoff

wir essen, sind gut verdaulich, es gibt aber auch solche, die nicht verdaut werden und die man zu den Ballaststoffen zählt (z. B. Zellulose).

12.2.3 Vorkommen der Kohlenhydrate

Tab. 12.6 Kohlenhydrate in pflanzlichen Nahrungsmitteln

Pflanzliche Nahrungsmittel	
Brot- und Backwaren	Vollkornbrot, Knäckebrot, Weißbrot, Blätterteig, Zwieback, Paniermehl
Getreide	Körner, Grieß, Grütze, Mehl, Stärke, Teigwaren
Gemüse	Hülsenfrüchte (kohlenhydratreich), Erbsen, Mais (kohlenhydratreich), Blattsalat, Tomate, Bohnen, Rotkraut (kohlenhydratarm), Kartoffeln, Kartoffelprodukte
Obst	Frischobst, Kompott, Säfte, Trockenobst
Nüsse, Samen	Haselnüsse, Sonnenblumenkerne, Leinsamen

Tab. 12.7 Kohlenhydrate in tierischen Nahrungsmitteln

Tierische Nahrungsmittel	
Milch und Milchprodukte	Trinkmilch Joghurt Buttermilch Kefir Dickmilch

12.2.4 Berechnung der Kohlenhydrate

Die Kohlenhydrate werden bei der Verdauung zu Traubenzucker abgebaut und gelangen durch die Darmschleimhaut ins Blut (der Blutzucker steigt an!). Damit die Kohlenhydrate aus dem Blut in die Körperzellen gelangen können, wird Insulin benötigt (der Blutzucker sinkt wieder!). Wenn Sie Insulin spritzen, oder die Insulinfreisetzung stimulierende Tabletten (z. B. Amaryl®, NovoNorm®) einnehmen, und keine Kohlenhydrate essen, kann es zu einem Abfall des Zuckers im Blut und damit zu den Zeichen einer Unterzuckerung kommen (➤ Kap. 4; ➤ Kap. 10).

Um die mit der Nahrung aufgenommene Menge an Kohlenhydraten mit der zu spritzenden Insulinmenge in Einklang zu bringen, hat man als Rechengröße die so genannte Broteinheit (= BE) eingeführt.

Da im Alltag nicht immer die gleichen Nahrungsmittel gegessen werden, kann man sich anhand der „Kohlenhydrat-Austauschtabelle" (> Kap. 12.2.7) über die in einer bestimmten Portion Nahrung enthaltene Menge an Kohlenhydraten informieren und somit Nahrungsmittel mit der gleichen Menge an Kohlenhydraten gegeneinander austauschen. Einschränkend muss erwähnt werden, dass die Austauschtabelle nur den Kohlenhydratgehalt angibt, nicht aber dessen Blutzuckerwirksamkeit berücksichtigt (Glykämischer Index).

Das große Angebot an kohlenhydrathaltigen Nahrungsmitteln ermöglicht es Ihnen, eine gesunde und abwechslungsreiche Kost zusammenzustellen.

Eine Diätwaage oder Briefwaage erleichtert anfangs die Bestimmung der Nahrungskohlenhydratmenge. Üben Sie dann das Abschätzen der BE-Mengen nach Augenmaß.

INFO
1 BE = 10 – 12 g Kohlenhydrate
Beispielsweise stecken in 80 g Kartoffeln ebenso 12 g Kohlenhydrate wie in 110 g Apfel oder in 30 g Mischbrot. Also entspricht jede dieser Portionen 1 BE!

12.2.5 Aufnahmegeschwindigkeit der Kohlenhydrate

Die Aufnahmegeschwindigkeit der Kohlenhydrate aus dem Darm drückt aus, wie schnell die Kohlenhydrate ins Blut gelangen und den Blutzucker erhöhen, also die Blutzuckerwirksamkeit der Kohlenhydrate.

Glykämischer Index

Beim glykämischen Index (GI) werden die Nahrungsmittel nicht wie bisher nach ihrem Kohlenhydratgehalt ausgetauscht (vgl. Kohlenhydrat-Austauschtabelle), sondern anhand ihrer blutzuckersteigernden Wirkung.

Der glykämische Index ist ein Maß für die Blutzuckerwirksamkeit von kohlenhydrathaltigen Nahrungsmitteln und wird in Prozent ausgedrückt.

Bei einem hohen glykämischen Index gehen die Kohlenhydrate sehr rasch ins Blut über.

Tab. 12.8 Glykämischer Index

GI	Beispiele
90 – 110%	Malzzucker, Instant-Kartoffelpüree, Honig, gekochter Reis, Cornflakes, Cola
90 – 70%	Weißbrot, Graubrot, Knäckebrot, Kräcker, Weizenmehl, Biskuit, Plätzchen, Sandkuchen, Bier
50 – 70%	Haferflocken, Bananen, Salzkartoffeln, Haushaltszucker, Pumpernickel, Vollkornbrot, ungesüßte Obstsäfte
30 – 50%	Milch, Joghurt, Obst, Spaghetti, Hülsenfrüchte, Eiscreme
< 30%	Fruktose, Linsen, Bohnen, Sojabohnen, Gemüse, Nüsse, Frischkornmüsli

Ein niedriger glykämischer Index bedeutet einen langsamen Anstieg des Blutzuckers, da die Kohlenhydrate nur sehr langsam vom Darm ins Blut übergehen.

Je niedriger der glykämische Index ist, desto länger hält auch das Sättigungsgefühl an, das gilt besonders für ballaststoffreiche Kost! Zahlreiche Studien haben gezeigt, dass eine Kost mit niedrigem GI wesentlich zur Verbesserung der Blutzuckerwerte und der Insulinempfindlichkeit beiträgt. Allerdings sind Nahrungsmittel, die neben einem niedrigen GI zusätzlich einen hohen Gehalt an gesättigten Fettsäuren, Zucker oder Zuckeraustauschstoffen (Fruchtzucker und Zuckeralkohole) enthalten, nicht empfehlenswert. Beispiel: Schokolade, Diabetikerprodukte.

INFO
1 BE Traubenzucker = 100% im GI
Nahrungsmittelbeispiele
hoher GI   > 70%   Weißbrot, Cornflakes
mittlerer GI   55–70%   Kartoffeln, Haushaltszucker
niedriger GI   < 55%   Vollkornbrot, Milch

Wie wende ich den glykämischen Index im Alltag an?

INFO
Zunächst erfolgt wie immer das Austesten! Die Bedeutung des GI liegt darin, Nahrungsmittel aus ähnlichen Nahrungsmittelgruppen miteinander zu vergleichen (z. B. verschiedene Nudel-, Obst -, oder Brotsorten)

Stellen Sie sich kleine **Testmahlzeiten** (z. B. 2 BE Kartoffelbrei, 2 BE Linsen) zusammen und messen Sie Ihren Blutzucker nach 60, 120 und 180 Minuten.

Wichtig ist noch die Information, wie viel Kurzzeitinsulin pro BE benötigt wird, um den Blutzucker im Normbereich zu halten.

Somit kann sich jeder Diabetiker für verschiedene Nahrungsmittel, seinen individuellen glykämischen Index aufstellen, was eine größere Vielfalt in der Nahrungsmittelauswahl mit sich bringt.

Bei Anwendung des glykämischen Index müssen jedoch auch verschiedene Faktoren beachtet werden, die die **Blutzuckerwirksamkeit** beeinflussen:

- Aufbau der Nahrungskohlenhydrate (z. B. Stärke oder Milchzucker)
- Ballaststoffgehalt (z. B. Weißbrot oder Vollkornbrot)
- Verarbeitungsgrad (z. B. Saft oder rohes Obst)
- Essgeschwindigkeit, Zerkleinerungsgrad durch Kauen
- Geschwindigkeit der Magenentleerung (z. B. flüssige Kohlenhydrate)
- Kombination mit anderen Nährstoffen, wie Fett und Eiweiß (z. B. Brot mit Wurst und Margarine)
- Reifegrad (z. B. bei Obst)
- Zeitpunkt des Essens: Bei gleicher Kohlenhydratmenge tritt morgens ein höherer Anstieg des Blutzuckers als mittags und abends auf.

Diskutieren Sie mit Ihrem Arzt oder Ihrer Diabetesberaterin, inwieweit Sie diese Besonderheiten bei der Insulintherapie berücksichtigen sollten!

12.2.6 Zucker in der diabetesgerechten Ernährung

Ist Zucker beim Zucker erlaubt?

Liest man sich das Kapitel „Aufbau und Vorkommen der Kohlenhydrate" (➤ Kap. 12.2.3) nochmals genauer durch, so erkennt man sehr leicht, dass z. B. auch Obst recht viel Zucker enthält und zwar Traubenzucker, Fruchtzucker und Haushaltszucker.

Beispiel: 100 g Apfel enthalten: 3 g Haushaltszucker, 6 g Fruchtzucker, etwas Traubenzucker.

Dies war jedoch noch nie ein Grund, Obst für Diabetiker zu verbieten. Es wird im Rahmen des Ernährungsplans stets mit einbezogen und berechnet.

Berücksichtigt man nun den Haushaltszucker genauso, z. B.

- in einem kleinen Eis
- in einem Schokoriegel
- in einem kleinen Stück Kuchen

so wird es hierbei ebenfalls zu keinem drastischen Blutzuckeranstieg kommen.

Natürlich wird bei Diabetes nicht empfohlen, freizügig Zucker (Haushaltszucker) zu essen. Nichts spricht jedoch dagegen, dass Sie **Haushaltszucker in „verpackter" Form** (d. h. in den Mahlzeiten enthalten) zu sich nehmen.

Bei Untersuchungen an Typ-1-Diabetikern unter intensivierter konventioneller Insulintherapie und Pumpentherapie wurde deutlich, dass eine tägliche Zuckermenge von 30–50 g den Blutzucker nicht negativ beeinflusst. Dies führte zur **Liberalisierung der „Diabetesdiät".**

Bestimmte Voraussetzungen sind jedoch nötig, um zuckerhaltige Lebensmittel genießen zu können:

- Der Umgang mit Kurzzeitinsulin muss sicher beherrscht werden!
- Der Haushaltszucker muss in der Mahlzeit enthalten und innerhalb des Ernährungsplans vorgesehen sein, d. h. wird nicht zusätzlich verzehrt
- Neben dem Haushaltszucker müssen auch die anderen freien Zucker berücksichtigt werden. Unter „freien" Zuckern versteht man alle Einfach-, und Zweifach-Zucker, die natürlicherweise in Fruchtsäften, Honig, Zuckersirup vorkommen, bzw. durch Hersteller, Köche oder Verbraucher in die Nahrungsmittel gegeben werden
- Der Kohlenhydratgehalt muss bekannt sein, durch Angaben auf der Verpackung oder Nährstofftabellen (z. B. „Kalorien mundgerecht", Umschau-Verlag)
- Die Empfehlung für den Zuckerverzehr lauten, dass nicht mehr als 10% der Gesamtenergie in Form von Zucker zu sich genommen werden soll. **Beispiel:** Bei einer täglichen Kalorienaufnahme von 1000 kcal sollte die Zuckeraufnahme nicht > 25 g sein (1 Schokoriegel ~ 50 g enthält 35 g Zucker).
- **Geeignet** sind Lebensmittel, die gleichzeitig Fett und Eiweiß enthalten, weil dadurch der Blutzucker langsamer ansteigt (z. B. Milcheis, Schokolade, Sahnetorte usw.)

- Ungeeignet ist Zucker in konzentrierter bzw. isolierter Form (z. B. Wassereis, normale Cola, Zuckerwatte usw.) ohne Fett- oder Eiweißanteil, weil dadurch der Blutzucker sehr schnell ansteigt Ausnahme: Als Sofortmaßnahme bei Unterzuckerungen (Hypoglykämien)
- Der Blutzucker muss vor und nach dem Verzehr zuckerhaltiger Nahrungsmittel kontrolliert werden.

Durch die Blutzuckerselbstkontrolle vor und nach den Mahlzeiten zeigt sich für Sie am besten, was und wie viel von den entsprechenden Lebensmitteln in Ihren täglichen Ernährungsplan mit aufgenommen werden kann.

BEACHTE
Weiterhin wichtig bleibt das Ziel der Diabetestherapie: Normale Blutzuckerwerte!

Tipp für übergewichtige Diabetiker

Sicherlich gibt es für Sie Situationen, in denen Sie doch lieber ein Stück Torte essen möchten, anstatt immer nur zu verzichten. Daher ein kleiner, aber hilfreicher Tipp:
- genießen Sie das Stück „normale" Torte!
- gleichen Sie dieses durch Weglassen von anderen kalorienreichen Lebensmitteln aus und bewegen Sie sich anschließend!!

12.2.7 Kohlenhydrat-Austauschtabelle

INFO
Für diese Kohlenhydrat-Austauschtabelle gilt:
1 BE = 12 g Kohlenhydrate!

Tab. 12.9 Brot- und Backwarengruppe (1 BE ~ 60 kcal)

Brot- und Backwarengruppe	
Blätterteig (roh, Tiefkühlware)	35 g
Brötchen, Semmeln	25 g
Grahambrot	30 g
Hefeteig, Pizzateig (roh)	30 g
Knäckebrot	20 g
Leinsamenbrot	35 g
Paniermehl	15 g
Pumpernickel	30 g
Roggenbrot, Roggenbrötchen	30 g
Roggenmischbrot	30 g
Roggenvollkornbrot	35 g
Weißbrot	25 g
Weizenmischbrot	30 g
Weizentoastbrot	25 g
Weizenvollkornbrot	35 g
Zwieback	15 g

Getreide

Tab. 12.10 Getreidekörner (1 BE ~ 60 kcal)

Körner	
Gerstengraupen (Gargewicht 70 g)	20 g
Grünkern (Gargewicht 70 g)	20 g
Hirse (Gargewicht 70 g)	20 g
Mais	20 g
Reis (Gargewicht 45 g)	15 g
Roggen	20 g
Vollkornreis (Gargewicht 50 g)	15 g
Weizen	20 g

Tab. 12.11 Getreidekörner (1 BE ~ 40 kcal)

Körner	
Roggenkeime	45 g
Weizenkeime	45 g

Tab. 12.12 Getreidegrieß, -grütze, -flocken (1 BE ~ 60 kcal)

Grieß, Grütze, Flocken	
Buchweizengrütze	15 g
Cornflakes	15 g
Gerstengrütze	15 g
Haferflocken	20 g
Hafergrütze	20 g
Roggenkeime	35 g
Weizengrieß	20 g
Weizengrütze	20 g
Weizenkeime	50 g

Tab. 12.13 Getreidemehl (1 BE ~ 60 kcal)

Mehl	
Buchweizenvollkornmehl	20 g
Grünkernmehl	15 g
Hafermehl	20 g
Maismehl	20 g
Reismehl	15 g
Roggenmehl, Roggenvollkornmehl	20 g
Weizenmehl Typ 405	15 g
Weizenvollkornmehl Type 1700	20 g

Tab. 12.14 Getreidestärke (1 BE ~ 60 kcal)

Stärke	
Puddingpulver	15 g
Reis-, Maisstärke	15 g
Weizen-, Kartoffelstärke	15 g

Tab. 12.15 Getreide-Teigwaren (1 BE ~ 70 kcal)

Teigwaren	
Nudeln, Eierteigwaren roh (Gargewicht 60 g)	20 g
Vollkornnudeln, roh (Gargewicht 60 g)	20 g

Gemüse

Kohlenhydratarme Sorten

INFO
Übliche Portionen dieser Gemüsesorten bis ca. 200 g, auch mehrmals am Tag, sind ohne BE-Anrechnung, da sie einen sehr geringen Kohlenhydratgehalt haben. 200 g frisches oder eingelegtes Gemüse enthalten durchschnittlich 40 kcal.

Frisches Gemüse
- Artischocke, Aubergine, Avocado (hoher Fettgehalt, 460 kcal)
- Bambussprossen, Bleichsellerie (Staudensellerie), Blumenkohl, grüne Bohnen, Bohnenkeimlinge, Broccoli
- Champignons, Chicoree, Chinakohl
- Eisbergsalat, Endiviensalat
- Feldsalat, Fenchel
- Gurken, Grünkohl
- Knollensellerie, Kohlrabi, Kopfsalat, Kürbis
- Lauch (Porree)
- Mangold, Möhren (Karotten)
- Paprikaschote, Pfifferling
- Radicchio, Radieschen, Rettich, Rhabarber, Rosenkohl, Rotkohl
- Sauerkraut, Schwarzwurzeln, Sojabohnen (hoher Eiweiß- und Fettgehalt: 200 g entsprechen 710 kcal), Sojabohnenkeimlinge, Spargel, Spinat, Steinpilze
- Tomate
- Weißkohl, Wirsing
- Zucchini, Zwiebeln.

Eingelegtes Gemüse
- Gewürzgurken, Mixed-Pickles, Tomatenpaprika, Zwiebeln
- Oliven (hoher Fettgehalt: 200 g entsprechen 260 kcal).

Tab. 12.16 Getrocknete Hülsenfrüchte (1 BE ~ 75 kcal)

Bohnen (alle Sorten) (60 g gekocht)	25 g
Erbsen (gelb, grün) (50 g gekocht)	25 g
Kichererbsen (55 g gekocht)	25 g
Linsen (75 g gekocht)	25 g

Kohlenhydratreiche Sorten

Hülsenfrüchte haben einen hohen Ballaststoffanteil. Daher kann eine Portion Eintopf (250 ml) ohne Berechnung verzehrt werden. Kartoffeln im Eintopf sind jedoch gesondert zu berechnen.

12.2 Kohlenhydrate

Tab. 12.17 Kohlenhydratreiche Gemüsesorten (1 BE ~ 75 kcal)

Dicke Bohnen	100 g
Erbsen (jung, grün)	100 g
Maiskörner (roh)	70 g
Zuckermais	80 g
Maiskolben	170 g
Rote Beete	140 g

Tab. 12.18 Kartoffeln und Kartoffelprodukte, nach Anweisung zubereitet (1 BE = 50 – 110 kcal)

Kartoffeln, Kartoffelprodukte	
Kartoffeln	80 g
Kartoffelflocken	15 g
Kartoffelknödel	50 g
Kartoffelknödelpulver	15 g
Kartoffelpüree	100 g
Kartoffelpuffer	50 g
Kartoffelpufferpulver	15 g
Kroketten	40 g
Krokettenpulver	15 g
Pommes frites (verzehrfertig)	40 g

Obst

- Rhabarbersaft bis 200 g ohne Anrechnung
- Bei Diätfruchtsäften und Diätfruchtnektaren BE-Angaben des Herstellers berücksichtigen.

Tab. 12.19 Frischobst (1 BE ~ 60 kcal)

Frischobst	
Ananas	90 g
Apfel	100 g
Apfel mit Schale	110 g
Apfelsine	130 g
Apfelsine mit Schale	180 g
Aprikosen	120 g

Tab. 12.19 Frischobst (1 BE ~ 60 kcal)

Frischobst	
Aprikosen mit Stein	130 g
Banane	60 g
Banane mit Schale	90 g
Baumtomaten/Tamarillo	130 g
Birne	120 g
Birne mit Schale	130 g
Blaubeeren	60 g
Brombeeren	140 g
Cherimoya, Ananonen	90 g
Erdbeeren	190 g
Feigen	90 g
Granatapfel	70 g
Granatapfel mit Schale und Kernen	200 g
Guave	180 g
Hagebutten	60 g
Himbeeren	210 g
Holunderbeeren	160 g
Honigmelone	100 g
Johannisbeeren rot	150 g
Johannisbeeren schwarz	120 g
Johannisbeeren weiß	130 g
Kakipflaume	80 g
Karambole, Sternfrucht	150 g
Kirsche sauer	110 g
Kirsche sauer mit Stein	120 g
Kirsche süß	90 g
Kirsche süß mit Stein	100 g
Kiwi	120 g
Kumquat	70 g
Litschi	70 g
Mandarinen	120 g
Mandarinen mit Schale	180 g
Mango	90 g
Mirabellen	80 g
Mirabellen mit Stein	90 g
Mispeln	100 g
Pflaumen mit Stein	110 g
Preiselbeeren	220 g
Moosbeeren	150 g

12 Ernährung

Tab. 12.19 Frischobst (1 BE ~ 60 kcal)

Frischobst	
Nektarinen	100 g
Nektarinen mit Stein	110 g
Opuntie, Kaktusfrucht	170 g
Pampelmuse	130 g
Pampelmuse mit Schale	200 g
Passionsfrucht	90 g
Pfirsich	140 g
Pfirsich mit Stein	150 g
Pflaumen	100 g
Quitten	140 g
Reineclauden	90 g
Reineclauden mit Stein	100 g
Sanddornbeeren	230 g
Stachelbeeren	120 g
Wassermelone	160 g
Wassermelone mit Schale	260 g
Weintrauben	70 g
Zitrone	150 g

Tab. 12.20 Naturreiner Obstsaft (1 BE ~ 60 kcal)

Apfelsaft	120 g
Birnensaft	100 g
Brombeersaft	120 g
Erdbeersaft	160 g
Grapefruitsaft	120 g
Himbeersaft	170 g
Holundersaft	160 g
Johannisbeersaft rot	80 g
Mandarinensaft	130 g
Orangensaft	120 g
Pflaumensaft	80 g
Sauerkirschsaft	90 g
Stachelbeersaft	100 g
Traubensaft	70 g

Tab. 12.21 Trockenobst (1 BE ~ 60 kcal)

Apfel	20 g
Aprikose	20 g
Banane	15 g
Datteln	20 g
Dattel mit Stein	25 g
Feigen	20 g
Pfirsich	20 g
Pflaumen	20 g
Pflaumen mit Stein	25 g
Rosinen	20 g

Tab. 12.22 Nüsse, Samen – bis 50 g ohne BE-Anrechnung (kcal pro 50 g)

Erdnüsse	300 kcal
Erdnüsse geröstet	310 kcal
Haselnüsse	340 kcal
Kokosflocken	330 kcal
Kokosnüsse	190 kcal
Kürbiskerne	295 kcal
Leinsamen	220 kcal
Mandeln	310 kcal
Mohn	240 kcal
Paranüsse	350 kcal
Pistazien	310 kcal
Sesamsamen	290 kcal
Sonnenblumenkerne	300 kcal
Walnüsse	350 kcal

Tab. 12.23 Nüsse, Samen – 1 BE

Nüsse, Samen	
Cashewnüsse 40 g	235 kcal
Maronen (Edelkastanien) 30 g	60 kcal
Pinienkerne 60 g	400 kcal

Milch, Milchprodukte

Tab. 12.24 Milch, Milchprodukte (1 BE = 90 bis 170 kcal)

Milchprodukte	Menge	Fett	Kaloriengehalt
Milch, Dickmilch, Joghurt, Kefir, Buttermilch	250 g	0,3%	90 kcal
Milch, Dickmilch, Kefir, Joghurt	250 g	1,5%	120 kcal
Milch, Dickmilch, Joghurt, Kefir	250 g	3,5%	170 kcal
Molke	250 g	0,2%	60 kcal
Kondensmilch	120 g	4%, 7,5%, 10%	134 – 167 kcal
Vollmilch-Trockenpulver	30 g	27%	148 kcal
Magermilch-Trockenpulver	20 g	1%	87 kcal
Sojamilch	200 g		
Kokosmilch	KH-Gehalt sehr gering		

Zuckeraustauschstoffe und Süßstoffe

Die Verwendung der energiehaltigen **Zuckeraustauschstoffe**
- Fruchtzucker, Isomalt, Lactit, Mannit, Maltit, Sorbit und Xylit

an Stelle von Haushaltszucker wird von den verschiedenen Fachgesellschaften nicht mehr empfohlen.

Die in Deutschland zugelassenen **Süßstoffe**
- Acesulfam-K, Aspartam, Cyclamat, Neohesperidin DC, Saccharin, Sucralose und Thaumatin (➤ Kap. 12.6.2)

sind alle kalorien-, und kohlenhydratfrei. Sie sind für Diabetiker geeignet.

Zuckerhaltige Lebensmittel („Süßigkeiten")

Die Aufnahme von Haushaltszucker (Saccharose) plus weitere freie Zucker (Honig, Zuckersirup) soll nicht mehr als 10% von der täglichen Kalorienzufuhr ausmachen. Zucker in isolierter Form ist nicht empfehlenswert (z. B. zuckerhaltige Getränke, ➤ Kap. 12.25)!!

Tab. 12.25 Zuckerhaltige Nahrungsmittel („Süßigkeiten") sind im Kaloriengehalt sehr unterschiedlich.

	Menge	Kalorien
Haushaltszucker	12 g	50 kcal
Honig	15 g	50 kcal
Kakaogetränk	150 g	120 kcal
Marmelade	15 g	45 kcal
Marmelade, kalorienreduziert	Geringer KH-Gehalt (2 TL 25 kcal)	
Nuss-Nougat-Creme	20 g	100 kcal
Pralinen	15 g	70 kcal
Rührkuchen	25 g	100 kcal
Schokolade (1 Riegel)	20 g	100 kcal
Speiseeis	45 g	110 kcal

Verschiedenes

Portion bis je 20 g **ohne** BE-Anrechnung bei:
- Kakaopulver
- Sojamehl
- Leinsamen
- Weizenkleie.

MERKE

1. Unsere Nahrung setzt sich zusammen aus:
   a. energieliefernden Bestandteilen:
   – Kohlenhydrate
   – Eiweiß
   – Fett.

Bestandteile	Energiegehalt
Kohlenhydrate	4 kcal/g
Eiweiß	4 kcal/g
Fett	9 kcal/g

   b. energiefreien Bestandteilen:
   – Vitamine
   – Mineralstoffe
   – Wasser
   – Spurenelemente.
2. Unser Körper erhält seine Energie in erster Linie aus der Umwandlung der Kohlenhydrate zu Traubenzucker.
3. Kohlenhydrate können in der Leber als Glykogen gespeichert werden. Diesen „Notvorrat" nutzt der Körper bei Unterzuckerungen.
4. Kohlenhydrate setzen sich aus einer unterschiedlichen Anzahl und Art von Bausteinen zusammen.
   - Einfachzucker
   - Zweifachzucker
   - Vielfachzucker.
5. Kohlenhydrate erhöhen unmittelbar den Blutzucker (BZ). Insulin senkt den Blutzucker. Die Kohlenhydrate z. B. im Brot werden zu Traubenzucker abgebaut (BZ ↑) und mit Hilfe des Insulins in die Körperzelle eingeschleust (BZ ↓).
6. Kohlenhydrate kommen in allen pflanzlichen Nahrungsmitteln vor. In tierischen Nahrungsmitteln sind sie in Milch und fast allen Milchprodukten enthalten. Fleisch, Fisch, Ei enthalten keine Kohlenhydrate, sondern Eiweiß und Fett.
7. Für insulinpflichtige Diabetiker und Diabetiker die insulinfreisetzende Tabletten nehmen, hat es sich bewährt Kohlenhydrate in BE umzurechnen. Für diese Schätzhilfe gilt: 1 BE = 10–12 g Kohlenhydrate. Wie viel Gramm eines Nahrungsmittels eine BE enthalten, wird in der Kohlenhydrat-Austauschtabelle angegeben (➤ Kap. 12.2.7).
8. Die Blutzuckerwirksamkeit von kohlenhydrathaltigen Nahrungsmitteln wird durch den glykämischen Index (GI) ausgedrückt. Es gilt: 1 BE Traubenzucker = 100% GI. Vor allem kohlenhydratreiche Lebensmittel mit einem geringen glykämischen Index (GI < 55%) sind empfehlenswert, vorausgesetzt sie erfüllen die weiteren Kriterien einer gesunden Kost.

Fragen

1. Für wen ist es sinnvoll den Kohlenhydratgehalt der Nahrung zu berechnen?
2. Welche Nahrungsbestandteile liefern Kalorien? Zählen Sie diese Nährstoffe auf und notieren Sie den Kaloriengehalt.
3. Wozu benötigen wir Kohlenhydrate?
4. In welchem Organ unseres Körper werden Kohlenhydrate gespeichert?
5. Wo kommen Kohlenhydrate vor?
6. Was ist eine BE?
   – 1 BE = 12 g Kohlenhydrate = 30 g Mischbrot.
   – 1 BE = 25 g Kohlenhydrate = 30 g Mischbrot.
   – 1 BE = 25 g Kohlenhydrate = 60 g Mischbrot.
   – 1 BE = 12 g Kohlenhydrate = 60 g Mischbrot.
7. Was sagt die Kohlenhydrat-Austauschtabelle aus?
8. Was sagt die Aufnahmegeschwindigkeit der Kohlenhydrate aus?
9. Wann muss ein insulinpflichtiger Diabetiker sein Essen abwiegen?
10. Stellen Sie ein Frühstück mit 3 BE zusammen.

Lösungen siehe Anhang.

12.2.8 Ballaststoffe

Als Ballaststoffe bezeichnet man Zellwandbestandteile, Schutz-, Füll- und Begleitstoffe von Pflanzen, die durch die Verdauungssekrete des Menschen nicht oder nur zum Teil abgebaut werden können. Dennoch sind sie alles andere als „unnützer Ballast" für unseren Körper. (➤ Abb. 12.4)

Eigenschaften

Ballaststoffe haben eine Vielzahl **positiver Eigenschaften:**

12.2 Kohlenhydrate

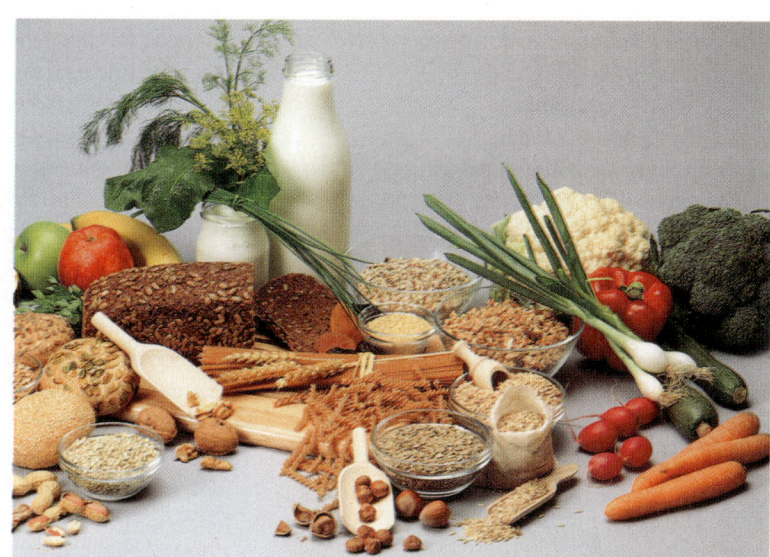

Abb. 12.4 Auswahl ballaststoffreicher Nahrungsmittel

- Ballaststoffe verzögern die Resorption von Kohlenhydraten
  - Blutzuckerspitzen werden vermieden
  - Weniger Insulin zur Verarbeitung der Kohlenhydrate ist notwendig
  - Die diabetische Stoffwechsellage wird verbessert
- Ballaststoffe haben meist eine faserige Struktur und müssen dadurch länger und kräftiger gekaut werden. Das
  - ist gut für die Zähne
  - macht schneller satt („Kalorienbremse")
- Ballaststoffe binden Wasser und quellen
  - Dadurch sorgen sie für eine geregelte Darmtätigkeit
  - Manche Ballaststoffe sind in der Lage, Cholesterin und Gallensäure zu binden (besonders Haferkleie). Sie tragen damit zur Senkung des Blutcholesterinspiegels bei und sind wichtige Helfer gegen Herz-Kreislauferkrankungen.

Empfehlung

Die Empfehlung der täglichen Ballaststoffaufnahme liegt bei 40 g, wobei die Hälfte davon in Form von löslichen Ballaststoffen (Frischobst, Gemüse) aufgenommen werden sollte. Bei jeder Mahlzeit kann man durch die Auswahl der Lebensmittel die tägliche Ballaststoffzufuhr beeinflussen:

- Bevorzugen Sie Vollkornprodukte
- Essen Sie 5 Portionen Obst und Gemüse am Tag, wenn möglich mit Schale (z. B. Äpfel, Birnen, Gurke)
- Probieren Sie mal wieder Hülsenfrüchte und testen Sie die individuelle Blutzuckerwirksamkeit (glykämischer Index)
- Wie wäre es mit einem Müsli zum Frühstück?
- Durch den Verzehr von genügend Obst und Gemüse ist ebenfalls die Aufnahme von Vitaminen, Mineralstoffen und sekundären Pflanzenstoffen gewährleistet.

Fragen

1. a) Welche positive Wirkung haben Ballaststoffe auf die diabetische Stoffwechsellage?
   b) Welche positive Wirkung haben Ballaststoffe auf Herz-Kreislauf-Erkrankungen?
2. Nennen Sie ballaststoffreiche Lebensmittel.
3. Überlegen Sie sich verschiedene, ballaststoffreiche Zwischenmahlzeiten.

Lösungen siehe Anhang.

> **INFO**
> **Unser Vorschlag**
> **Müsli für 3 BE**
> 30 g Roggen- und/oder Weizenschrot über Nacht einweichen (1½ BE)
> 1 BE Obst (z. B. 110 g Apfel) klein schneiden
> 125 g Naturjoghurt 1,5% (½ BE)
> je 1 Esslöffel Sonnenblumenkerne, Leinsamen, Weizenkleie
> *Guten Appetit!*

12.3 Fette

12.3.1 Fett in der Ernährung

Fett gehört zu den drei Hauptnährstoffen. Es ist der Träger von Aroma- und Geschmacksstoffen. Fett liefert dem Körper konzentrierte Energie:

> **INFO**
> 1 g Fett enthält 9 kcal (38 kJ)

Fett hat damit so viele Kalorien wie die gleiche Menge Eiweiß oder Kohlenhydrate!

Hauptsächlich zieht der Körper Fett zur Energiegewinnung heran. Daneben erfüllt es noch andere lebenswichtige Aufgaben:
- Transport von fettlöslichen Vitaminen (Vitamin A, D, E, K)
- Schutzfunktion für Haut, Haare und wichtige Organe wie z. B. die Niere
- Baustoff für Körperzellen
- Energiereserve
- Träger von lebensnotwendigen Fettsäuren.

Wie viel Fett benötigt Ihr Körper?

Ein übermäßiger Fettverzehr ist sowohl für einen Diabetiker als auch für einen Nichtdiabetiker sehr ungünstig. Die Folgen können sein:
- Übergewicht
- Anstieg der Blutfette (Cholesterin, Triglyzeride)
- Anstieg des Blutdrucks
- Begünstigung der Arteriosklerose (= Gefäßverkalkung) (➤ Kap. 1.4).

Gerade für übergewichtige Diabetiker ist ein **bewusster und sparsamer Fettverzehr** von großer Bedeutung. Fettreiche Mahlzeiten enthalten hohe Mengen an gesättigten Fettsäuren, die nach dem Essen zu ungünstig hohen Blutfettspiegeln führen. Diese wiederum fördern die Entstehung von Herz-Kreislauf-Erkrankungen. Zu beachten ist ebenfalls die sehr ungünstige Fettzusammensetzung in vielen Süßwaren, Fertig-, und Fast-Food-Gerichten. Um abzunehmen müssen Sie Energie einsparen. Dieses Ziel erreichen Sie am leichtesten, indem Sie Fettkalorien reduzieren. Da Fett konzentrierte Energie enthält, sparen Sie reichlich Kalorien, ohne sich mengenmäßig beim Essen einschränken zu müssen. Sie fühlen sich weiterhin satt und nehmen an Gewicht ab. Durch Untersuchungen weiß man, dass strukturierte Abnehmprogramme die
- Verhaltensänderung
- Ernährungsumstellung
- und regelmäßige körperliche Bewegung

vermitteln, eine langfristige Gewichtsabnahme bewirken können.

> **INFO**
> In einer gesunden Ernährung sollte der Fettgehalt 25 – 35% der gesamten Energiemenge nicht überschreiten. Das entspricht etwa 1 g pro kg Normalkörpergewicht.

Diese Fettmenge teilt sich folgendermaßen auf:
- ⅓ Streichfett
- ⅓ Zubereitungsfett
- ⅓ Versteckte Fette.

Beispiel: Eine Person mit 60 kg Normalgewicht benötigt insgesamt 60 g Fett, die sich aufteilen in:
- 20 g Streichfett (Butter, Margarine, Magerquark, Frischkäse)
- 20 g Zubereitungsfett (Raps-, und Olivenöl)
- 20 g versteckte Fette (Fleisch, Wurst, Fisch, Milch, Käse, Eier, Nüsse etc.).

12.3.2 Anwendungsempfehlungen

Streichfett

Als Streichfett können Sie Butter oder Margarine verwenden. Diese unterscheiden sich im Wesentlichen in der Fettqualität, nicht im Fettanteil.

INFO
So enthalten 25 g Butter oder Margarine 20 g Fett mit einem Energiegehalt von 190 kcal.

Ein Milchhalbfett (Halbfettbutter) oder Halbfettmargarine enthält 50% weniger Fett als herkömmliche Butter oder Margarine.

INFO
50 g Milchhalbfett oder Halbfettmargarine enthält 20 g Fett mit 190 kcal.

Verwenden Sie Streichfett grundsätzlich sparsam:
- bestreichen Sie ihr Brot eher dünn mit Butter oder Margarine
- zwei gestrichene Esslöffel Butter oder Margarine täglich reichen als Streichfett völlig aus
- beim Verzehr von Streichkäse oder -wurst erübrigt sich die Verwendung von Butter oder Margarine (Butter gilt auch als Belag!)
- wer Gewicht reduzieren möchte, halbiert das Streichfett oder reduziert den Fettgehalt durch den Einsatz von Halbfettmargarine oder Halbfett-Butter
- Personen, die außerdem einen erhöhten Blutfettspiegel (Cholesterin, Triglyzeride) haben, sollten Margarine den Vorzug geben. Margarinesorten, die aus hochwertigen Ölen hergestellt und zusätzlich frei von „ungehärteten Fetten" sind, beeinflussen die Blutfette günstig.

Zubereitungsfett

Beim Zubereiten Ihrer Nahrungsmittel ist es ebenso ratsam, mit wenig Fett zu arbeiten:
- Salate können Sie mit fettarmem Joghurt anmachen
- probieren Sie einmal das Braten im Bratschlauch oder im Römertopf
- vermeiden Sie das Panieren von Fleisch und Fisch
- bereiten Sie Gemüse „natur" zu und verwenden Sie nur eine Messerspitze Fett zur Geschmacksabrundung
- beschichtete Pfannen, Töpfe und der Grill helfen Ihnen, ein schmackhaftes und doch fettarmes Essen zuzubereiten.

INFO
Zum Braten sind Halbfette wegen des hohen Wassergehaltes und der damit verbundenen Spritzgefahr nicht geeignet.

Versteckte Fette

Besonders viel Beachtung sollten Sie den versteckten Fetten schenken. Sie sind die Hauptursache für den derzeit hohen Fettkonsum unserer Gesellschaft und den damit verbundenen Risiken für unsere Gesundheit. Versteckte Fette sind nicht unmittelbar sichtbar. Diese Tatsache macht es so schwierig, den Fettgehalt der einzelnen Nahrungsmittel richtig einzuschätzen. Durch die richtige Auswahl der Lebensmittel kann man den Fettgehalt der Nahrung deutlich beeinflussen.

INFO
Verbessern Sie Ihre Ernährung durch die richtige Auswahl Ihrer Speisen und machen Sie sich folgende Grundsätze zur Gewohnheit:
- Bevorzugen Sie kleine Portionen, auch von fettarmen Lebensmitteln
- Belegen Sie Ihre Scheibe Brot eher knapp
- Wählen Sie häufiger fettfreien Belag, wie Gurken, Tomaten, Kräuter oder Marmelade
- Essen Sie täglich frisches Obst, (mindestens 2 Stück pro Tag) und ein Milchprodukt als Zwischenmahlzeit.
- Knabberartikel, Gebäck und Süßigkeiten sollten nur selten auf Ihrem Speiseplan stehen.

Tab. 12.26 Portionsvergleich verschiedener fetthaltiger Lebensmittel

Fettreiche Lebensmittel	Fettgehalt	Fettarme Lebensmittel
1 Esslöffel Sahne (15 g)	5 g Fett	2 Becher fettarmer Joghurt (300 g)
1 Bratwurst (150 g)	36 g Fett	Schweinelende (375 g)
1 Portion Leberwurst (30 g)	12 g Fett	3 Scheiben Bierschinken (90 g)
1 Portion Pommes frites (150 g)	13 g Fett	3 Portionen Kartoffelpüree (600 g)
1 Plundergebäck (90 g)	20 g Fett	4 fettarme Hefeteigstückchen (300 g)
1 Handvoll Chips (15 g)	5 g Fett	1 Packung Salzstangen (125 g)

Tab. 12.27 Fettwegweiser

Bevorzugt essen		Nur sehr selten essen
mageres Fleisch, Wild, Wiener Würstchen, gekochter und roher Schinken Bierschinken, Jagdwurst, Pasteten mit Fleischeinlagen, Aspikwurst, kalter Braten, Kasseler	Fleisch und Wurstwaren	durchwachsenes Fleisch, Bratwurst, Innereien (hoher Cholesteringehalt) Speck, Mett- und Leberwurst, Zervelatwurst, Salami, Speckblutwurst, Fleisch-, Schinken- und Gelbwurst
Hähnchen, Pute, magere Geflügelwurst	Geflügel	Gans, Ente, Suppenhuhn
Buttermilch, Kondensmilch 4% Fett, saure Sahne 10% Fett, fettarme Milch und Milchprodukte wie Joghurt, Kefir und Dickmilch mit 1,5% Fett, Magerquark, fettarme Käsesorten bis ca. 15 g absoluter Fettgehalt oder 30% F.i.Tr. wie z. B.: körniger Frischkäse, Harzer-, Koch-, Schnitt- und Schmelzkäse mit 30% F.i.Tr., Camembert, Romadur, Limburger und Parmesan mit 30% F.i.Tr.	Milch und Milchprodukte	Kaffeesahne, Schlagsahne, Schmand 24% Fett, Creme fraiche, fettreiche Milch und Milchprodukte ab 3,5% Fett wie: Vollmilch, Sahnejoghurt, Sahnequark, fettreiche Käsesorten ab ca. 25 g absoluter Fettgehalt oder 45% F.i.Tr. wie z. B.: Doppelrahmfrischkäse, Emmentaler-, Edelpilz-Käse, Schweizerkäse ab 45% F.i.Tr., Brie und Gorgonzola ab 45% F.i.Tr.
Forelle, Hecht, Heilbutt, Steinbutt, Seezunge, Scholle, Zander, Kabeljau, Schellfisch in kleinen Mengen, wegen guter Fetteigenschaften: Hering, Makrele, Lachs, Thunfisch und Fischkonserven ohne Öl und ohne fettreiche Saucen	Fisch	Aal, Karpfen, Waller Schalentiere (hoher Cholesteringehalt)
Eiklar	Eier	Eigelb
Hefeteiggebäck, gedeckter Apfelkuchen, Käsekuchen, Mürbeteig	Kuchen und Gebäck	Blätterteig- und Plundergebäck, Rührkuchen, Sahne- und Buttercremetorten, Fettgebackenes

Die ➤ Tab. 12.26 veranschaulicht einen Portionsvergleich zwischen verschiedenen fetthaltigen Lebensmitteln.

Essen Sie seltener fettreiche Lebensmittel. Der Fettwegweiser hilft Ihnen bei der Auswahl Ihrer Lebensmittel (➤ Tab. 12.27).

12.3.3 Fettqualität

Neben der Menge kommt es bei den Fetten auch auf deren Zusammensetzung an. Dieses Qualitätsmerkmal erkennt man am Aufbau und Gehalt der Fettsäuren (➤ Tab. 12.28). Die Fette werden aufgebaut aus Fettsäuren und Glycerin. Diese Fettsäuren werden nochmals unterschieden in:

- **Gesättigte Fettsäuren:** Sie sind vorwiegend in tierischen Produkten enthalten, aber auch in Kakaobutter, Kokosfett und Palmkernfett. Sie erhöhen den Cholesterinspiegel!
- **Transfettsäuren:** Sie entstehen als unerwünschtes Nebenprodukt bei der industriellen Härtung von Pflanzenfetten und kommen vor allem in Fertigprodukten (Backwaren, Süßwaren, Müsli-Riegel, Fast-Food, frittierte Nahrungsmittel) vor. Auch sie erhöhen den Cholesterinspiegel!
- **Einfach ungesättigte Fettsäuren:** Sie sind in pflanzlichen Ölen enthalten (z. B. Oliven-, Rapsöl, Nüsse). Sie sind Vitamin E-reich und haben eine günstige Wirkung auf die Blutfette insgesamt (➤ Abb. 12.5).
- **Mehrfach ungesättigte Fettsäuren:** Hier sind insbesondere die Omega-3-Fettsäuren zu empfehlen. Sie haben eine gefäßschützende Eigenschaft und tragen dazu bei, das Risiko von Herzinfarkt und Schlaganfall zu senken. Reich an Omega-3-Fettsäuren sind Raps-, Walnuss-, Leinöl, grünes Blattgemüse, fetter Seefisch (Makrele, Hering, Lachs, Thunfisch, Sardellen, Sardinen). Fisch sollte deswegen zweimal wöchentlich auf dem Speiseplan stehen.

Fette, die einen hohen Anteil an **einfach-** und **mehrfach-ungesättigten Fettsäuren** haben, sind für den Körper lebensnotwendig (essentiell) und müssen täglich zugeführt werden.

Die Wirkung von **Doppelbindungen** in den ungesättigten Fettsäuren:

- der Schmelzpunkt des Fettes wird herabgesetzt
- das Fett wird „empfindlicher" (z. B. Zersetzung bei Hitze)
- das Fett hat günstigere Eigenschaften für den menschlichen Stoffwechsel.

> **INFO**
> Für hohe Temperaturen sind nur spezielle Diät-Bratfette (z. B. Rau, Becel) oder gehärtete Pflanzenfette (z. B. Biskin, Palmin) geeignet. Aufgrund ihrer ungünstigen Zusammensetzung sollen sie deshalb nur sehr sparsam und selten eingesetzt werden.

Tab. 12.28 Aufbau der Fettsäuren

Fettsäuren	Sättigung/Zahl der Doppelbindungen
	gesättigte Fettsäuren
	einfach ungesättigte Fettsäuren
	mehrfach ungesättigte Fettsäuren
	Wasserstoff (H)
	Kohlenstoff (C)
	Sauerstoff (O)

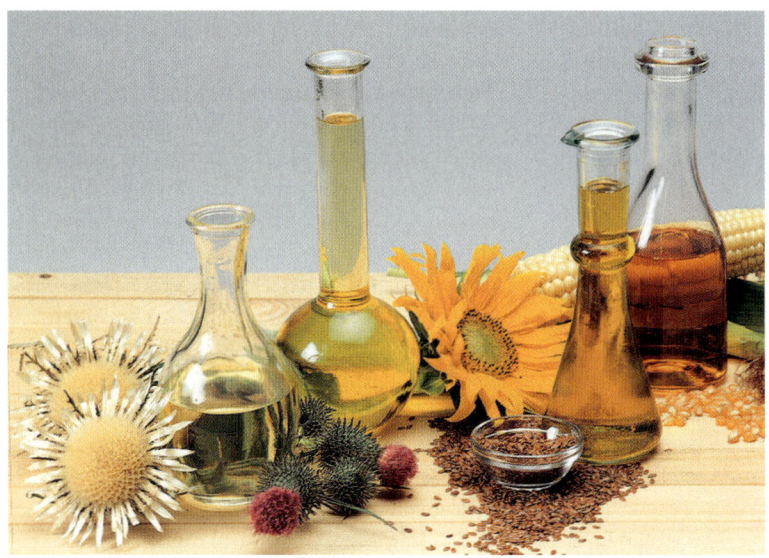

Abb. 12.5 Ungesättigte Fettsäuren sind vorwiegend in pflanzlichen Ölen.

Der Anteil an gesättigten Fettsäuren sollte drastisch gesenkt werden. Damit ist nicht nur Butter und Schmalz gemeint, sondern auch:
- fette Wurst
- fettes Fleisch
- fetter Käse
- Eier
- Sahne
- Süßigkeiten (z. B. Schokolade).

Sie beugen so erhöhten Blutfettspiegeln und damit verbundenen Gefäßverengungen vor.

INFO
- Gesamtfettaufnahme sollte unter 35% der täglichen Kalorienaufnahme liegen
- So wenig wie möglich gesättigte und Transfettsäuren verzehren (< 8% der Gesamtenergie)
- Anteil der einfach ungesättigten Fettsäuren kann bis zu 20% der Tagesenergie ausmachen
- Steigerung des Fischverzehrs auf 2–3-mal in der Woche wäre wünschenswert.

12.3.4 Erhöhter Cholesterinspiegel

Wenn Sie trotz Gewichtsabnahme und guter Blutzuckereinstellung einen erhöhten Cholesterinspiegel haben, sollten Sie diesen von Ihrem Arzt genauer untersuchen lassen. Es gibt im Körper **zwei Arten von Cholesterin**:

- HDL-Cholesterin und
- LDL-Cholesterin.

Das **HDL** wird auch als gutes Cholesterin bezeichnet (HDL = Hab Dich Lieb!). Es transportiert überflüssiges Cholesterin aus den Gefäßen zur Leber, wo es abgebaut wird. Ein erhöhter HDL-Spiegel hat also gefäßschützende Eigenschaften. Er kann besonders durch körperliche Aktivität und gesunde Ernährung gesteigert werden.

Im Gegensatz dazu wirkt sich ein erhöhtes **LDL-Cholesterin** negativ auf die Gefäße aus. Dieses LDL-Cholesterin lagert sich in den Gefäßen wie Kalk in einer Wasserleitung ab, macht die Gefäße starr und undurchlässig. Die Organe werden so ungenügend mit Sauerstoff und Nährstoffen versorgt. Gefäßverschlüsse, Herzinfarkt und Schlaganfall sind die gefürchteten Konsequenzen (➤ Kap. 1, ➤ Kap. 13.1, ➤ Kap. 13.2). Lassen Sie es nicht so weit kommen!

Überprüfen Sie nochmals Ihre Ernährung. Cholesterin kommt in der Ernährung in allen tierischen Lebensmitteln vor, insbesondere in Eigelb, Butter, Innereien und Schalentieren (➤ Tab. 12.29). Der derzeitige Cholesterinverzehr unserer Gesellschaft liegt bei ca. 600 mg pro Tag, die empfohlene Menge beträgt 300 mg (➤ Abb. 12.6).

Wichtig ist bei einem erhöhten LDL-Cholesterin die **kritische Betrachtung** Ihrer gesamten Ernährung:

Tab. 12.29 Cholesteringehalt

Je 300 mg Cholesterin sind enthalten in	
Eigelb	1
Butter	100 g
vollfetter Käse	300 g
Leber	125 g
Krabbenfleisch	150 g

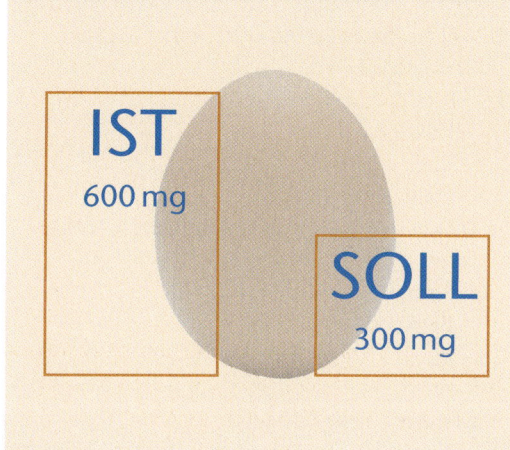

Abb. 12.6 Nahrungscholesterin

- bei Übergewicht die Energiemenge einschränken
- den pflanzlichen Anteil des Essens gegenüber dem tierischen Anteil erhöhen
- Anteil der ballaststoffreichen Lebensmittel erhöhen
- Verringerung der täglichen Fettmenge
- tierische Fette durch pflanzliche Fette auszutauschen
- cholesterinreiche Produkte meiden.

Lassen Sie zum Beispiel nur die Eier in Ihrer Ernährung weg und essen weiterhin die üblichen Mengen an Fleisch, Wurst und Käse, so wird sich Ihr Cholesterinspiegel kaum verändern (> Abb. 12.7). Dagegen wird eine langfristige, vernünftige Kostumstellung Ihre Gesundheit verbessern und erhalten.

12.3.5 Fett- und Kohlenhydrataufnahme

Fettreiche Nahrungsmittel verweilen länger im Magen, da diese sich dämpfend auf die Magenbewegung auswirken.

INFO
Essen Sie eine fettreiche, kohlenhydrathaltige Mahlzeit (z. B. Pommes frites mit Mayonnaise), so müssen Sie mit einer langsameren Kohlenhydrataufnahme und einem langsameren Blutzuckeranstieg rechnen.

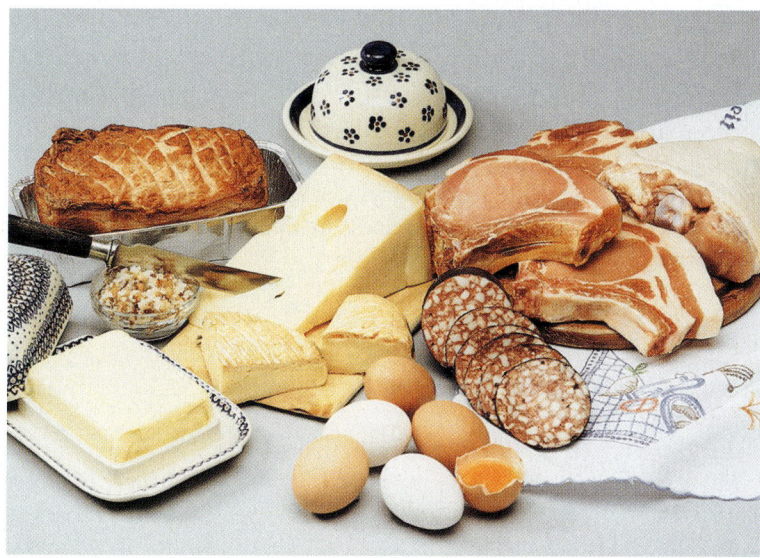

Abb. 12.7 Auswahl cholesterinhaltiger Nahrungsmittel

Beachten Sie diesen verzögernden Effekt bei der Auswahl des Spritz-Ess-Abstandes!

> **MERKE**
> Eine weitgehende Umstellung vom Verzehr tierischer auf pflanzliche Fette ist wünschenswert, auch im Hinblick auf die Cholesterinzufuhr, denn

> - pflanzliche Fette enthalten vorwiegend einfach und mehrfach ungesättigte Fettsäuren und kein Cholesterin.
> - tierische Fette enthalten hauptsächlich gesättigte Fettsäuren und Cholesterin.
>
> Essen Sie weniger tierische Fette und bevorzugen Sie die pflanzlichen. Achten Sie auf die versteckten Fette, denn gerade diese verstecken sich in Ihrem Körper nicht!

Fragen

1. Welche Aufgaben erfüllt Fett im Körper?
   - Es beugt Osteoporose vor
   - Es liefert essentielle Fettsäuren
   - Es dient als Schutz für die Haut und wichtige Organe
2. Wodurch unterscheiden sich Butter und Margarine?
   - Kaloriengehalt
   - Fettgehalt
   - Fettqualität
3. Welche dieser Lebensmittel enthalten kein Cholesterin?
   - Rindfleisch
   - Nüsse
   - Käse
   - Pflanzenöl
4. Welches der Lebensmittel enthält das meiste Fett?
   - Salami
   - Bierschinken
   - Ei

Lösungen siehe Anhang.

12.4 Eiweiß

12.4.1 Was ist Eiweiß?

Eiweiß (Protein) besteht aus vielen kleinen Bausteinen, den Aminosäuren (AS).

Für den menschlichen Organismus gibt es 20 wichtige Aminosäuren. Da ein Teil von ihnen vom eigenen Körper nicht selbst hergestellt werden kann, (d. h. essentiell ist), müssen diese Aminosäuren mit der Nahrung zugeführt werden.

Welche Funktion hat das Eiweiß?

Im menschlichen Körper wird Eiweiß für folgende Funktionen benötigt:
- den Zellaufbau (z. B. Muskel-, Knorpel-, Hautzellen)
- das Wachstum
- die Blut- und Hormonbildung.

Im Gegensatz zu Fett und Kohlenhydraten kann Eiweiß im Körper nicht gespeichert werden. Daher ist eine regelmäßige Zufuhr von Eiweiß notwendig. Die empfohlene tägliche Menge liegt zwischen 10–20%, d. h. dass 10–20% der täglichen Gesamtenergieaufnahme in Form von Eiweiß erfolgen sollte.

Ein Überangebot an Eiweiß nutzt der Körper zur Energiegewinnung (1 g Eiweiß liefert 4 kcal), oder er baut das Eiweiß um und speichert diese Umbauprodukte in Form von Fett oder Glykogen (Speicherform der Kohlenhydrate in der Leber).

Eiweiß enthält Stickstoff, der bei diesen Umbauprozessen freigesetzt wird. Stickstoff wird vor allem in Form von Harnstoff über die Niere ausgeschieden.

Wo kommt Eiweiß in der Nahrung vor?

Beim Eiweiß wird unterschieden zwischen Eiweiß pflanzlicher Herkunft und Eiweiß tierischer Herkunft

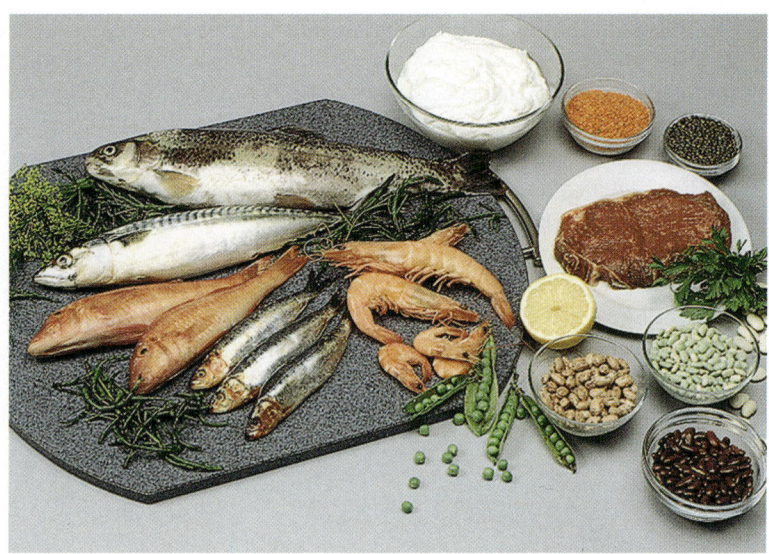

Abb. 12.8 Auswahl eiweißhaltiger Nahrungsmittel

Beispiele für Nahrungsmittel mit **tierischem Eiweiß**:
- Fleisch, Fisch, Wurst
- Käse, Milch, Quark, Joghurt, Sahne.

Beispiele für Nahrungsmittel mit **pflanzlichem Eiweiß**:
- Getreide, Getreideprodukte wie Brot, Nudeln, Reis
- Hülsenfrüchte (Linsen, Sojabohnen, Bohnen, Erbsen)
- Gemüse
- Obst (in geringen Mengen).

Das pflanzliche Eiweiß ist meist in höheren Mengen an Kohlenhydrate gebunden, dagegen enthält das tierische Eiweiß meist größere Mengen Fett (u. a. auch Cholesterin) (➤ Abb. 12.8).

12.4.2 Eiweiß-Mischungen

Tierisches Eiweiß ist für den menschlichen Körper prinzipiell wertvoller als das pflanzliche Eiweiß, d. h. es kann vom eigenen Körper besser als Baustoff verwendet werden. Jedoch enthalten tierische Nahrungsmittel neben dem Eiweiß auch versteckte Fette, die den z. T. recht hohen Kaloriengehalt ausmachen!

Allerdings ist es möglich, das pflanzliche Eiweiß durch Kombinationen verschiedener eiweißhaltiger Lebensmittel „aufzuwerten", d. h. der Körper kann es nun besser als Baustoff verwenden.
Beispiele für sinnvolle Eiweiß-Mischungen:

- Getreide (Mehl, Brot) mit Hülsenfrüchten z. B. Linsensuppe mit Brot
- Kartoffeln mit Ei oder Quark
- Mischung aus Mais ($1/3$) und Bohnen ($2/3$).

Somit ergibt sich eine gute Möglichkeit, das für den eigenen Körper notwendige Eiweiß in ausreichender Menge zu sich zu nehmen, ohne gleichzeitig zu viel Fett (also Kalorien!) aufzunehmen.

12.4.3 Ein ständiges „Zu viel" an Eiweiß schafft Probleme!

Entgegen der bisherigen Annahme, dass ein „zu viel" an Eiweiß grundsätzlich die Nieren der Diabetiker schädigen, konnte dies bisher durch Studien nicht eindeutig belegt werden. Bisher liegen noch nicht genügend Ergebnisse vor, um auf deren Basis eindeutige Empfehlungen zur Eiweißaufnahme zu machen. Feststehen allerdings bislang folgende Erkenntnisse:
- Die Eiweißaufnahme sollte 10–20% der täglichen Energieaufnahme betragen. Dies ist häufig die von vielen Diabetikern aufgenommene Eiweißmenge. Liegt eine Mikroalbuminurie und ein gleichzeitiger Bluthochdruck vor, sollten diese 20% Eiweißaufnahme nicht überschritten werden (Typ-1 und Typ-2-Diabetiker).
- Gerade für Typ-1-Diabetiker mit einer Mikroalbuminurie belegen Studien, dass eine Begrenzung der täglichen Eiweißaufnahme auf 0,8 g/Kg

Normalgewicht sinnvoll ist (= Normalisierung der Eiweißzufuhr).
- Nicht günstig sind für Diabetiker Diäten mit extremen Nährstoffverhältnissen. Werden über einen längeren Zeitraum Eiweißmengen von > 20% der täglichen Energieaufnahme aufgenommen, führt dies zu einer starken Belastung der Nieren. Neben der strengen Einstellung des Blutzuckers und des Blutdrucks kann eine Eiweißeinschränkung auf 0,5–0,8 g/kg Körpergewicht pro Tag das Voranschreiten einer diabetischen Nephropathie verlangsamen. In einer Studie (MDRD – Klahr et al 1994) hatte die strenge Eiweißeinschränkung allerdings keinen Effekt auf die Nierenfunktion selbst (➤ Kap. 13.1).

BEACHTE
Eine knapp bemessene Eiweißzufuhr entlastet die Niere, indem sie ihre Leistungsfähigkeit erhöht und das Voranschreiten der Funktionsstörung verzögert.

Ein hoher Eiweißverzehr zu einer Mahlzeit führt zu einem vorübergehenden Anstieg der Eiweißkonzentration im Blut. Dies wirkt genau wie bei einem Unterzucker (Hypoglykämie) als starker Reiz auf die Bauchspeicheldrüse (α-Zellen), wodurch das Hormon Glukagon ins Blut freigesetzt wird. Hohe Glukagonspiegel schwächen die Wirkung des Insulins ab bzw. heben sie ganz auf. Ein Teil des Eiweißes wird durch das Glukagon in der Leber zu Glukose umgewandelt, wodurch es zu einem **Blutzuckeranstieg** kommt. Ab welcher Menge diese Wirkung eintritt, ist individuell verschieden.

BEACHTE
Eine überhöhte Eiweißzufuhr kann also eine blutzuckersteigernde Wirkung haben. Daher sollte man bei der Aufstellung des eigenen Ernährungsplanes auch darauf achten, die errechnete Eiweißmenge möglichst gleichmäßig über den ganzen Tag zu verteilen und dabei für die Spätmahlzeit nur Obst oder Brot einplanen.

MERKE
Eiweiß ist für den menschlichen Körper ein lebensnotwendiger Baustoff, der mit der Nahrung zugeführt werden muss.
Ist die Eiweißzufuhr jedoch zu hoch, kommt es:
- durch den **Abbauvorgang** des Eiweißes zu einer starken Belastung der Nieren und damit zu einer Einschränkung der Nierenfunktion
- durch den **Umbauvorgang** des Eiweißes zum Blutzuckeranstieg. Es hat somit eine blutzuckersteigernde Wirkung.

Fragen

1. Was ist Eiweiß und welche Funktionen erfüllt es im menschlichen Körper?
2. Wie kann pflanzliches Eiweiß optimal für den menschlichen Körper ausgenutzt werden?
3. Welche Gründe gibt es für einen morgendlichen hohen Blutzuckerspiegel?
4. Was kann bei einer ständig zu hohen Eiweißaufnahme geschehen?

Lösungen siehe Anhang.

12.5 Erstellen eines individuellen Ernährungsplanes

Bei der Berechnung und Zusammenstellung des eigenen Ernährungsplanes müssen folgende Punkte berücksichtigt werden:
- Energiebedarf (abhängig von: Körpergröße, Gewicht, Geschlecht, Alter und körperlicher Belastung)
- persönliche Ernährungsgewohnheiten
- Therapieform.

12.5.1 Errechnen des Energiebedarfs

Eine optimale Energiezufuhr sollte so sein, dass der wachsende Organismus wachsen kann und der ausgewachsene Organismus normgewichtig wird und bleibt.
Die Grundlage zur Errechnung des Energiebedarfs bilden:
- Körpergewicht
- Energietagesbedarf
- Energiegehalt der Nährstoffe.

Berechnung des Normalgewichts nach dem Body-Mass-Index (BMI)

Eine weitere Möglichkeit das Normalgewicht zu ermitteln ist die Berechnung über den **Body-Mass-Index** (Körpermassen-Index) (➤ Abb. 12.9, ➤ Tab. 12.30).

Tab. 12.30 Body-Mass-Index (BMI)

Bewertung	BMI
Untergewicht	< 18,5
Normalgewicht	18,5–24,9
Übergewicht	25–29,9
Adipositas Grad 1	30–34,9
Adipositas Grad 2	35–39,9
Adipositas Grad 3	> 40

Neben dem Alter spielt auch das Geschlecht eine wichtige Rolle. Männer haben in der Regel einen höheren Anteil von Muskelmasse an der Gesamtkörpermasse als Frauen. Daher sind die Ober- und Untergrenzen des BMI bei Männern höher als bei Frauen. Laut DGE liegt der BMI für das Normalgewicht bei Männern zwischen 20 und 25, während sich der BMI bei Frauen zwischen 19 und 24 bewegt (➤ Kap. 12.31).

Tab. 12.31 Eine leichte Zunahme des BMI ist mit zunehmendem Alter normal

Alter in Jahren	BMI in kg/m2
19–24 Jahre	19–24
25–34 Jahre	20–25
35–44 Jahre	21–26
45–54 Jahre	22–27
55–64 Jahre	23–28
> 65 Jahre	24–29

Messen des Bauchumfangs

Wie bereits (➤ Kap. 1.4; ➤ Tab. 1.2) erwähnt, sollte der Bauchumfang innerhalb folgender Grenzen liegen.
- Männer < 102 cm
- Frauen < 88 cm

Berechnung des Energiebedarfs

Der tägliche Energiebedarf errechnet sich durch Multiplikation des Normalgewichts mit einem bestimmten „Energiefaktor", der von der Schwere der körperlichen Tätigkeit abhängig ist (➤ Tab. 12.32).

Tab. 12.32 Energiefaktoren

Tätigkeiten	Energiefaktoren
leichte körperliche	30
mittelschwere körperliche	35 – 40
schwere körperliche	40 – 50

Leichte körperliche Tätigkeiten
- Büroangestellte
- Laboranten
- Pkw-Fahrer
- Feinmechaniker
- Fließbandarbeiter
- tägliche Hausarbeiten.

Mittelschwere körperliche Tätigkeiten
- hauswirtschaftliche Tätigkeiten mit größerem manuellen Aufwand (Großputz)
- Verkäuferin
- Autoschlosser.

Schwere körperliche Tätigkeiten
- Bauarbeiter
- Landwirt
- Masseur
- Leistungssportler.

INFO
Bei Übergewicht muss man täglich 1000 kcal einsparen, um in 1 Woche 1 kg abzunehmen!

Verteilung der Hauptnährstoffe

Nach Festlegung des Energiebedarfs wird die errechnete Kalorienmenge entsprechend ➤ Tab. 12.34 auf die Hauptnährstoffe verteilt. Dadurch erhält man einen realistischen Ernährungsplan unter Berücksichtigung einer angemessenen Versorgung mit den drei Hauptnährstoffen.

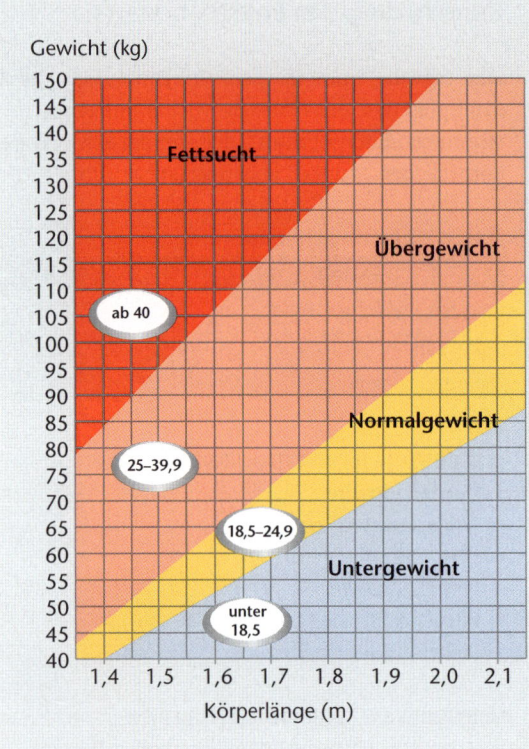

Abb. 12.9 Body-Mass-Index (BMI) [L 157]

Tab. 12.33 Energiegehalt der Nährstoffe

Energiegehalt der Nährstoffe	
Nährstoff	**Energiegehalt in 1 g**
Eiweiß	4 kcal
Fett	9 kcal
Kohlenhydrate	4 kcal
Alkohol	7 kcal

BEACHTE
Die Nährstoffrelation ändert sich in Abhängigkeit vom errechneten Energiebedarf (➤ Tab. 12.35).

Tab. 12.34 Verteilung der Hauptnährstoffe

10 – 20%	**Eiweiß**	Von dieser Gesamteiweißmenge sollten: 70% aus tierischem Eiweiß und 30% aus pflanzlichem Eiweiß stammen
25 – 35%	**Fett**	Von dieser Gesamtfettmenge sollten: ⅓ aus Streichfett ⅓ aus Kochfett und ⅓ aus verstecktem Fett stammen
45 – 60%	**Kohlenhydrate**	

Tab. 12.35 Nährstoffrelationen

Energiebedarf	Eiweiß	Fett	Kohlenhydrate
1000 – 1500 kcal	20%	30%	50%
1600 – 1700 kcal	18%	32%	50%
1800 – 2000 kcal	16%	34%	50%
> 2000 kcal	15%	35%	50%

Tab. 12.36 Anteil an der Tagesenergie

Mahlzeiten	Anteil an der Tagesenergie
1. Frühstück	ca. 20%
2. Frühstück	ca. 10%
Mittagessen	ca. 30%
Zwischenmahlzeit	ca. 10%
Abendessen	ca. 20%
Spätmahlzeit	ca. 10%

12.5.2 Mahlzeitenverteilung

Allgemeines

Nicht nur auf die richtige Zusammensetzung der Ernährung kommt es an, sondern auch auf ihre Verteilung über den Tag. So kann es sinnvoll sein, die gesamte Kalorienmenge auf 5–6 kleinere Mahlzeiten (➤ Kap. 13.3, Gastroparese) über den Tag zu verteilen (➤ Tab. 12.35). Die Blutzuckerspitzen nach den Mahlzeiten können somit geglättet, außerdem kann Heißhunger besser vermieden werden und die Hauptmahlzeiten werden nicht zu umfangreich.

Die Aufteilung des Tagesbedarfs kann durchgeführt werden wie in ➤ Tab. 12.35 gezeigt.

Entscheidend ist hierbei allerdings immer der individuelle Lebensstil und die Möglichkeiten einen Ernährungsplan sinnvoll in den eigenen Alltag zu integrieren. So spricht nichts dagegen die Gesamt-Energiemenge auf nur 3 Hauptmahlzeiten zu verteilen, soweit dies nicht mit einer zu hohen Kohlenhydrataufnahme pro Mahlzeit verbunden ist. Art, Menge und Verteilung der Kohlenhydrate im Tagesplan soll so gewählt werden, dass dieses langfristig zu stabilen Blutzuckerwerten (HbA1c-Wert) führt. Wichtigstes präventives Ziel ist eine ausgewogene, kalorienangepasste Ernährung und tägliche Bewegung.

Der Sinn eines **Ernährungsplanes** liegt also darin,
- das Richtige
- zur richtigen Zeit
- in der richtigen Menge
- in der richtigen Zusammensetzung
- in der richtigen Zubereitung

zu essen.

Zum Abschluss erfolgt nun noch die Verteilung der Gesamt-BE-Menge auf z. B. 6 Mahlzeiten.

Rechenbeispiel
für den eigenen Energiebedarf und der BE-Gesamtmenge siehe Anhang (➤ Kap. 27.4).

12.6 Diätetische Lebensmittel

12.6.1 Allgemeines

Zur Zeit beraten verschiedene Gremien der Europäische Union über neue Gesetzesvorlagen von so genannten „Diabetiker-Lebensmitteln". In Deutschland gibt es noch immer Lebensmittel mit der Kenn-

---

Fragen

1. Warum wird ein Ernährungsplan aufgestellt?
2. Welche Informationen benötigen Sie zur Errechnung Ihres Ernährungsplanes?
   a. Wie werden die Hauptnährstoffe verteilt?
   b. Wie sieht Ihre eigene Hauptnährstoff-Verteilung aus?

Lösungen siehe Anhang.

zeichnung „für Diabetiker geeignet", obwohl diese nach wissenschaftlichen Erkenntnissen gar nicht für eine diabetes-gerechte Ernährung empfehlenswert sind. Es werden national und international Forderungen gestellt, diese Bezeichnung europaweit nicht mehr zuzulassen.

Experten sind sich über die Empfehlungen, ganz normale Nahrungsmittel für Diabetiker zu verwenden, einig. Die frühere Ansicht, den Haushaltszucker aus der täglichen Ernährung zu entfernen, ist wissenschaftlich überholt. Aber gerade auf dieser früheren Meinung basieren noch heute die in Deutschland zugelassenen „Diabetiker-Lebensmittel". Es handelt sich um Lebensmittel, die an Stelle von Zucker mit Zuckeraustauschstoffen (Fruchtzucker, Zuckeralkohole) und Süßstoff hergestellt werden.

Mögliche **Probleme beim Einsatz von Diabetiker-Lebensmitteln** sind:
- Energieüberschreitung
- zu viele ungünstige Fette
- zu viel Eiweiß
- schwankender „anzurechnender" Kohlenhydratgehalt
- Alkoholgehalt
- hoher Preis.

Diabetiker-Lebensmittel müssen folgende **Angaben auf der Verpackung** aufweisen:
- Gehalt an verwertbaren Kohlenhydraten, Fett und Eiweiß bezogen auf 100 g oder 100 ml
- Gehalt an verwendeten Zuckeraustauschstoffen
- Art der verwendeten Süßstoffe
- Höhe des Energiegehalts in kJ und kcal
- Mindesthaltbarkeitsdatum.

BEACHTE
Die Angabe über den BE-Gehalt ist gesetzlich nicht vorgeschrieben.

Wirft man einen Blick auf die Zutatenliste des jeweiligen Lebensmittels, kann man leicht erkennen, ob das Produkt auch Zucker oder Zuckerstoffe enthält. Dies trifft oftmals auf so genannte **„Leicht"- oder „Lightprodukte"** zu. Die Begriffe „leicht" bzw. „light" sind gesetzlich noch nicht definiert. Deshalb auch bei diesen Produkten die Zutatenliste sorgfältig lesen. Aufschriften auf Lebensmitteln, die auf **Zuckerbestandteile** hinweisen:

- Zucker
- Zuckerstoffe
- Maltodextrin
- Maltose
- Dextrose
- Glukose
- Glukosesirup
- Honig
- Maltitsirup.

Viel hilfreicher könnte eine europaweite übersichtliche Kennzeichnung der Inhaltsstoffe und der Mengenangaben von Kohlenhydraten und Fetten sein.

12.6.2 Süßungsmittel

Süßstoffe

Allgemeines

Was sind Süßstoffe?
Süßstoffe sind künstlich hergestellte chemische Verbindungen mit einer Süßkraft, welche diejenige des Zuckers (Saccharose) um das 10- bis 3000-fache überschreitet. Sie enthalten keine Kohlenhydrate und erhöhen somit nicht den Blutzucker! Und sie enthalten auch keine bzw. fast keine Kalorien (kcal).

Wie verwertet der Körper die Süßstoffe?
Sie werden nicht verstoffwechselt, d. h. dass sie unverändert mit dem Harn wieder ausgeschieden werden (Ausnahme: Aspartam, siehe dort).

In welcher Form sind Süßstoffe im Handel?
- als Tabletten
- in flüssiger Form
- als Streusüße.

Süßstoff-Tabletten und flüssige Süßstoffe bestehen meist aus Mischungen von Saccharin und Cyclamat, damit man sie besser dosieren kann.

Welche Süßstoffe sind in Deutschland zugelassen?

Saccharin
- süßt 300- bis 500-mal stärker als Haushaltszucker (Saccharose), kalorienfrei

- hitze- und gefrierbeständig, stabil während der Lagerung
- schwer in kaltem Wasser löslich.

Sucralose
- wird aus Zucker hergestellt
- süßt etwa 600 mal süßer als Zucker, kalorienfrei
- zahnschonend
- wirkt sehr gut in Kombination mit anderen Süßstoffen
- sehr gute Wasserlöslichkeit und hohe Stabilität
- zuckerähnlicher Geschmack

Cyclamat
- süßt 10- bis 30-mal stärker als Saccharose, kalorienfrei
- wird nicht verdaut und unverändert über die Niere ausgeschieden. Nur sehr wenige Menschen verfügen über Bakterien in der Darmflora, die das Cyclamat zu einem geringen Teil umwandeln können. Daher wurde die akzeptable tägliche Aufnahmemenge sowie die Verwendungshöchstmenge in Lebensmitteln gesenkt (= ADI-Wert)
- in Tabletten, Streu- und Flüssigsüße im Handel.

Aspartam
- süßt 200-mal stärker als Saccharose
- Geschmack ist zuckerähnlich
- durch lange Lagerung und starkes Erhitzen verliert es an Süßkraft
- phenylalaninhaltig (nicht geeignet für Personen mit Phenylketonurie, eine seltene Erbkrankheit)
- liefert eine geringe Menge an Energie (1 g = 4 kcal), da man jedoch wegen seiner hohen Süßkraft nur sehr wenig benötigt, darf die Energiemenge vernachlässigt werden.

Acesulfam K
- süßt 200-mal stärker als Saccharose, kalorienfrei
- Süßgeschmack ist sehr zuckerähnlich, verstärkt andere Aromen
- wird nur industriell verwendet, hitzebeständig.

Thaumatin
- 3000-fache Süßkraft von Zucker, lakritzähnlicher Nachgeschmack
- aus westafrikanischer Kaktusfrucht gewonnen
- verliert bei Hitze die Süßkraft

- in Kombination mit Saccharin und Cyclamat als Streu-, und Flüssigsüße und als Tabletten im Handel
- liefert Energie, jedoch ist auch hier die benötigte Menge so gering, dass der Energiegehalt vernachlässigt werden darf.

Neohesperidin DC
- 600-fache Süßkraft von Zucker, kalorienfrei
- aus Zitrusfrüchten hergestellt
- wird nur in der Industrie verwendet und mit weiteren Süßstoffen vermischt z. B. als Zusatz in Kaugummis, Eis, Limonaden
- hitzestabil
- unterdrückt bittere Aromen.

Anwendung

Da Süßstoffe keine Kohlenhydrate enthalten, können Sie sie zusätzlich zu ihrem Ernährungsplan verwenden, d. h. Sie müssen die Süßstoffe nicht als BE berechnen.

> **INFO**
> Süßstoffe liefern anders als Zuckeraustauschstoffe keine oder wenig Energie (kcal).

Darum sind Süßstoffe vor allem übergewichtigen Menschen mit und ohne Diabetes zu empfehlen.

Wo werden Süßstoffe im Haushalt eingesetzt?
- zum Süßen von heißen und kalten Getränken
- für Quarkspeisen, Obstsalate, Cremes, Soßen und Desserts
- zum Backen von z. B. Mürbe-, Knet-, Brand- und Hefeteig.

Wo setzt die Industrie Süßstoffe ein?
- energiereduzierte Getränke
- energiereduzierte Konfitüren
- energiereduzierte Süßigkeiten
- energiereduzierte Desserts.

Dosierung

Immer wieder werden Verbraucher durch die Meldung verunsichert, dass Süßstoffe krebserregend sein sollen. Langjährige Untersuchung verschiede-

Tab. 12.37 WHO-Empfehlungen für die Dosierung von Süßstoffen

Süßstoff	Obergrenze pro kg Körpergewicht	Tabletten (Person mit 70 kg)	Süßstoff pro Tablette
Saccharin	bis 5 mg	21	16,5 mg
Sucralose	15 mg		
Cyclamat	7 mg	12	40 mg
Aspartam	bis 40 mg	155	18 mg
Acesulfam K	bis 15 mg	53	20 mg
Thaumatin	–	–	–
Neohesperidin	–	–	–

ner Forschergruppen konnten jedoch keinen Zusammenhang zwischen der Entwicklung einer Krebserkrankung und der Süßstoffeinnahme nachweisen.

Süßstoffe zählen laut Lebensmittelgesetz zu den Zusatzstoffen, deshalb müssen Obergrenzen (ADI-Werte, ADI: acceptable daily intake) angegeben werden (➤ Tab. 12.37).

Diese Obergrenzwerte stellen die Mengen je Kilogramm Körpergewicht dar, die täglich mit der Nahrung ein ganzes Leben lang ohne Risiko aufgenommen werden können. Zusätzlich kommt ein Sicherheitsfaktor von 100 hinzu. Dies bedeutet, dass auch die 100-fache Menge nicht schädlich ist!

Da meistens die Süßstoffprodukte als Gemische verschiedener Süßstoffe bestehen, werden somit die Obergrenzen nie überschritten!

Zuckeraustauschstoffe

Was sind Zuckeraustauschstoffe?

Sie werden aus pflanzlichen Grundstoffen (Obst, Gemüse) gewonnen und vor allem in der Industrie als Zuckerersatzstoff für Diabetikergebäck, -süßigkeiten, -konfitüren usw. verwendet. Diätetische Lebensmittel, die Zuckeraustauschstoffe enthalten, müssen mit dem Aufdruck „geeignet zur besonderen Ernährung bei Diabetes mellitus im Rahmen eines Diätplanes" gekennzeichnet werden.

Welche Zuckeraustauschstoffe gibt es?

Fruchtzucker (Fruktose)
- wird vom Körper langsam in Traubenzucker umgewandelt, was einen nur sehr geringen Blutzuckeranstieg zur Folge hat
- 1 g Fruchtzucker liefert 4 kcal, zum Abnehmen ist daher der Fruchtzucker ungeeignet
- beim Verzehr von 25 g auf einmal können Blähungen und Durchfälle auftreten
- die Süßkraft ist ca. 1,4-fach höher als beim Haushaltszucker
- für die Zähne ist er ähnlich schädlich wie der Haushaltszucker (Kariesbildung).

Zuckeralkohole
Zu den Zuckeralkoholen gehören: Sorbit, Xylit, Mannit, Isomalt, Laktit und Maltit.
- Auch hier steigt der Blutzucker kaum an
- 1 g Zuckeralkohole liefern 2,4 kcal
- bei dem Verzehr von 10–20 g auf einmal können Blähungen und Durchfälle auftreten
- die Süßkraft von Sorbit, Mannit und Isomalt ist um die Hälfte geringer, als beim Haushaltszucker
- bei Xylit, Laktit und Maltit ist die Süßkraft genauso groß
- alle Produkte, die mit diesen Zuckeralkoholen gesüßt sind, dürfen mit „zuckerfrei" gekennzeichnet werden.

Was gibt es im Umgang mit Zuckeraustauschstoffen zu beachten?

Derzeit ist die Industrie verpflichtet 12 g Zuckeraustauschstoffe als 1 BE anzugeben, obwohl diese den Blutzucker nur sehr gering ansteigen lassen. Berechnet nun ein Diabetiker die Zuckeraustauschstoffe

12.6 Diätetische Lebensmittel

Tab. 12.38 Zuckeraustauschstoffe

Zuckeraustauschstoff	Kohlenhydrate
Fruchtzucker	12 g = 1 BE
Sorbit	12 g = 1 BE
Xylit	12 g = 1 BE
Mannit	12 g = 1 BE
Isomalt	20 g = 1 BE

mit BE und deckt diese mit der entsprechenden Menge an Insulin oder blutzuckersenkenden Tabletten (Sulfonylharnstoffe oder Glinide) ab, kann es zu Unterzuckerungen kommen.

INFO
- Bisher hat sich bewährt, 12 g Fruchtzucker nicht als 1 BE, sondern nur zu ⅓ BE anzurechnen.
- Da Zuckeraustauschstoffe bei jedem Menschen anders blutzuckerwirksam sind, sollte jeder seine eigenen Erfahrungen damit sammeln.

Es bieten sich **zwei Möglichkeiten** an:
1. Die Zuckeralkohole werden von der Gesamtkohlenhydratmenge abgezogen und danach die benötigte Insulinmenge berechnet.
   Beispiel:
   Ein Portionsbecher Diabetikereis enthält laut Analyse auf der Verpackung 12 g Kohlenhydrate. Davon sind 6 g Sorbit. Zieht man nun den Sorbitanteil von der Gesamtkohlenhydratmenge ab, verbleiben noch 6 g blutzuckerwirksame Kohlenhydrate, d. h. der Eisbecher wird mit 0,5 BE berechnet. Würde in dem Diabetikereis anstelle des Sorbits der Zuckeraustauschstoff Fruchtzucker enthalten sein, so rechnet man ⅓ der Fruchtzuckermenge an. Es wären also 2 g Fruchtzucker blutzuckerwirksam plus die verbleibenden 6 g Kohlenhydrate. Damit hätte der Eisbecher 8 g Kohlenhydrate (knapp 1 BE).
2. Wer Süßes essen will, verwendet die normalen, mit Haushaltszucker gesüßten Süßigkeiten in kleinen Mengen und im Rahmen des vorgegebenen Ernährungsplanes. Abgedeckt wird die volle Kohlenhydratmenge mit Insulin oder blutzuckersenkenden Tabletten (Abschnitt „Zucker",
   ➤ Kap. 12.2.6).

BEACHTE
Der hohe Energiegehalt der Süßigkeiten sollte immer berücksichtigt werden!!

Zucker (Saccharose)

➤ Kap. 12.2.6

MERKE
Süßstoffe nach Wunsch einsetzen wo möglich, Zuckeraustauschstoffe und spezielle Lebensmittel für Diabetiker sind nach heutiger Erkenntnis nicht nötig!

12.6.3 Dickungsmittel

Dickungs- und Geliermittel sind natürlich vorkommende Substanzen mit der Eigenschaft, Lebensmittel wie Säfte, Brühen, usw. zu binden.

Die bekanntesten Bindemittel – Mehl und Stärke – müssen als BE im Ernährungsplan angerechnet werden. Zum Binden von Soßen und Suppen gibt es im Handel anrechnungsfreie Bindemittel aus Guarkernmehl und Johannisbrotkernmehl. Diese Bindemittel sind zur Herstellung von süßen oder pikanten Speisen, als Sahnefestiger, Tortenguss, für Aufläufe und vieles mehr geeignet. Sie enthalten keine verdaulichen Kohlenhydrate, haben einen extrem niedrigen Kaloriengehalt und fast keinen Eigengeschmack.

Gelatine, Agar-Agar und Pektin sind natürliche Geliermittel sehr unterschiedlicher Herkunft. Alle sind geschmacksneutral und werden zur Herstellung von Nachtischen, Sülzen und Gelees verwendet. Die Handhabung ist sehr unterschiedlich und sollte das erste Mal nach Rezept erfolgen.

Fragen

1. Worin unterscheiden sich Zuckeraustauschstoffe und Süßstoffe?
2. Was sollten Sie als insulinpflichtiger Diabetiker beachten, wenn Sie Lebensmittel, die mit Zuckeraustauschstoff gesüßt sind, verzehren möchten?
3. Sind Diabetiker-Lebensmittel unbedingt erforderlich?

Lösungen siehe Anhang.

12.7 Getränke

12.7.1 Alkoholfreie Getränke

Ohne Anrechnung

Ohne Anrechnung erlaubt sind alle kalorien- und kohlenhydratfreien oder -armen Getränke.
Dazu zählen:
- Wasser, Mineralwasser
- Kaffee und Tee ohne Milch und Zucker
- Bei Brausen und Limonaden mit dem Zusatz „light" oder „kalorienarm" muss man sich über die Inhaltsstoffe auf dem Flaschenetikett informieren.

Unter Anrechnung der Kalorien und der Kohlenhydrate erlaubt

Unter Anrechnung der Kohlenhydrate als BE erlaubt sind Getränke, die keinen Traubenzucker oder Haushaltszucker enthalten. Die Menge, die einer BE entspricht, ist in der Kohlenhydrat-Austauschtabelle oder auf dem Flaschenetikett zu finden und zu beachten!
Dazu zählen:
- Milch (alle Sorten)
- reine Fruchtsäfte
- Diät-Limonaden mit Zuckeraustauschstoffen
- Diät-Fruchtsaftgetränke und -nektare
- Diät-Cappuccino oder ungesüßter Cappuccino.

Bei Fruchtsäften muss die schnelle Blutzuckerwirksamkeit beachtet werden. Sie sollten nur als „Schorle" verdünnt oder zum Essen getrunken werden!

Nicht wünschenswert

Nicht wünschenswert sind alle Getränke mit einem mittleren bis hohen Zuckergehalt, die schwer zu berechnen sind und eine schnelle blutzuckersteigernde Wirkung haben.
Dazu zählen:
- zuckergesüßte Fruchtsaftgetränke
- zuckergesüßte Fruchtnektare
- zuckergesüßte Limonaden
- auch Bitter-Lemon, Ginger-Ale.

12.7.2 Alkoholische Getränke

Alkoholische Getränke können im Zusammenhang mit der Diabetesbehandlung (Insulin oder Tabletten) gefährliche Auswirkungen haben. Da es jedoch unrealistisch ist zu glauben, dass Diabetiker deshalb prinzipiell auf Alkohol verzichten, haben wir uns entschlossen, dieses Kapitel zu bearbeiten.

Alkoholische Getränke sind grundsätzlich in Maßen erlaubt. Die obere Grenze einer vertretbaren Alkoholaufnahme liegt bei 20 g/Tag für Männer und bei 10g/Tag für Frauen. Beachte: 20 g Alkohol sind enthalten in 1 Flasche Bier (0,5 l) oder ¼ l Wein. Klären Sie jedoch mit Ihrem Arzt ab, ob zusätzliche Erkrankungen wie zum Beispiel eine Fettstoffwechselstörung, ein Bluthochdruck, Leber- und Pankreaserkrankungen oder Folgeschäden des Diabetes den Genuss von Alkohol verbieten.

> **INFO**
> Trinken Sie Alkohol nur, wenn dies ohne Gefahr für Ihre Gesundheit möglich ist!

Denken Sie auch an den hohen Energiegehalt des Alkohols. Deshalb sollten Sie Alkohol meiden, wenn

Sie Übergewicht haben! Er regt zusätzlich Appetit an und enthält fast so viele Kalorien wie Fett.

INFO
1 g Alkohol enthält 7 kcal (30 kJ)!

Alkohol und das Auftreten von Unterzuckerungen

Alkohol wirkt auf die Leber und hemmt deren normale Zuckerneubildung (Glukoneogenese). Dadurch gelangt nicht mehr ausreichend Zucker ins Blut. Der Blutzucker sinkt ab und Sie können im Zusammenhang mit der Behandlung mit Sulfonylharnstoffen, Gliniden oder Insulin eine schwere Unterzuckerung bekommen. Außerdem verzögern hochprozentige Alkoholika die Magenentleerung, so dass gegessene Kohlenhydrate langsamer als üblich ins Blut übergehen. Beugen Sie der Unterzuckerung vor, indem Sie wenig Alkohol trinken!

BEACHTE
Schwere Unterzuckerungen mit Bewusstlosigkeit können auch noch mehrere Stunden nach Alkoholkonsum auftreten! (→ Spät-Hypoglykämie!) (➤ Kap. 10)

Info zum Thema „Alcopop"

Unter dem Sammelbegriff „Alcopops" versteht man Mischgetränke aus süßen Limonaden und Alkohol, wobei sie mit Spirituosen, Wein oder Bier vermischt sein können:
- Biergetränke mit Limonade
- Limonade mit destilliertem Alkohol oder
- Limonade mit Alkohol aus gegorenem Fruchtzucker.

Sie werden in handlichen Flaschen (275 ml) und Dosen angeboten und bevorzugt von Jugendlichen getrunken. Der bittere Geschmack des Alkohols wird durch Zucker und Aromen verdeckt, so dass sogar Kinder diese Mischgetränke wie Limonade trinken.

Die meisten Alcopops haben einen Alkoholgehalt von 5–6 Vol.%, einige sogar über 10 Vol.%. Der hohe Zuckergehalt in diesen Getränken führt zu einer sehr schnellen Aufnahme des Alkohols ins Blut (Unterzuckerungsgefahr!). Durch den süßen Geschmack wird die alkoholische Wirkung absolut unterschätzt (Trunkenheit!), denn eine Flasche (275 ml) dieser Alcopops enthält den Alkoholgehalt zweier Schnäpse!

Für Diabetiker sind diese Alcopops wegen des hohen Zuckergehaltes absolut nicht geeignet!

Alkoholgehalt verschiedener alkoholischer Getränke

Tab. 12.39 Alkoholgehalt

Getränk	Alkoholgehalt
Bier	3 – 8 Vol.%
„Alcopops"	meist 5 – 6 Vol.%, aber auch > 10 Vol.%
Wein	6 – 22 Vol.%
Sekt	10 – 12 Vol.%
Branntwein	32 – 40 Vol.%

Welche alkoholischen Getränke sind ungeeignet?

Sie sollten alle Alkoholika, die einen hohen Restzuckergehalt haben meiden.
Das sind:
- aufgesetzte Brände (z. B. Apfelkorn)
- Liköre
- lieblicher Wein (Ausnahme: Wein mit DLG-Diabetiker-Zertifikat)
- Dessertweine (z. B. Portwein, Madeira)
- süße Obstweine
- trockener, halbtrockener und milder Sekt
- „Alcopops"(Mixgetränke aus Alkohol mit Limonaden/Süßgetränken).

Welche alkoholischen Getränke sind mit Vorsicht geeignet?

Alle Getränke, die einen geringen Restzuckergehalt aufweisen, erhöhen Ihren Blutzucker nicht und sind in vernünftigen Mengen geeignet.
Das sind:
- trockene Weine
- Apfelwein
- sehr trockener, herber (brut) und sehr herber (extra brut) Sekt
- Leichtbier
- Branntweine (z. B. Whisky, Cognac, Aquavit, Korn, Arrak, Rum, Obstbranntwein).

Wein und Sekt

Restzuckergehalt im Wein

Einige Winzer deklarieren den Restzuckergehalt des Weines. Liegt dieser **unter 9 g/Liter**, so ist der so ausgezeichnete Wein für Sie grundsätzlich geeignet. Eine andere Orientierungshilfe ist das deutsche Weinsiegel (➤ Abb. 12.10):

1. Das **gelbe Weinsiegel** zeichnet einen Wein aus, der weniger als 4 g Restzucker pro Liter, bei höherem Säuregehalt maximal 9 g Restzucker pro Liter haben darf. Dieser Wein ist für Sie **geeignet**.
2. Weine mit einem **grünen Weinsiegel** enthalten bis zu 18 g Restzucker pro Liter und werden für Sie **nicht empfohlen** (Weingesetz).
3. **rotem Weinsiegel** kennzeichnen einen sehr hohen Restzuckergehalt bis zu 30 g pro Liter. Hier wird von dem Genuss des Weines **abgeraten.**

Trockene italienische, spanische und französische Weine erkennt man an dem Aufdruck „secco", „seco" oder „sec".

Bekannte trockene Weine, die ihren Restzuckergehalt nicht ausweisen, sind:
- Aus Italien: Trebbiano, Verdicchio, Est-Est-Est,
- Soave
- Aus Spanien: Rioja, Valdepena
- Aus Frankreich: Chablis, Muscadet, Entre deux mers.

Tab. 12.40 Restzuckergehalt von Sekt

Vorgeschriebene Angaben	Restzuckergehalt
extra brut, extra herb	0 – 6 g/l
brut, herb	< 15 g/l
extra dry, extra trocken	12 – 20 g/l
sec, trocken, dry	17 – 35 g/l
demi sec, halbtrocken, medium dry	33 – 50 g/l
doux, mild, dolce	> 50 g/l

Restzuckergehalt im Sekt

Beim Sekt finden Sie einen durchschnittlich höheren Restzuckergehalt. Gängige Sektmarken haben meistens einen Restzuckergehalt von 17 bis 35 g/l und sind aufgrund dessen nicht zu empfehlen.

In ➤ Tab. 12.40 finden Sie Auszeichnungen, die den Restzuckergehalt kennzeichnen.

Spezieller Wein und Sekt für Diabetiker („Weingesetz" vom September 1995)

Neben den üblich erlaubten trockenen Weinen und extra trockenen, herben oder extra herben Sektsorten ist es Diabetikern nun auch erlaubt, unter bestimmten Bedingungen süßere „Tropfen" zu genießen. Möglich macht das die Weinverordnung. Sie berücksichtigt nicht nur, wie viel Restzucker in Wein oder Sekt enthalten ist, sondern auch die Zuckerart. Wein besteht aus einem Anteil Traubenzucker (Glukose) und einem Teil Fruchtzucker (Fruktose). Die Eigenschaften dieser Zuckersorten sind unterschiedlich. Traubenzucker lässt den Blut-

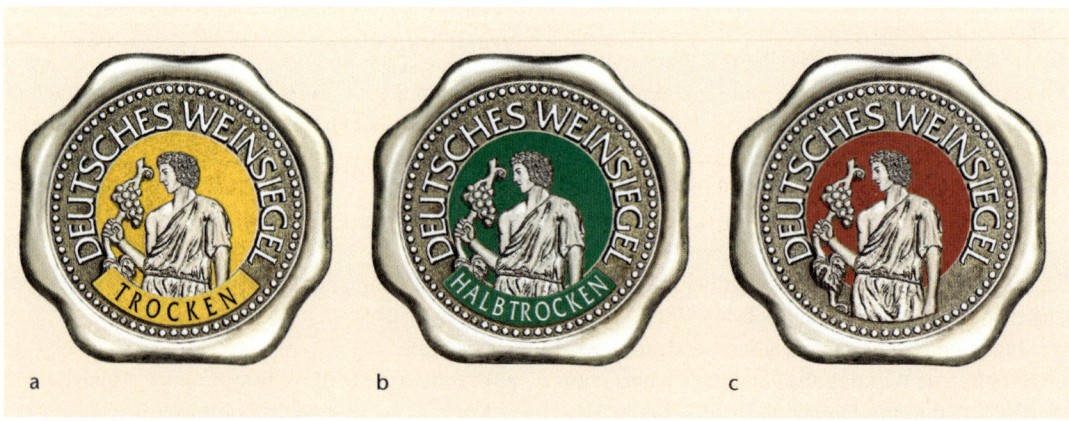

Abb. 12.10 Deutsche Weinsiegel

zucker rasant ansteigen. Fruchtzucker hat dagegen nur eine geringe blutzuckeranhebende Wirkung, verglichen mit Traubenzucker nur ca. 20%. Weine oder Sektsorten, die einen geringen Anteil Traubenzucker (Glukose), trotz höherem Gesamtzuckergehalt aufweisen, sind aufgrund dessen auch für Diabetiker geeignet.

Woran erkennt man, dass ein Wein wenig Traubenzucker enthält?

Wie schon erwähnt, an dem Deutschen Weinsiegel und bei halbtrockenen und lieblichen Weinen in Verbindung mit dem besonderen Diabetiker-Zertifikat (➤ Abb. 12.11).
Dieses Zertifikat zeichnet Diabetiker-Weine und -Sekt aus, die in einem Liter:
- höchstens 4 Gramm Traubenzucker (Glukose) und
- maximal 20 Gramm Gesamtzucker aufweisen.

Das Rücketikett gibt Aufschluss über den Alkohol-Brennwert und die Gesamtenergie. Diese Kalorien sind trotz geringen Traubenzuckergehaltes nicht zu vernachlässigen.

Beachten Sie auch den Zusammenhang zwischen dem Alkoholgehalt und dem Auftreten von Unterzuckerungen bei der Therapie mit
- Sulfonylharnstoffen
- Gliniden
- und Insulin

Welches Bier?

Auf dem deutschen Markt finden Sie verschiedene Biersorten, bei denen der Malzzuckergehalt und Alkoholgehalt erheblich schwanken.
In ➤ Tab. 12.41 sind verschiedene Biersorten und deren Malzzucker- und Alkoholgehalt aufgelistet.
Bedenken Sie bei der **Wahl des Bieres:**
- Der Malzzuckergehalt des **normalen Bieres** (Pils, Export, Alt) liegt bei ca. 19 g Kohlenhydrate pro 500 ml. Trinkt man eine Flasche (500 ml) zur Mahlzeit oder zum Abend, so sollte das Bier nicht mit Insulin abgedeckt werden. Tolerieren Sie lieber den kurzzeitigen Blutzuckeranstieg, da der Alkohol längerfristig eine Unterzuckerungsgefahr mit sich bringt.
- Dagegen kann der Kohlenhydratgehalt des **alkoholfreien Bieres** mit Insulin abgedeckt werden. Bedenken Sie die Blutzuckerwirkung des Malzzuckers, sie ähnelt der des Traubenzuckers.
- **Leichtbier** ist eine Alternative zum normalen Bier. Es ist im Alkohol- und Kohlenhydratgehalt jedoch unterschiedlich reduziert. Beachten Sie daher die Etikettierung.

Tab. 12.41 Malzzucker- und Alkoholgehalt verschiedener Biere

Menge 500ml	Malzzucker (g)	Alkohol (g)
alkoholfreies Bier	26,0	2,0
Pils, Bier, Altbier, Export	19,0	18,0
Weizenbier	22,0	18,0
Leichtbier	10,0	10,0

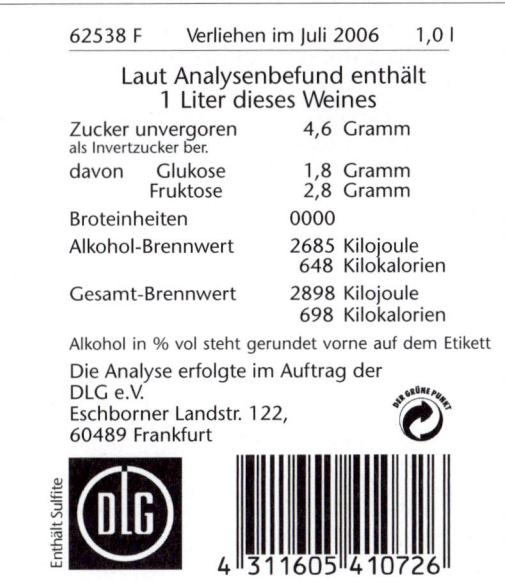

Abb. 12.11 DLG-Diabetiker-Zertifikat

INFO

Beachten Sie folgende Regeln:
- Spritzen Sie kein Insulin für alkoholische Getränke!
- Trinken Sie nie alkoholische Getränke auf leeren Magen!

Der Genuss eines der folgenden alkoholischen Getränke **nach dem Essen** führt normalerweise in den angegebenen Mengen nicht zu einer Unterzuckerung:
- 40 ml Branntwein (2 Gläser)
- 250 ml Wein (1 Schoppen)
- 200 ml Sekt (1 Piccolo)
- 500 ml Bier (1 große Flasche).

INFO

Trinken Sie nie alkoholische Getränke vor oder bei körperlicher Belastung!
Beispiel:
Ein jugendlicher Diabetiker geht in die Disco. Er trinkt Bacardi und Cola light und tanzt fast ununterbrochen. Womit muss er rechnen?
Mit Unterzucker in der Nacht oder in den frühen Morgenstunden.
Warum?
Die Bewegung erhöht den Energieverbrauch und damit auch die Insulinempfindlichkeit. Der Alkohol führt zu einer Verminderung der Zuckerabgabe der Leber ins Blut.

INFO

Lassen Sie nie für den Alkohol irgendwelche kohlenhydrathaltigen Nahrungsmittel weg!
Beispiel:
Herr Soundso trinkt „etwas über den Durst", 1 Bier und 4 „Klare". Laut Analyse hatte diese Menge ungefähr 1,5 BE. Deswegen nimmt er keine Spätmahlzeit zu sich.
In der Nacht bekommt er eine schwere Unterzuckerung mit Bewusstlosigkeit. Seine Frau spritzt Glukagon (➤ Kap. 5.4.3) welches keinerlei Wirkung hat. Er wird ins Krankenhaus eingeliefert.
Was ist passiert?
Durch den massiven Alkoholgenuss ist die Leber blockiert und kann keinen Zucker ins Blut abgeben. Zusätzlich hat er keine kohlenhydrathaltigen Lebensmittel gegessen, um diesen Effekt auszugleichen. Im Gegenteil, er hat sogar seine Spätmahlzeit ausfallen lassen. Das Glukagon kann in dieser Situation gar nicht wirken, da die Leber durch den Alkohol in ihrer Zuckerausschüttung blockiert ist.

MERKE

1. Trinken Sie Alkohol nur in vernünftigen Mengen.
2. Nach Alkoholgenuss sollten Sie vor dem Schlafengehen den Blutzucker messen, evtl. zusätzliche Kohlenhydrate essen und die Insulindosis am Abend oder am darauffolgenden Morgen vermindern.
3. Alkoholische Getränke sind keine Durstlöscher, sondern Genussmittel und sollten auch als solche behandelt werden.
4. Übermäßiger Alkoholkonsum ist eine der häufigsten Ursachen für schwere Unterzuckerungen.
5. Alkohol enthält fast genauso viele kcal wie Fett.

Fragen

1. a) Wie würden Sie folgende Getränke einordnen?

Art der Getränke	ohne Anrechnung	nicht wünschenswert	Anrechnung als BE
Apfelsaft (naturrein)	☐	☐	☐
Multivitamin-Nektar	☐	☐	☐
Diätlimonade (light)	☐	☐	☐
Cola light	☐	☐	☐
Orangensaft, ungezuckert	☐	☐	☐
Diät-Fruchtnektar	☐	☐	☐
Tonic Water	☐	☐	☐
Bitter Lemon	☐	☐	☐
Buttermilch	☐	☐	☐
Vollmilch	☐	☐	☐

b) Welche Getränke sind bei Unterzuckerung geeignet:

Art der Getränke	Geeignet	Ungeeignet
Mineralwasser	☐	☐
Apfelsaft, naturrein	☐	☐
Cola	☐	☐
Cola light	☐	☐
Diätfruchtsaftgetränke	☐	☐
Buttermilch	☐	☐

2. Worauf muss man insbesondere bei Fruchtsaftgetränken achten?
3. Was kennzeichnet das rote Weinsiegel?
   – Einen hohen Restzuckergehalt bis zu 30 g/l
   – Einen Restzuckergehalt bis zu 18 g/l
   – Einen Wein mit hohem Alkoholgehalt
4. Welche Kriterien erfüllt alkoholfreies Bier?
   – Es ist kohlenhydratarm
   – Es ist alkoholarm
   – Es ist kohlenhydratreich
5. Mit welchem Zucker ist die Blutzuckerwirkung des Malzzuckers zu vergleichen?
   – Fruchtzucker
   – Haushaltszucker
   – Traubenzucker
6. Was sollten Sie beachten, um eine Unterzuckerung nach Alkoholgenuss zu vermeiden?
   – Hering vor dem Alkoholgenuss essen
   – Vor dem Schlafengehen den Blutzucker messen und gegebenenfalls zusätzlich Kohlenhydrate essen
   – Eine Flasche Mineralwasser zusätzlich trinken
   – Spritzen Sie kein Insulin für alkoholische Getränke

Lösungen siehe Anhang.

KAPITEL 13

Diabetische Folgeschäden

All unsere Schulungsbemühungen und Anstrengungen um eine optimale Blutzuckereinstellung geschehen vor dem Hintergrund, die gefürchteten Folgeschäden des Diabetes zu vermeiden oder, falls sie schon eingetreten sind, abzumildern um damit die Lebensqualität des Patienten zu verbessern (➤ Abb. 13.1).

Nach dem heutigen Wissensstand bestimmen gerade Gefäßschäden in zunehmendem Maße das Schicksal des Diabetikers. Aufgrund der differierenden Entstehungsweise und der unterschiedlichen Größe der betroffenen Blutgefäße unterscheidet man eine Mikro- und Makroangiopathie.

> **BEACHTE**
> Erstes Ziel muss sein: Risikofaktoren ausschalten, um Folgeschäden zu vermeiden!

Nach Auffassung der amerikanischen Herz- und Diabetesgesellschaft wird der Diabetes mellitus nicht primär als Stoffwechselstörung, sondern zunehmend aufgrund der verheerenden Folgen am Blutgefäßsystem als kardio-vaskuläre Erkrankung (Herz-Kreislauferkrankung) verstanden. Nahezu 80% aller Diabetiker versterben heute an Herz- und Gefäßerkrankungen, etwa 60% alleine durch Herzinfarkt.

> **BEACHTE**
> Der Herzinfarkt ist die häufigste Todesursache bei einem Diabetiker.

Andere ebenfalls stark **betroffene Gefäßregionen** sind (Makroangiopathie):
- die Beinarterien (→ Schaufensterkrankheit)
- die gehirnversorgenden Arterien (→ Schlaganfall).

Hinzu kommen die für den Diabetes **spezifischen Erkrankungen** (Mikroangiopathie):
- am Augenhintergrund (Retinopathie)
- an den Nieren (Nephropathie)
- an den Nerven (Polyneuropathie).

Die **Koma-Sterblichkeit** betrifft gegenwärtig weniger als 1% aller Diabetiker, die Krebssterblichkeit liegt bei 10%, ebenso sterben etwa 10% durch Nierendurchblutungsstörungen. Das Risiko eines Diabetikers durch den Herzinfarkt zu sterben ist genauso hoch, wie das eines Nicht-Diabetikers, der bereits einen Infarkt überlebt hat (HAFFNER, 1998).

Bereits viele Jahre vor Bekanntwerden des Diabetes, in der Phase des „Wohlstandssyndroms" (➤ Kap. 1.4), werden die Gefäßinnenwände (Endothel) geschädigt. **Vorbeugend** müsste man also schon Jahre vor Erkennen des Diabetes alles tun, um die Blutgefäße rechtzeitig zu schützen. Dies geschieht am effektivsten
- durch die rasche Normalisierung des Gewichtes
- die Behandlung des Bluthochdrucks
- konsequente Senkung der Blutfette
- Förderung der Durchblutung
- konsequentes Nichtrauchen
- evtl. auch die frühzeitige Gabe von sog. „Blutverdünnern" (Clopidrogel®, ASS®, etc.), die das Zusammenkleben der Blutplättchen vermeiden helfen; sie könnten hier besonders vorteilhaft sein.

Sobald eine Blutzuckererhöhung bekannt ist, muss diese natürlich konsequent behandelt werden.

13.1 Mikroangiopathie

Bei der Mikroangiopathie handelt es sich um eine Erkrankung der kleinen Blutgefäße, insbesondere der Kapillaren, die im Bereich einiger Organe wie der Niere und der Retina (Netzhaut am Auge) zu für den Diabetes spezifischen Folgeerkrankungen führt, nämlich zu
- der Nephropathie und
- der Retinopathie.

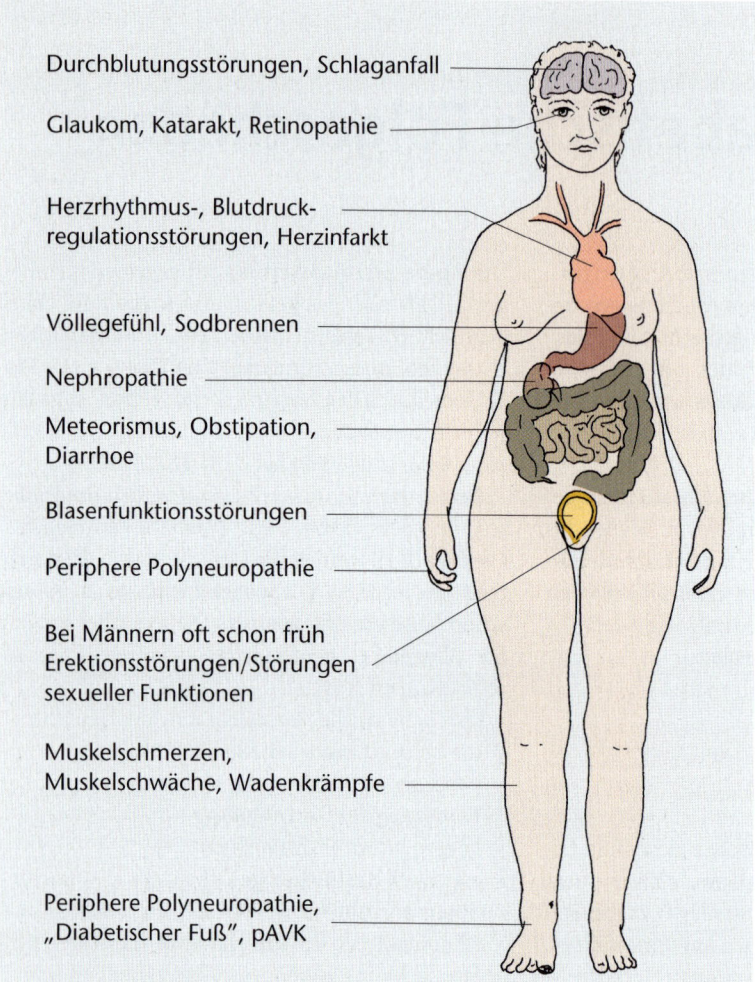

Abb. 13.1 Diabetische Folgeschäden [A400-190]

Die Mikroangiopathie spielt auch eine Rolle bei der Entstehung
- der Polyneuropathie
- einer diabetes-spezifischen Herzerkrankung (diabetische Kardiomyopathie)
- des diabetischen Fußes. (➤ Abb. 13.5)

13.1.1 Entstehung der Mikroangiopathie

In erster Linie geht man heute, durch zahlreiche Untersuchungen belegt, davon aus, dass der **überschüssige Zucker** im Blut bis in die kleinsten Gefäße hinein die Gefäßwände direkt schädigt.

Neben dieser direkten Schädigung der Blutgefäßwand werden auch **Veränderungen des Blutes** selbst und seiner Fließeigenschaften zunehmend für die Entstehung der Mikroangiopathie verantwortlich gemacht.

Zwischen der **Diabetesdauer** und dem Auftreten dieser Gefäßschäden besteht nach heutigen Erkenntnissen ein direkter Zusammenhang: Je länger ein Diabetes schlecht eingestellt ist, um so wahrscheinlicher wird das Auftreten von gefäßbedingten Folgeschäden.

Diese Zusammenhänge sind zumindest für die Entstehung der Netzhautveränderungen und der Nierenschäden sicher, für andere Organschäden wahrscheinlich. Ein **zusätzlicher Faktor** bei der

Entstehung der Nierenschäden scheint der Bluthochdruck (Hypertonie) zu sein. Jeglicher Nikotinkonsum stellt ein zusätzliches, vermeidbares Risiko für alle Formen von Gefäßschäden dar.

Nach wie vor ungeklärt ist, warum etwa bei einem Drittel aller Langzeitdiabetiker (etwa 20–30 Jahre Diabetesdauer) trotz schlechter oder ungenügender Blutzuckereinstellung keine entsprechenden Veränderungen an den Nieren oder an der Netzhaut auftreten. Dagegen gibt es auch Patienten, die bereits nach kurzer Diabetesdauer und unbefriedigender Stoffwechseleinstellung schwerwiegende Veränderungen im Sinne einer Retino- oder Nephropathie aufweisen.

Andererseits ist gesichert, dass durch eine **optimale Blutzuckereinstellung** Veränderungen an den kleinsten Gefäßen an Niere und Retina (Netzhaut), aber auch an anderen Organen zum Stillstand gebracht werden können oder sich sogar zurückbilden.

Vor dem Hintergrund solcher Informationen muss die normoglykämische oder nahe-normoglykämische Blutzuckereinstellung im Mittelpunkt unserer Bestrebungen stehen. Außerdem gilt es, die Diagnose Diabetes mellitus so früh wie möglich zu sichern und sofort nach Diagnosestellung durch Schulung, Motivation und Training eine von Anfang an konsequente optimale Blutzuckereinstellung zu erreichen.

13.1.2 Diabetische Retinopathie

Weitere Augenerkrankungen ➤ Kap. 13.6.

Wesen der diabetischen Retinopathie

Bei der diabetischen Retinopathie werden die kleinsten Gefäße der Netzhaut (Kapillaren) in einer Art verändert, die spezifisch für den Diabetes ist. Dabei besteht ein deutlicher Zusammenhang mit der Schwere der Stoffwechselstörung und der Diabetesdauer: Je länger der Diabetes bekannt ist und je schlechter die Stoffwechseleinstellung, um so wahrscheinlicher ist das Auftreten von Veränderungen an der Netzhaut.

Die Wände der Kapillaren der Netzhaut werden zunächst verdickt und bilden traubenähnliche Aussackungen, die man als **Mikroaneurysmen** bezeichnet (➤ Abb. 13.2). Die Verdickungen der Wände selbst führen zu einer schlechteren Sauerstoffversorgung der Netzhaut und die kleinen Aussackungen können bluten. Diese Anfangsstadien der diabetischen Netzhautveränderung führen in der Regel noch zu keiner Sehkraftveränderung und können hervorragend behandelt werden.

In einem weiteren Stadium treten gehäuft **Blutungen** der Netzhaut auf, Gefäße wachsen schließlich in diese Blutungen hinein und trüben den Glaskörper des Auges. Da diese neu einwachsenden Blutgefäße oft sehr brüchig sind und somit nicht mit gesunden Gefäßen zu vergleichen sind, ist die Gefahr der **Netzhautablösung** und **Glaskörpereinblutung** ganz besonders groß. Eine augenärztliche Vorstellung und Behandlung ist zur Vermeidung einer Erblindung dringendst angeraten.

Dass die spezielle Behandlung der diabetischen Retinopathie besonderes Augenmerk verdient, zeigt eindrucksvoll folgende Tatsache: Die diabetische Retinopathie stellt nach wie vor die wichtigste Ursache

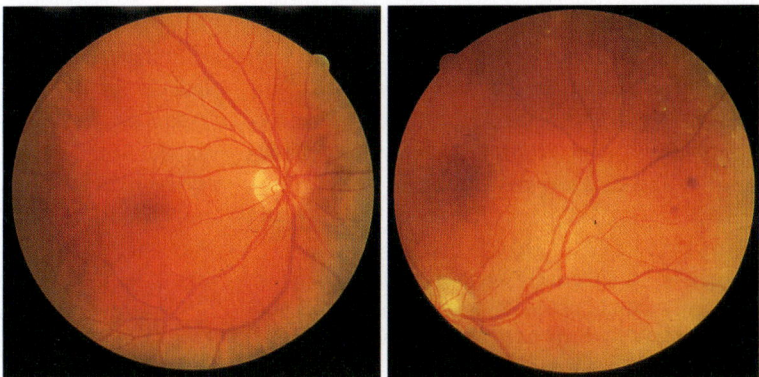

Abb. 13.2 Normaler Augenhintergrund (links), beginnende diabetische Augenhintergrundveränderungen (rechts).

Tab. 13.1 Diabetische Netzhautveränderungen: Retinopathie und Makulopathie (nach Arbeitsgemeinschaft Diabetes und Auge DDG; Initiativgruppe Früherkennung diabetischer Augenhintergrundveränderungen IFDA). Über die nicht proliferative kann sich eine proliferative Retinopathie entwickeln. Unbabhängig davon kann eine Makulopathie entstehen.

Nicht proliferative diabetische Retinopathie	• mild • mäßig • schwer
Proliferative diabetische Retinopathie	• Papillenproliferation (Gefäßneubildungen), Blutungen
Diabetische Makulopathie	Makulaödem: Wasseransammlungen im Bereich der Macula Lutea (gelber Fleck) in verschiedenen Ausprägungen. Diagnose nur durch den **Augenarzt** möglich.

Tab. 13.2 Augenärztliche Kontrolluntersuchungen

Augenärztliche Kontrolluntersuchungen sollten erfolgen:		
Typ-1-Diabetiker	• Kinder ab 5. Krankheitsjahr • Kinder ab 11. Lebensjahr • Erwachsene	• 1-mal jährlich (ohne Netzhauterkrankung!)
Typ-2-Diabetiker		• sofort nach Diagnosestellung • danach jährlich (ohne Netzhauterkrankung!)

für die **Erblindung** der 25–65 Jährigen in der westlichen Welt dar. Aufgrund einer Münchner Studie kommen in Deutschland jährlich 6000 Neuerblindungen hinzu. Je nach Literatur finden sich ansonsten Angaben zwischen 1800 und 4000 Erblindungen pro Jahr.

Diabetische Kinder entwickeln bis zum Beginn der Pubertät selten diese Form der Mikroangiopathie, ausgeschlossen ist es jedoch nicht. Vor Ablauf von 5 Jahren einer Diabeteserkrankung ist in der Regel nicht mit einer Retinopathie zu rechnen. Die Entwicklung der diabetischen Retinopathie verläuft bei Typ-1- und Typ-2-Diabetikern oft unterschiedlich. So haben 40% aller Typ-2-Diabetiker bereits bei Diagnosestellung ihrer Erkrankung eine Retinopathie. Sie sind bezüglich der Erblindung besonders durch die **Makulopathie** bedroht, während Typ-1-Diabetiker vorwiegend durch eine proliferative Retinopathie erblinden (➤ Tab. 13.1).

Beginnende Augenveränderungen werden vom Patienten oft nicht bemerkt. Deshalb ermöglicht nur eine regelmäßige jährliche augenärztliche Netzhautuntersuchung eine **Früherkennung** und Behandlung (➤ Tab. 13.2 und ➤ Abb. 13.3).

BEACHTE
Langfristig hohe Blutzuckerwerte sollen langsam (über Wochen) in den Normbereich gesenkt werden, da sonst Blutungen der Netzhaut auftreten können.

Möglichkeiten der Therapie

Grundvoraussetzung jeder Therapie ist die **optimale Blutzuckereinstellung** und zumindest auch beim Typ-2-Diabetes aufgrund aktueller Studien eine möglichst **optimale Blutdruckeinstellung,** um ein Fortschreiten der diabetischen Retinopathie zu verhindern.

Die Behandlung von Typ-1-Diabetikern mit einem ACE-Hemmer – auch ohne Bluthochdruck und Mikroalbuminurie – hemmt offensichtlich das Fortschreiten einer Retinopathie um bis zu 50% und vermindert das Risiko für einen Übergang zu einer proliferativen Retinopathie. Dies erscheint umso wichtiger, als das Auftreten von Mikroaneurysmen heute als Indikator für eine erhöhte kardio-vaskuläre (Herz-Kreislauf-)Sterblichkeit angesehen werden kann. Daher ist auch bei Patienten mit diabetischer Retinopathie die niedrig dosierte Gabe von Aspirin® durchaus empfehlenswert.

Die zahlreichen, bezüglich der Therapie der Retinopathie angebotenen Medikamente, wie Vitamin E, Vitamin B_{12}, Calcium, Dexium haben keinen sicher nachgewiesenen positiven Effekt auf den Verlauf der Retinopathie.

Ein weiterer wichtiger Faktor bei dem Fortschreiten der Retinopathie scheint Nikotinabusus zu sein, weshalb dringendst zur Aufgabe des Rauchens geraten werden muss (➤ Kap. 13.2).

Aus augenärztlicher Sicht ist die Laserbehandlung die Therapie der Wahl bei:
• schwerer nicht proliferativer Retinopathie
• proliferativer Retinopathie.

13.1 Mikroangiopathie

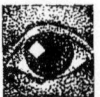

Initiativgruppe
»Früherkennung diabetischer Augenerkrankungen«

Generalsekretär:
Prof. Dr. P. Kroll (Marburg)

WHO Collaborating Center for
Diabetes Treatment and Prevention

Director:
Prof. Dr. M. Berger (Düsseldorf)

AUGENFACHÄRZTLICHER UNTERSUCHUNGSBOGEN

Der Augenarzt wird gebeten, Zutreffendes auf dem Bogen anzukreuzen. Der Augenhintergrund sollte bei erweiterter Pupille untersucht werden.

Patientenname: _____

Geburtsdatum: _____   Diabetesdauer: _____ Jahre   Untersuchungsdatum: _____

	rechtes Auge	linkes Auge
Bester korrigierter Fernvisus		
Augeninnendruck (mmHg)		

Vorderabschnitte:
– visusrelevante Katarakt oder Nachstar ☐ ☐
– Kunstlinse ☐ ☐
– Rubeosis iridis ☐ ☐

Fundus:
– Mikroaneurysmen (Quadrantenzahl angeben) ☐ ____ ☐ ____
– intraretinale Blutungen (Quadrantenzahl angeben) ☐ ____ ☐ ____
– perlschnurartige Venenveränderungen (Quadrantenzahl angeben) ☐ ____ ☐ ____
– intraretinale mikrovaskuläre Abnormitäten (Quadrantenzahl angeben) ☐ ____ ☐ ____
– harte Exsudate ☐ ☐
– weiche Exsudate ☐ ☐
– Gefäßneubildungen ☐ ☐
– Traktionsamotio ohne Makulabeteiligung ☐ ☐
– Traktionsamotio mit Makulabeteiligung ☐ ☐
– Glaskörpereinblutung ☐ ☐

Retinopathiestadium:
– keine diabetische Retinopathie ☐ ☐
– milde oder mäßige diabetische Retinopathie ☐ ☐
– schwere nichtproliferative diabetische Retinopathie ☐ ☐
– proliferative diabetische Retinopathie ☐ ☐
– klinisch signifikantes diabetisches Makulaödem ☐ ☐

Procedere:
– Fluoreszenzangiographie (bei diabetischem Makulaödem) ☐ ☐
– panretinale Laserkoagulation ☐ ☐
– Kryokoagulation ☐ ☐
– fokale Laserkoagulation am hinteren Augenpol ☐ ☐
– Vitrektomie ☐ ☐

Weitere augenärztliche Diagnosen:

_____

_____

_____

Kontrolluntersuchung in _____ Monaten

Unterschrift und Stempel des Augenarztes

Abb. 13.3 Augenfachärztlicher Untersuchungsbogen

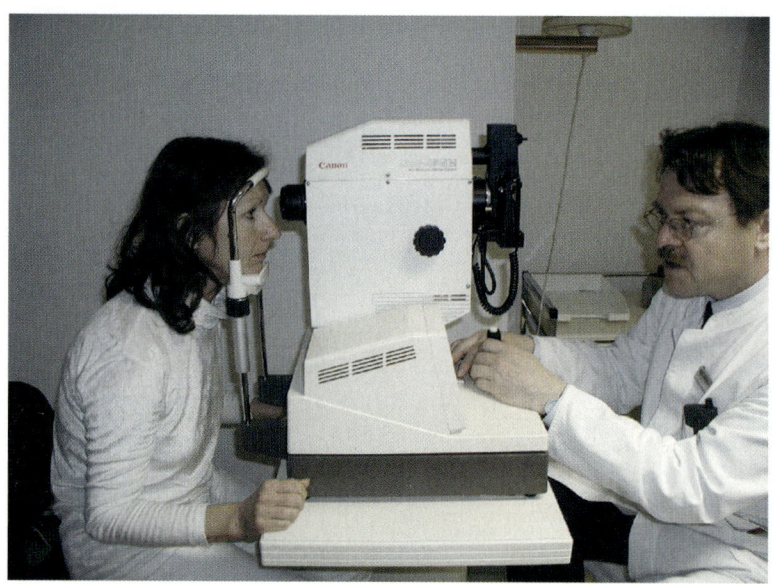

Abb. 13.4 Aufnahme des Augenhintergrundes (Fundus-Fotografie)

Dabei wird durch einen Laserstrahl (Lichtstrahl mit sehr hoher Energie) die entsprechende Veränderung an der Netzhaut bestrahlt und damit praktisch „verödet". Dadurch können die meisten Gefäßveränderungen bis auf große „flächenhafte" Gefäßneubildungen zum Verschwinden gebracht werden. Die Lasertherapie stellt eine hocheffiziente Therapie zur Vermeidung einer diabetesbedingten Erblindung dar. Selbst bestimmte Formen der diabetischen Makulopathie können durch den Laser behandelt werden.

Neuere Operationstechniken ermöglichen selbst die Therapie der Glaskörperblutung, sowie auch ein erfolgreiches „Anlegen" einer abgelösten Netzhaut (Vitrektomie, „Endo"-Laser).

In aktuellen Studien wird zur Zeit die Gabe von Wachstumshormon-Hemmern getestet. Diese Wachstumshormon-Hemmer (Octreotid, Sandostatin) sollen die Aussprossung neuer Gefäße, die sehr brüchig sind und schließlich das folgenschwere proliferative Stadium der Retinopathie verursachen, hemmen. Eine diesbezügliche Studie wird gegenwärtig durch die Untersucher der bekannten DCCT-Studie aus Wisconsin (USA) durchgeführt. Eine Hemmung der Blutgefäßsprossung scheint auch durch die Einspritzung eines Antikörpers gegen Wachstumsfaktoren (dieses brauchen die Blutgefäße um zu wachsen!) direkt ins Auge möglich. In einigen Augenzentren wird diese Methode schon angewendet – so soll die gefährliche Form der Netzhautschädigung, die proliferative Retinopathie, erfolgreich bekämpft werden (Avastin®, Lucentis®).

13.1.3 Diabetische Nierenschädigung (Nephropathie)

Wesen der diabetischen Nierenschädigung (Nephropathie)

Die diabetische Nephropathie führt sowohl beim Typ-1 als auch beim Typ-2-Diabetiker als Folge einer chronischen Blutzuckererhöhung ohne rechtzeitige Behandlung zu einer Verminderung der mittleren Lebenserwartung, im Schnitt um 5 Jahre. Heute schon beträgt die Anzahl der Diabetiker unter den Dialysepatienten an manchen Zentren bis zu 50%. Zahlreiche Patienten sterben an Herz-Kreislauf-Erkrankungen oft vor Erreichen eines Endstadiums ihrer Nierenerkrankung. Dies macht die dringende Notwendigkeit der Diagnose und der konsequenten Therapie einer Nierenerkrankung bei Diabetes deutlich.

Risikofaktoren für die Entstehung einer diabetischen Nephropathie sind:
- ungenügende Blutzuckerkontrolle
- ungenügende Blutdruckkontrolle
- Rauchen

13.1 Mikroangiopathie

- Hyperlididämie
- genetische Faktoren
- männliches Geschlecht
- Vorhandensein einer Retinopathie.

Die Diagnose einer beginnenden diabetischen Nephropathie ist beim Typ-1-Diabetiker durch den Nachweis einer **Mikroalbuminurie** (Eiweiße im Urin) klar bestätigt. Beim Typ-2-Diabetiker dagegen ist dies nicht so einfach, da der Nachweis einer Mikroalbuminurie bereits Ausdruck einer generalisierten Makroangiopathie (Schäden am Gefäßsystem) sein kann. Gerade diese Patienten haben aber ein extrem hohes kardiovaskuläres Risiko (Herzinfarkt, Schlaganfall). Die ständig steigende Zahl dialysepflichtiger Patienten ist gegenüber früher heute in erster Linie durch den Typ-2-Diabetes verursacht.

Die Entwicklung eines diabetischen Nierenschadens verläuft in den Stadien 1–5 nach MOGENSEN, wobei das Stadium 3 (Mikroalbuminurie) nur durch einen Eiweißtest im Urin – und nicht im Blut – rechtzeitig erkannt werden kann. Dies ist deshalb besonders wichtig, da das Stadium 3 nach MOGENSEN noch rückbildungsfähig ist, das Stadium 4 aber bereits eine chronische Verlaufsform darstellt (➤ Tab. 13.3).

Die Stadieneinteilung nach Mogensen hat sich zwar über viele Jahre hinweg sehr bewährt, sie ist jedoch heute durch eine „modernere und genauere" Einteilung abgelöst worden. Diese andere Einteilung berücksichtigt die Glomeruläre Filtrationsrate (GFR), das heißt die Fähigkeit der Niere, eine bestimmte Menge Flüssigkeit (ml) in einer Minute (min) auszuscheiden (➤ Tab. 13.4).

Im Frühstadium der Erkrankung (Stadium 3 nach Mogensen, ➤ Tab. 13.3) finden sich kleinste Spuren von Eiweiß im Urin (Mikroalbuminurie), die mittels spezieller Teststreifen heute frühzeitig erfasst werden können (z. B. Micraltest®, Microbumin-Test®).

Eine anhaltende Mikroalbuminurie mit 30 mg bis 300 mg Eiweiß in 24 h im Urin stellt ein hohes Risiko für die Entstehung eines chronischen, nicht mehr rückgängig zu machenden Nierenschadens dar und

Tab. 13.3 Stadien der diabetischen Nephropathie (nach MOGENSEN, vereinfachte Darstellung)

Stadium	Nierenveränderungen	Verlauf	Eiweißausscheidung
1	Überfunktion	rückbildungsfähig	Albuminurie unter 30 mg/24 h
2	beginnender Nierenschaden ohne klinische Zeichen	rückbildungsfähig	Albuminurie unter 30 mg/24 h
3	beginnende Nephropathie	noch rückbildungsfähig	Mikroalbuminurie 30 – 300 mg/24 h
4	klinisch manifeste Nephropathie (chronisch)	nicht mehr rückbildungsfähig, Verlauf jedoch beeinflussbar	mehr als 300 mg/24 h (Makroangiopathie)
5	Niereninsuffizienz	irreversibel	mehr als 500 mg/24 h (Proteinurie)

Tab. 13.4 Stadieneinteilung der diabetischen Nephropathie anhand der GFR

Stadium	Albuminkonzentration im Urin	Glomeruläre Filtrationsrate (GFR)
1. Nierenschädigung mit normaler Nierenfunktion		
a. Mikroalbuminurie	20 – 200 mg/l	> 90 ml/min
b. Makroalbuminurie	> 200 mg/l	> 90 ml/min
2. Nierenschädigung mit Niereninsuffizienz		
a. leichtgradig	> 200 mg/l	60 – 89 ml/min
b. mäßiggradig	> 200 mg/l	30 – 59 ml/min
c. hochgradig	> 200 mg/l	15 – 30 ml/min
d. terminal	abnehmend	< 15 ml/min

ist unabhängig davon ein Indikator für die wahrscheinliche Entstehung von Folgeschäden am Blutgefäßsystem. Dies gilt sowohl für den Typ-1 als auch für den Typ-2-Diabetes.

Im Stadium der Mikroalbuminurie ist durch folgende therapeutische Maßnahmen der Übergang in die chronische Form noch zu stoppen:
- Blutdruckeinstellung
- Blutzuckereinstellung
- Eiweißverzehr mit der Nahrung senken (➤ Kap. 12.4).

Besteht bereits eine anhaltende **Makroalbuminurie** (mehr als 300 mg/24 h) kann das Fortschreiten der Nierenerkrankung durch entsprechende therapeutische Maßnahmen nur noch verzögert werden. Da der Nachweis der Mikroalbuminurie so entscheidend für das weitere Fortschreiten einer Nierenerkrankung ist, muss dieser Test unbedingt regelmäßig (mindestens 1-mal jährlich) standardisiert durchgeführt werden. Unter bestimmten Bedingungen scheiden nämlich auch gesunde Menschen vermehrt Eiweiß im Urin aus (➤ Tab. 13.5).

Bei zweimaligem Nachweis einer Mikroalbuminurie unter standardisierten Bedingungen (➤ Tab. 13.5), kann dieser Test als positiv gewertet werden. Folgende Empfehlungen sollten Diabetiker – vor allem zur Vorbeugung einer diabetischen Nephropathie – beachten:
- Einstellung des Rauchens
- Gewichtsnormalisierung (➤ Kap.12.2)
- Regelmäßige körperliche Aktivität (➤ Kap. 15.1)
- HbA1c < 6,5%
- Blutdrucknormalisierung mit dem Ziel: < 130/80 mm/Hg, bei Vorliegen einer manifesten Nephropathie < 120/80 mm/Hg (➤ Kap. 14)
- Optimierung des Fettstoffwechsels: LDL-Cholesterin < 100 mg/dl (➤ Kap.12.3)
- Vermeidung von Rheumamedikamenten (nichtsteroidal)

- Strenge Indikationsstellung für Röntgen-Kontrastmittel-Untersuchungen bei eingeschränkter Niereninsuffizienz (➤ Tab. 13.7).

Medikamentenanpassung bei diabetischer Nephropathie

Insulin wird zu 50% über die Niere ausgeschieden. Daher kommt es bei bestehender Niereninsuffizienz zur Anhäufung von Insulin in der Niere. Der Insulinbedarf nimmt bei vielen Patienten mit zunehmender Niereninsuffizienz ab. Gleichzeitig wird durch eine Zunahme der Insulinempfindlichkeit weniger Insulin pro Tag benötigt, es besteht die Gefahr einer Hypoglykämie. Viele Medikamente werden ebenfalls über die Niere ausgeschieden. Bei bestehender diabetischer Nephropathie kommt es daher u. U. zur Anhäufung (Kumulation) von Medikamenten in der Niere. Das ist der Grund, weshalb dann viele Medikamente – auch die bei Typ-2-Diabetikern häufig verwendeten **oralen Antidiabetika** (z. B. Glibenclamid®, Euglucon®, Glucophage retard®) – bei zunehmender Niereninsuffizienz nicht oder nur eingeschränkt eingesetzt werden dürfen (➤ Tab. 13.6; ➤ Kap. 4).

> **BEACHTE**
> Die Verwendung jedes neuen Medikamentes muss unbedingt mit dem behandelnden Arzt abgesprochen werden!

Bei **Medikamenten**, die über die Nieren ausgeschieden werden, muss bei zunehmender Niereninsuffizienz (Einschränkung der Nierenfunktion) evtl. die Dosis reduziert (➤ Tab. 13.7) oder auf ein anderes Präparat umgestellt werden.

Bei zunehmender Niereninsuffizienz muss mit dem betreuenden Arzt rechtzeitig die Möglichkeit der **Dialyse** (Blutwäsche) oder einer **Transplantation** (Organverpflanzung) besprochen werden.

Zur Vermeidung eines chronischen Nierenschadens (im Stadium der Mikroalbuminurie) spielen vor allem drei Dinge eine entscheidende Rolle:
- die optimale Blutzuckereinstellung
- die Einschränkung der Eiweißzufuhr
- und insbesondere die Behandlung eines erhöhten Blutdrucks.

Tab. 13.5 Einflüsse auf die Mikroalbuminurie

Einflüsse auf die Mikroalbuminurie:
• Insbesondere körperliche Aktivität
• Harnwegsinfekte
• Chronische Herzschwäche
• Stress (fieberhafte Infektionen, Operationen, entgleister Diabetes)

Tab. 13.6 Wirkungsweise oraler Antidiabetika bei diabetischer Nephropathie

Wirkstoffgruppe	Wirkungsweise bei diabetischer Nephropathie
Metformin/Biguanid	• Gefahr der Laktatazidose, hohe Letalität, kontraindiziert bei Kreatinin ≥ 1,2 mg/dl • muss 48 Std. vor intravenöser Kontrastmittelgabe (s. u.) abgesetzt werden • bei fieberhaftem Infekt absetzen
Sulfonylharnstoffe	• verzögerte Hypoglykämie mit einer erhöhten Letalität
DPP-4-Hemmer	• bei leichter Niereninsuffizienz keine Dosisanpassung nötig (GFR > 50 ml/min)
Glibenclamid	• kumuliert, Gabe nicht empfehlenswert
Gliquidon	• kumuliert nicht, es kann in Normdosis gegeben werden
Glimepirid	• geringe Kumulation, Gabe möglich
Repaglinid	• kann bei eingeschränkter Niereninsuffizienz gegeben werden
Nateglinid	• kann bei eingeschränkter Niereninsuffizienz gegeben werden
Glitazone	• können bei Niereninsuffizienz gegeben werden (Kreatinin Clearance > 4 ml/Min)

Tab. 13.7 Verschiedene Medikamentengruppen: eingeschränkter Einsatz bei diabetischer Nephropathie

Medikamentengruppe	Gefahr bei diabetischer Nephropathie
Antihypertensiva (Bluthochdruckmittel)	• viele Wirkstoffe müssen ihrer Dosierung reduziert werden • auch die für Diabetiker günstigen ACE-Hemmer
Digitalispräparate	• führen zur Kumulation („Anhäufung") • Gefahr der „Vergiftung" • nicht empfehlenswert
Fettsenker	• führen zur Myolyse
Antibiotika	• einige Antibiotika sind von vornherein nierentoxisch • müssen häufig in ihrer Dosierung reduziert werden
Schmerzmittel	• Paracetamol und Acetylsalicylsäure müssen in ihrer Dosierung halbiert werden • besondere Gefahr bei Auftreten von Magengeschwüren wegen der urämischen Blutungsneigung
Röntgenkontrastmittel	• intravenöse, jodhaltige Röntgenkontrastmittel nur nach **strengster Indikationsstellung** und unter **engmaschiger Kontrolle der Nierenfunktion** verabreichen! • evtl. anschließend eine einmalige Dialyse zur raschen Ausscheidung des Kontrastmittels

Bezüglich der **Diät** ist besonders bei zunehmender Niereninsuffizienz und erhöhtem Blutdruck auf eine verminderte Kochsalzzufuhr und eine Reduzierung des Eiweißgehaltes der Nahrung zu achten (➤ Kap. 12.4).

13.2 Makroangiopathie

Wesen der Makroangiopathie

Die Makroangiopathie des Diabetikers ist gleichzusetzen mit der **Arteriosklerose** (Arterienverkalkung), wie sie auch bei jedem anderen Menschen auftreten kann, mit der Besonderheit, dass sie beim Diabetiker besonders rasch und häufig bösartig verläuft.

Frühzeitige krankhafte Veränderungen an den Innenwänden der Blutgefäße (Endothel) scheinen bei Typ-2-Diabetikern die Hauptursache auch im Zu-

sammenhang mit der Entstehung der Makroangiopathie, also der Beteiligung der großen Gefäße zu sein. Die Blutzuckereinstellung scheint eine wichtige Rolle zu spielen – jedoch nicht die entscheidende. Die **Kombination** von
- schlechter Blutzuckereinstellung
- Bluthochdruck
- Fettstoffwechselstörungen
- Insulinresistenz
- Übergewicht
- Bewegungsmangel und
- zusätzlichem Nikotinkonsum,

stellt eine **brisante Mischung** dar, die für die hohe Sterblichkeit des Diabetikers durch Herz-Kreislauf-Erkrankungen (70–80%) mitverantwortlich ist („Wohlstandssyndrom"/ „Metabolisch-vaskuläres Syndrom", ➤ Kap. 1.4). Für die Sterblichkeit im mittleren und höheren Lebensalter stellen die Herz-Kreislauf-Erkrankungen im Gegensatz zur Mikroangiopathie eindeutig das größte Risiko dar. Mit 60% ist der Herzinfarkt die häufigste Todesursache des Diabetikers.

Nach der berühmten Studie von Haffner (1998) ist die Wahrscheinlichkeit für einen Typ-2-Diabetiker – auch **ohne bekannte Durchblutungsstörung** (Koronare Herzkrankheit) – einen Herzinfarkt zu erleiden, genauso hoch, wie ein zweiter Herzinfarkt für einen Nicht-Diabetiker. Das bedeutet: Jeder Typ-2-Diabetiker ist von vornherein ein Hochrisikopatient bezüglich der Wahrscheinlichkeit einen Herzinfarkt oder Schlaganfall zu erleiden.

Dies beinhaltet die Notwendigkeit einer viel aggressiveren und frühzeitigeren Behandlung **vor** dem Eintreten von Komplikationen. So belegen aktuelle Studien, dass bei Diabetikern, bei denen mittels eines Ballonkatheters die Herzkranzgefäße aufgedehnt wurden (PCI = **p**erkutane **C**atheter- **I**ntervention), im Vergleich zu Nicht-Diabetikern auffällig häufiger erneute Verschlüsse der aufgedehnten Blutgefäße auftraten. Dies hat dazu geführt, dass gegenwärtig auch bei Diabetikern, die mit einer „Gefäßstütze" (Stent) in den Herzkranzgefäßen versorgt werden, diskutiert wird, ob nur noch „beschichtete Stents", die deutlich teurer sind als herkömmliche, verwendet werden sollen oder müssen. Dabei scheint der Diabetes mellitus Typ-2 ein unabhängiger Risikofaktor für die z. T. mehr als doppelt so hohe Wiederverschlussrate nach Ballondilatation im Vergleich zu Nicht-Diabetikern zu sein. Auch die Diskussion, ob frühzeitiger eine Bypass-Operation am Herzen bei Typ-2-Diabetikern durchgeführt werden sollte, wird gegenwärtig intensiv geführt.

Die Makroangiopathie bezieht sich dabei im Wesentlichen auf drei Bereiche: Gehirn, Herz, Nieren und Beine (➤ Abb. 13.5). Je nach Gefäßgebiet sind die folgenden Erkrankungen zu erwarten:

1. **Gehirngefäße:** Die Arteriosklerose der hirnversorgenden Arterien mit der Möglichkeit der Durchblutungsstörung des Gehirns, des so genannten **Schlaganfalls.**
2. **Herzkranzgefäße:** die **koronare Herzerkrankung** mit folgenden Erscheinungsformen:
   - Angina pectoris (Herzenge)
   - Herzinfarkt, in Kombination mit Neuropathie auch als „stummer" Herzinfarkt
   - Herzinsuffizienz (häufig Folge des Herzinfarktes).
3. **Nierengefäße:** Engstellung der Blutgefäße, die die Nieren mit Blut versorgen (Nierenarterien).
4. **Beingefäße: Periphere arterielle Verschlusskrankheit (pAVK) der Beine,** insbesondere im Bereich der Füße, die sich als „Schaufensterkrankheit" äußert (➤ Abb. 13.6). Je schlechter die Durchblutung an den Füßen, umso kürzere Strecken kann der Patient nur noch gehen und mit zunehmender Gehstrecke werden die Beine schwer wie Blei. Nach einer kurzen Pause ist es häufig wieder möglich, erneut eine kurze Strecke zu gehen. Daher der Name „Schaufensterkrankheit", so als wolle man alle paar Meter die Auslagen eines Schaufensters betrachten (➤ Tab. 13.8, ➤ Kap. 13.4). Der Arzt spricht von Claudicatio intermittens („vorübergehendes Hinken"). Die Durchblutungsstörung der Beine ist beim Arzt ganz schnell durch eine einfache Ultraschallun-

Tab. 13.8 Stadien der pAVK (periphere arterielle Verschlusskrankheit) nach FONTAINE

Stadium	Symptome
1	Beschwerdefreiheit, evtl. kalte Beine oder Füße
2a	schmerzfreie Gehstrecke über 200 m
2b	schmerzfreie Gehstrecke unter 200 m
3	Ruheschmerz im Liegen (horizontale Lage)
4	nekrotische Veränderungen (Absterben von Gewebe)

13.2 Makroangiopathie

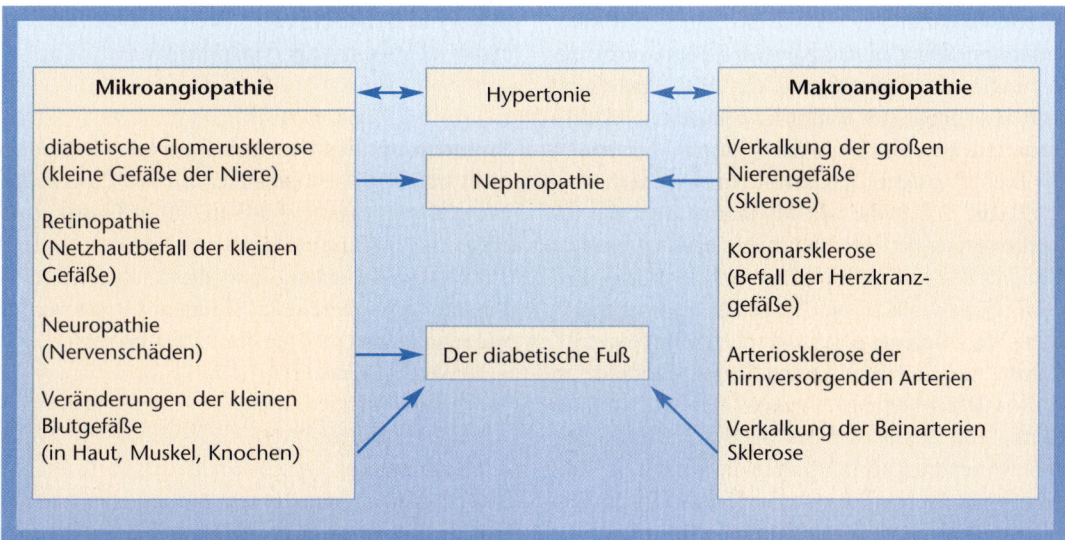

Abb. 13.5 Diabetische Gefäßschäden

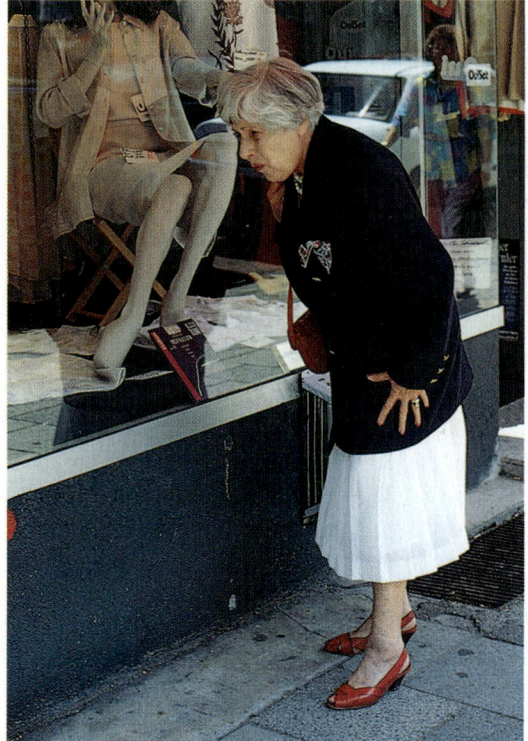

Abb. 13.6 Schaufensterkrankheit (Claudicatio intermittens)

tersuchung festzustellen (Ultraschall-Doppler der Bein-Gefäße/ Bestimmung des ABI = **A**nclc-**B**rachial-**I**ndex). Dabei wird der Blutdruck an den Armen und Füßen gemessen und miteinander verglichen. Verkalkungen der Blutgefäße können mittels eines speziellen Ultraschallgerätes (Farb-Duplex-Gerät) direkt nachgewiesen werden.

Therapeutische Möglichkeiten der Makroangiopathie

Nach wie vor stehen an erster Stelle Maßnahmen im Sinne der **Vorbeugung.** Dazu gehören neben der optimalen Blutzuckereinstellung:
- die Gewichtsreduktion, insbesondere bei übergewichtigen Typ-2-Diabetikern
- die Behandlung von Begleiterkrankungen wie erhöhter Blutdruck und Fettstoffwechselstörungen.

Letztlich sind immer Maßnahmen wie der Verzicht auf Nikotin und regelmäßiges Kreislauftraining dringend anzuraten.

Gerade die konsequente Behandlung der Fettstoffwechselstörungen, sowohl des erhöhten Cholesterins als auch der Triglyzeride, scheint aufgrund von Studien eine vordringliche Aufgabe zu sein. So scheint es insbesondere bei Typ-2-Diabetikern oder Patienten mit metabolisch-vaskulärem Syndrom dringlich, nicht nur das „schlechte" LDL-Cholesterin zu senken, sondern zusätzlich das „gute" HDL-Cholesterin zu erhöhen. Deshalb wird heute nicht nur gefordert, die Erniedrigung des LDL-Cholesterin mittels so genannter Statine zu behandeln, sondern auch mit neuen Substanzen (Niaspan®, Ezetrol®) die Erhöhung des HDL-Cholesterin zu fördern.

Es gibt eine Reihe von **Medikamenten,** die zur Verbesserung der Durchblutung eingesetzt werden. Ihre Wirkung ist im Einzelfall nachgewiesen, langfristig dürfen jedoch keine zu hohen Erwartungen in diese Medikamente gesetzt werden (z. B. Dusodril®, Trental®). Anders sind bestimmte Medikamente bei akuten Durchblutungsstörungen der Extremitäten (Arme und Beine) und des Gehirns zu beurteilen. Ihre Anwendung als Infusion in die Vene (z. B. Haes steril® 6%, Trental®, Prostaglandine) kann zu einer raschen Besserung akuter Durchblutungsstörungen führen. Langfristig werden bei Verkalkungen (Kalkablagerungen, „Plaques") der arteriellen Blutgefäße des Gehirns, der Extremitäten und auch des Herzens so genannte Thrombozyten-Aggregationshemmer (hemmen das Zusammenkleben der Blutplättchen) eingesetzt (z. B. Clopidogrel®, Aspirin®). Sie sind gerade bei Diabetikern eher großzügig zu verordnen, da Diabetes als praethrombotischer Zustand bezeichnet werden muss.

Durch Einführung von **Ballon-Kathetern** (Drähte mit einem Ballon an der Spitze, der sich aufblasen lässt) in eingeengte Blutgefäße kann versucht werden, diese durch Aufdehnung zu erweitern (PCI). Dieses und auch andere neuere Verfahren sind im Einzelfall sinnvoll und angeraten, sollten jedoch nur von einem Spezialisten, gleichzeitig mit einer diagnostischen Maßnahme wie der Angiographie (Gefäßdarstellung), durchgeführt werden. Falls Gefäßstützen (Stents) eingesetzt werden, scheint beim Diabetiker zur Vermeidung einer erneuten Stenose die Anwendung von besonders beschichteten Stents (z. B. Cypher-Stent®) angeraten bzw. notwendig.

13.3 Diabetische Nervenschäden (Polyneuropathie)

Probleme mit den Nerven werden beim Diabetiker nicht nur im Zusammenhang mit der Unterzuckerung (Hypoglykämie) (➤ Kap. 10), gefunden, sondern auch im Zusammenhang mit einer schlechten Stoffwechseleinstellung, und dies insbesondere **zu Beginn der Diabeteserkrankung mit Beschwerden wie** (durch den erhöhten Blutzucker bedingt!):
- Nervenschmerzen
- Muskelschmerzen
- Wadenkrämpfen
- Muskelzittern.

Diese Beschwerden sind durch die Normalisierung der Stoffwechsellage rückbildungsfähig und werden im engeren Sinne noch nicht als diabetische Polyneuropathie bezeichnet.

13.3.1 Entstehung der diabetischen Nervenschäden (Polyneuropathie)

Bei der eigentlichen **diabetischen Polyneuropathie** dagegen handelt es sich um die Folgen der
- chronischen Schädigung des Nerven selbst durch die schlechte Stoffwechsellage (= hohe Blutzuckerwerte)
- zusätzlichen Durchblutungsstörungen des Nerven (Mikroangiopathie) (➤ Kap. 13.1) der kleinen versorgenden Gefäße.

Dass beides eine entscheidende Rolle spielen kann, sowohl die schlechte Blutzuckereinstellung als auch die durch diese bedingte Durchblutungsstörung, wird durch zahlreiche wissenschaftliche Untersuchungen belegt. Fast bei jedem zweiten Diabetiker können im Laufe seines Lebens geringfügige neurologische Störungen nachgewiesen werden. Im höheren Alter und mit zunehmender Diabetesdauer wird die diabetische Polyneuropathie häufiger gefunden. In wenigen Einzelfällen kann sie jedoch auch als erstes Symptom und sogar noch vor der eigentlichen Diabetesmanifestation bei Typ-1-Diabetikern gefunden werden oder auch nach kurzer Diabetesdauer.

Für die Entstehung einer Polyneuropathie, also von Nervenstörungen an den verschiedensten Stel-

len des Körpers, gibt es neben dem Diabetes zahlreiche **andere Ursachen:**
- Alkohol
- verschiedene Medikamente
- chronische Niereninsuffizienz.

Daher muss nach der Diagnose auch die Unterscheidung von anderen Krankheiten, die so genannte Differentialdiagnose, erfolgen .

13.3.2 Symptome der diabetischen Nervenschäden (Polyneuropathie)

Sensible Nervenschäden

Die Nervenschäden äußern sich vorwiegend in Form von folgenden **Beschwerden:**
- Missempfindungen
- Gefühlsstörungen
- Muskellähmungen.

Die **Gefühlsstörungen** sind insbesondere an den Beinen, an den Füßen und an den Händen zu finden. Die Patienten klagen häufig über:
- Brennen der Fußsohlen („Burning feet")
- Taubheitsgefühl
- Ameisenlaufen.

Die Bettdecke wird oft wegen Schmerzen oder Missempfindungen nicht mehr ertragen, so dass die nächtliche Schlafruhe extrem gestört werden kann. Anfangs werden diese Beschwerden nur als störend, später jedoch meistens als extrem beeinträchtigend und schmerzhaft empfunden. Insofern stellt die diabetische Polyneuropathie einen gravierenden Einschnitt in das Leben vieler Diabetiker dar.

Autonome Nervenschäden

Neben den Gefühlsstörungen und Missempfindungen an Händen und Füßen und den Muskellähmungen (sensible/motorische Neuropathie) unterscheidet man eine weitere Form der Polyneuropathie, nämlich die **autonome Polyneuropathie** mit Befall der **„Eingeweidenerven".** Betroffene Organgebiete können sein:
- **Herz-Kreislauf-System** (z. B. fehlende Schmerzen beim Herzinfarkt = „stummer" Herzinfarkt)
- **Atemwege**
- **Magen-Darm-Trakt** (z. B. Verstopfung oder gehäufte, oft nächtliche Durchfälle, Magenlähmung mit Magenentleerungsstörungen)
- **Blase/Harnleiter/Sexualorgane** (z. B. Impotenz ➤ Kap. 13.5, Blasenbeschwerden mit Anfall von vermehrtem Restharn)
- aber auch Störungen der **Schweißregulation** (➤ Tab. 13.9).

Neue Untersuchungen zeigen, dass der vorzeitige plötzliche Herztod, aber auch Herzrhythmusstörungen und Durchblutungsstörungen am Herzmuskel durch die diabetische autonome Neuropathie am **Herzen** hervorgerufen werden können. Eine ausführ-

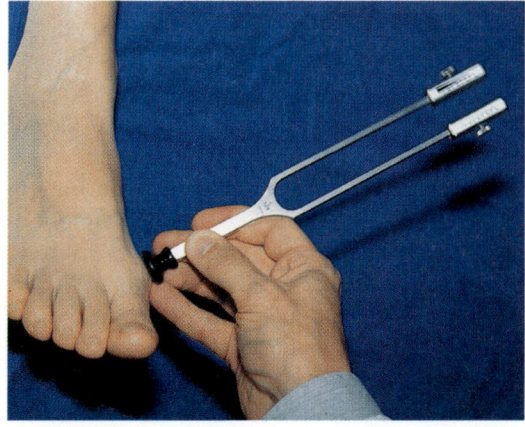

Abb. 13.7 Stimmgabeltest zur Untersuchung des Vibrationsempfindens

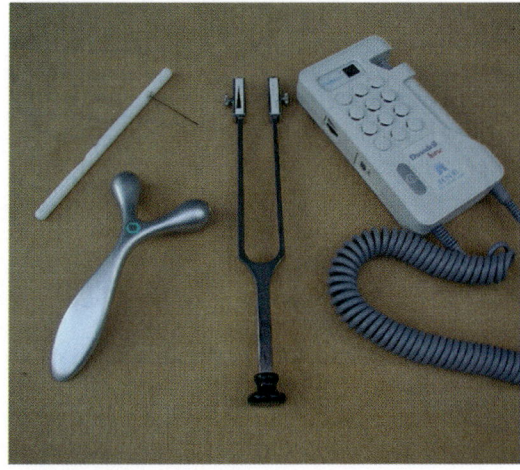

Abb. 13.8 Einfache Hilfsmittel zur Diagnose der diabetischen Neuropathie: Monofilament, Tipp-Therm, Stimmgabel und Taschendoppler (von links nach rechts).

Tab. 13.9 Formen der diabetischen Neuropathie

	Symptome (Auszug)
sensible Neuropathie	• eingeschränkte Wahrnehmung von Druck, Wärme, Kälte, Schmerz • „strumpfförmige" Empfindungsstörungen wie Taubheitsgefühl und/oder Ameisenlaufen • Nervenschmerzen, z. T. brennend wie Stiche
motorische Neuropathie	• Augenmuskellähmung (z. B. hängendes Oberlid) • Fehlstellung der Füße durch Lähmung der Fußmuskeln
autonome Neuropathie	• gastrointestinale Neuropathie (Völlegefühl, Durchfall/Verstopfung, Magenentleerungsstörung u. a.) • kardiale Neuropathie, z. B. Herzrhythmusstörungen, hoher Puls, Frequenzstarre (fehlende Herzschlagschwankungen), stummer Herzinfarkt • urogenitale Neuropathie (Harninkontinenz, sexuelle Störungen) • verminderte Schweißbildung (z. B. Fußsohlen) • gestörte Pupillenreaktion

liche klinische Untersuchung, ergänzt durch apparative Methoden (z. B. Stimmgabel, Path-Tester), muss unbedingt bei dem geringsten Hinweis auf eine Neuropathie erfolgen (➤ Abb. 13.7 und ➤ Abb. 13.8).

Diabetische Magenentleerungsstörung

Bei ca. 20–30% aller Typ-1 und Typ-2-Diabetiker mit langer Diabetesdauer treten Symptome auf, die auf eine **diabetische Magenentleerungsstörung (Gastroparese)** hinweisen können:
• Übelkeit und Erbrechen
• frühzeitiges Völlegefühl
• Blähungen.

Häufig haben diese Patienten auch Nervenschäden an Händen, Füßen und inneren Organen und leiden unter starken Blutzuckerschwankungen mit „unerklärlichen Unterzuckerungen". Zur Diagnosesicherung werden heute in der Regel szintigraphische Funktionstests und auch Atemtests (Magen-Darm-Spezialist) durchgeführt. Die Voruntersuchungen umfassen
• Ultraschall
• eine Druckmessung in der Magenregion
• Röntgenuntersuchung mit „röntgendichten" Markern.

Um falsche Testergebnisse zu vermeiden, gilt es einiges zu beachten:
• Bei Testbeginn sollte der Blutzucker im Normbereich liegen, denn bei hohen Blutzuckerwerten ist der Magen sowieso träger.
• Alle Medikamente, die die Magenbeweglichkeit beeinflussen, müssen vorher abgesetzt werden.
• Andere Ursachen wie Magengeschwüre oder Magenschleimhautentzündung sollten vorher durch eine Magenspiegelung ausgeschlossen werden.

Die Therapie der Gastroparese ist derzeit noch unbefriedigend. Medikamente helfen oft nur vorübergehend. Einige Substanzen werden z. Zt. erprobt. Grundsätzliche empfohlene Verhaltensweisen:
• Gründlich kauen und langsam essen!
• Legen Sie sich nach einer Mahlzeit **nicht** hin!
• Nehmen Sie mehrfach am Tag mehrere kleine Mahlzeiten zu sich.
• Verzichten Sie auf fettreiche Nahrung und essen Sie – entgegen der üblichen Empfehlung – weniger Ballaststoffe (➤ Kap. 12.2.8)
• Unterstützend hilft evtl. die Einnahme von Medikamenten.

13.3.3 Therapeutische Ansätze der Polyneuropathie

Nach wie vor wichtigste Voraussetzung für die Behandlung und die Linderung der Beschwerden bei diabetischer Polyneuropathie ist die optimale, also die nahe-normoglykämische **Blutzuckereinstellung,** mit der sich die Beschwerden oft schlagartig verbessern. Eine intensivierte konventionelle Insulintherapie stellt in diesem Zusammenhang zwar die aufwändigste Methode dar, Normoglykämie kann jedoch oft nur dadurch erreicht werden.

Inwieweit durch **zusätzliche Medikamente** wie Vitamin B, Thioctacid®, Milgamma® oder auch andere Präparate ein Therapieerfolg bei der diabetischen Polyneuropathie erreicht werden kann, muss offen bleiben, denn im Zusammenhang mit der optimalen Blutzuckereinstellung werden auch ohne zusätzlichen medikamentösen Einsatz spontane Besserungen der Beschwerden gefunden. In Einzelfällen sind jedoch gerade nach einer Infusionstherapie mit **Thioctacid®** über einen Zeitraum von 10 bis 14 Tagen intravenös (in die Vene) deutliche Verbesserungen der Schmerzsymptomatik von Patienten beschrieben worden.

Im klinischen Alltag kann man beobachten, dass neben der optimalen Blutzuckereinstellung auch durch die zusätzliche Verordnung von **physikalischer Therapie** (Zweizellen- oder Vierzellenbädern) hervorragende Ergebnisse verzeichnet werden können (→ Einsparung von Schmerzmitteln).

Bei starken oder stärksten Schmerzen können spezielle **schmerzdämpfende Mittel** eingesetzt werden. Eine Behandlung mit derartigen Medikamenten beinhaltet neben ihrer Wirkung auch Nebenwirkungen, so dass eine solche Behandlung unbedingt mit dem betreuenden Arzt oder dem Neurologen abgesprochen sein muss (z. B. Tegretal®, Lyrica®, Saroten®, Cymbalta®).

Die Anwendung der zuvor beschriebenen Medikamente, wie z. B. Alpha-Liponsäure (Thioctacid®) scheint nur im Zusammenhang mit der optimalen Blutzuckereinstellung und hochdosiert über einen kurzen Zeitraum i. v. (intravenös) einen Effekt zu bringen. **Hat sich ein Erfolg eingestellt,** kann die Therapie mit Thioctacid®-Tabletten über ca. 6 Wochen fortgesetzt werden. Später kann eventuell ein neuer Zyklus durchgeführt werden.

13.4 Der diabetische Fuß

13.4.1 Entstehung des diabetischen Fußes

Der diabetische Fuß stellt ein Krankheitsbild dar, das im Wesentlichen als Folge eines über Jahre schlecht eingestellten Diabetes, verbunden mit insgesamt mangelnder Aufmerksamkeit auf die Füße anzusehen ist (➤ Abb. 13.9 – ➤ Abb. 13.11). Dazu zählen:
- Abnormbelastungen oder Fehlbelastungen des Fußes
- mangelnde Fußpflege
- schlechtes, falsches Schuhwerk.

Das Risiko einer Gangrän, einem Absterben des Fußes oder einer Zehe, ist beim Diabetiker etwa 50mal höher als bei einem Stoffwechselgesunden. Da bisher etwa jedem 10. Diabetiker im Laufe seines Lebens ein Zeh oder ein Bein amputiert werden musste, ist das Wissen um die Bedeutung des diabetischen Fußes nicht hoch genug einzuschätzen.

Bei der **Entstehung** des diabetischen Fußes steht nicht die arterielle Durchblutungsstörung sondern die sensible (Gefühlsstörung) und auch die autonome Nervenschädigung (Schädigung des vegetativen Nervensystems, der Schweißdrüsenregulation) im Vordergrund.

Dies hat besondere therapeutische Konsequenzen:
- Bei Durchblutungsstörungen ist Laufen und Bewegung angesagt
- Der neuropathisch geschädigte Fuß muss dagegen unbedingt ruhig gestellt werden (z. B. Vorfußentlastungsschuh (➤ Abb. 13.15), Rollstuhl).

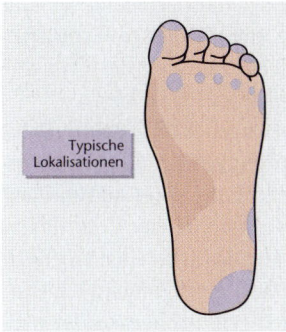
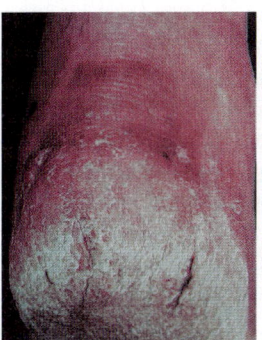
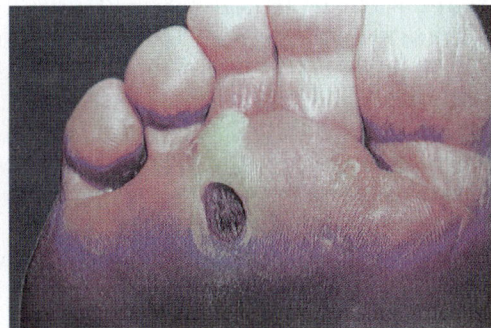

Abb. 13.9 Der typische diabetische (neuropathische) Fuß. Links: Hauptlokalisation der Geschwüre [L157]; Mitte: Hyperkeratose (vermehrte Hornhautbildung), trockene, rissige Haut: rechts: Neuropathisches Geschwür (Ulkus).

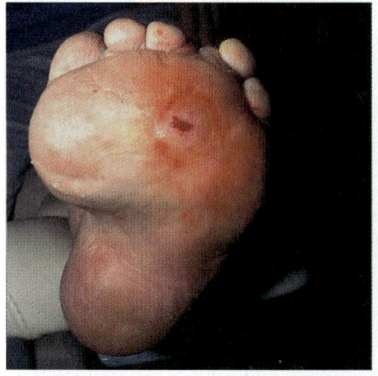
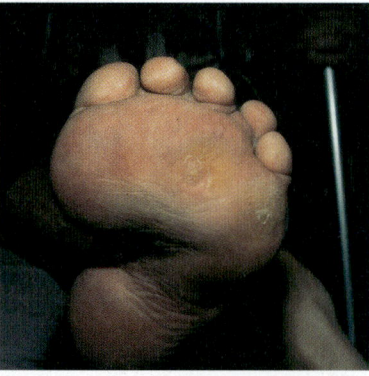

Abb. 13.10 Neuropathischer Fuß – Verlauf bei angeborenem Klumpfuß und Diabetes mellitus Typ 2. Links: Defekt im Vorfußbereich; rechts: nach 4 Wochen Therapie mit absoluter Ruhigstellung, antibiotischer Therapie, täglicher Wundversorgung mit feuchten Verbänden und thrombosevorbeugenden Maßnahmen.

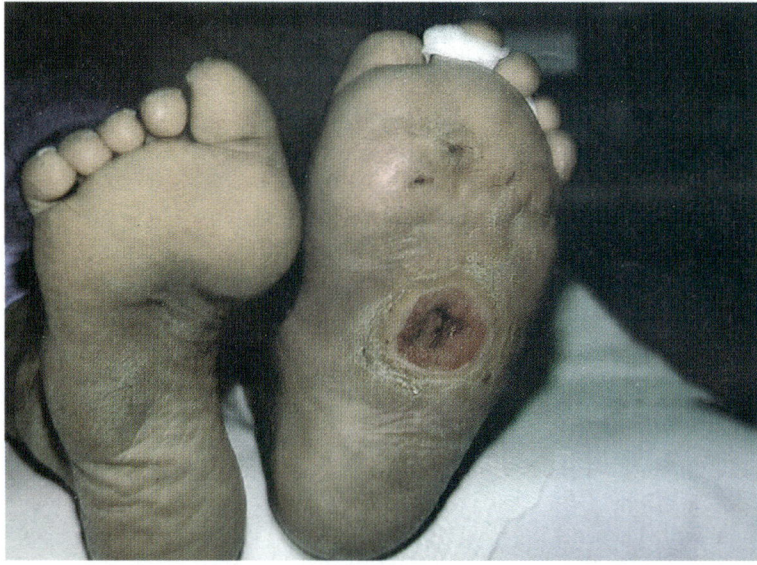

Abb. 13.11 Charcot-Fuß rechts mit offenem Geschwür

13.4.2 Symptome des diabetischen Fußes

Als wichtigstes **Zeichen des neuropathischen Fußes** beim Diabetiker sind die Schmerz- und die Temperaturempfindung herabgesetzt. Außerdem bemerkt der Patient strumpfförmig im Bereich der Füße einen Gefühlsverlust und der Arzt diagnostiziert einen Verlust der entsprechenden Sehnenreflexe. Gelegentlich findet sich neben den Gefühlsstörungen auch ein Befall der Muskeln, was sich in einer Schwäche und einer Rückbildung der kleinen Fußmuskeln bemerkbar macht.

Im Extremfall kann es zusätzlich zu Umbauvorgängen am Knochen bis zur völligen Gelenkzerstörung kommen; man spricht dann von einer **Osteoarthropathie** (CHARCOT-Fuß) (➤ Abb. 13.11). Die dadurch entstehende Beeinträchtigung des Fußgewölbes mit der Entwicklung von Hammerzehen und der Verschiebung des Belastungsschwerpunktes beim Gehen und Stehen kann mittels der Pedographie (➤ Abb. 13.12) nachgewiesen werden.

Durch ganzsohlige, weichgepolsterte **Schuheinlagen** mit gezielter Druckentlastung in geeignetem Schuhwerk kann die Entstehung eines diabetischen Geschwürs vermieden werden. Mit der Verordnung und einmaligen Anpassung der Schuhe ist es jedoch nicht getan! Der Schuh muss anfangs mehrfach kontrolliert werden und auch evtl. nachgearbeitet werden.

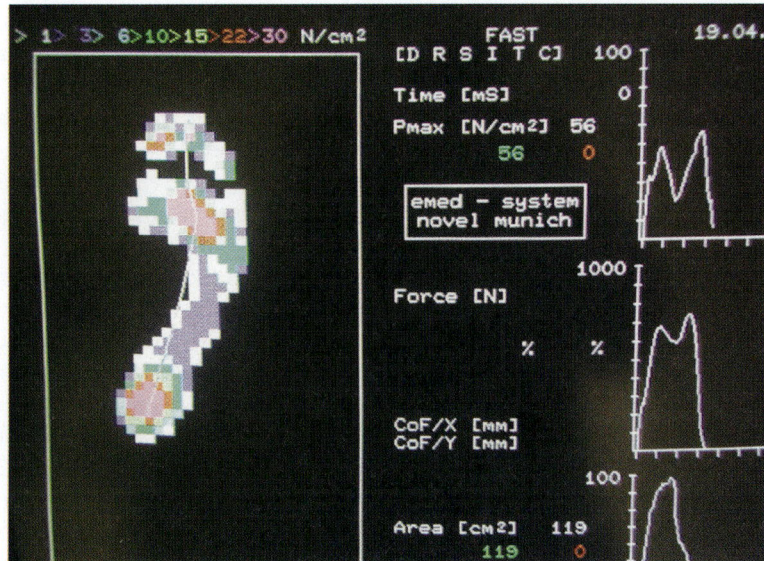

Abb. 13.12 Pedographie

> **BEACHTE**
> Auch ein orthopädischer Schuh kann aus diabetologischer Sicht für einen Diabetiker völlig falsch sein!

Im Rahmen der **diabetischen autonomen Neuropathie des Fußes** kommt es zu einer verminderten Schweißsekretion mit einer erhöhten Gefahr der Austrocknung der Haut sowie der Bildung von Schrunden und Einrissen. Außerdem finden sich häufig Wachstumsstörungen an Haut und Nägeln. Durch eine Gefäßerweiterung im Bereich der Füße ist die Haut oft warm, verbunden mit einer erhöhten Neigung zur Entstehung von Wasseransammlungen in der Region der Fußgelenke und der Füße (Ödeme).

Durch zusätzliche **Fehlbelastungen** und mangelnde Beachtung der Fußpflegeregeln (➤ Kap. 19) entsteht eine erhöhte Anfälligkeit und Verletzbarkeit der Haut und des darunter liegenden Gewebes mit der Gefahr der Entwicklung eines Geschwürs. Diese Gefahr kann durch die Pedographie (➤ Abb. 13.12) aufgedeckt und durch entsprechende Maßnahmen behoben werden.

Wie bereits zuvor gesagt, sind die sensible und die autonome Neuropathie die Hauptursachen für die Entstehung des diabetischen Fußes. An zweiter Stelle steht jedoch die arterielle Durchblutungsstörung (Makroangiopathie), die beim Diabetiker deutlich häufiger, früher und rascher fortschreitend auftritt als beim Nichtdiabetiker. Durch diese Makroangiopathie besteht die Gefahr, dass frühzeitig durch einen Gefäßverschluss ein Absterben des entsprechenden Fußareals eintritt. Die Mikroangiopathie im Fußbereich, also der Befall der kleinsten Gefäße, führt neben den Veränderungen des Blutflusses und von Blutbestandteilen zusätzlich zu einer deutlichen Einschränkung der Blutzirkulation in den Füßen.

Wichtigste Maßnahme im Rahmen der **Diagnostik** ist zunächst die Inspektion und das Befühlen der Füße durch den Arzt, aber auch die regelmäßige Inspektion und das Befühlen der Füße und seiner Schuhe durch den Patienten (➤ Abb. 13.13).

Durch die Inspektion beim Arzt und die folgende klinische Untersuchung soll geklärt werden:

- ob sich Hinweise für das Vorliegen einer arteriellen Durchblutungsstörung finden
- ob Gefühlsverluste für Temperatur und Schmerz vorhanden sind (Path-Test, ➤ Abb. 13.14)
- ob Druckstellen mit vermehrter Hornhautbildung, Fußpilz (➤ Abb. 13.16) oder Verletzungen vorliegen
- ob z. B. „falsche Strümpfe" (Synthetik) oder auch Schuhe getragen werden. Auch vermeintlich sehr bequeme Schuhe können zu Druckstellen führen!

13.4.3 Therapeutische Ansätze

Bei der Behandlung des diabetischen Fußes und insbesondere des infolge dessen entstandenen Ulkus (Geschwür) muss zunächst unterschieden werden, ob es sich um **neuropathische Veränderungen** handelt oder ob die Veränderungen auf dem Boden einer **arteriellen Durchblutungsstörung** aufgetreten sind (➤ Tab. 13.10).

Bei einem Gewebsuntergang, z. B. durch eine arterielle Durchblutungsstörung, kann durch Medikamente, durchblutungsfördernde Maßnahmen oder auch durch gefäßchirurgische Eingriffe (z. B. Bypass) versucht werden, die **Durchblutung** wieder zu fördern und die Gliedmaße zu erhalten. Auch ein neuropathisches Geschwür heilt nicht ab, solange keine ausreichende Durchblutung sichergestellt ist! Gelingt dies nicht, muss die Gliedmaße amputiert werden.

Durch Ultraschall-Doppleruntersuchungen (Farb-Duplex) kann relativ rasch und genau die Durchblutung der einzelnen Bezirke des Beines und des Fußes untersucht werden. Aufgrund dieser Untersuchungen wird entschieden, ob weitergehende Maßnahmen erforderlich sind.

Ist ein **Geschwür** im Bereich des Fußes auf dem Boden einer Neuropathie entstanden, finden sich häufig in diesem Bereich auch Hornhautschwielen und Blasen, die sich bei Nichtbeachtung sogar infizieren und zu einer Infektion der Weichteile und des Knochens führen können. Bei rechtzeitiger entsprechender Behandlung können diese Geschwüre jedoch heilen und der Fuß erhalten werden.

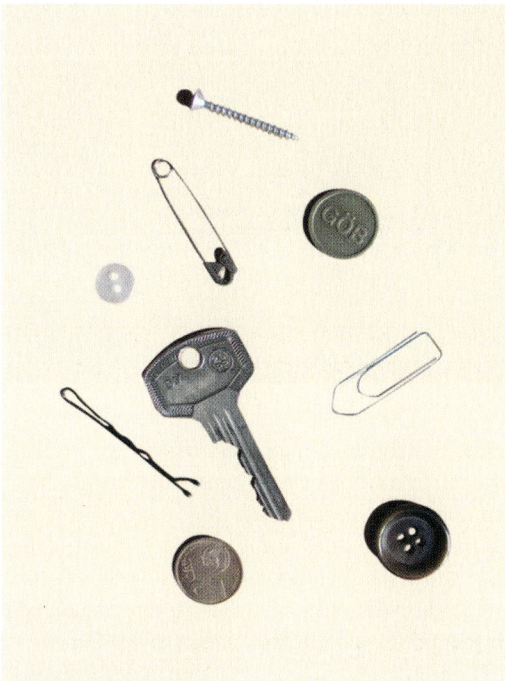

Abb. 13.13 Gegenstände, die in den Schuhen von Patienten mit einer autonomen Neuropathie gefunden wurden.

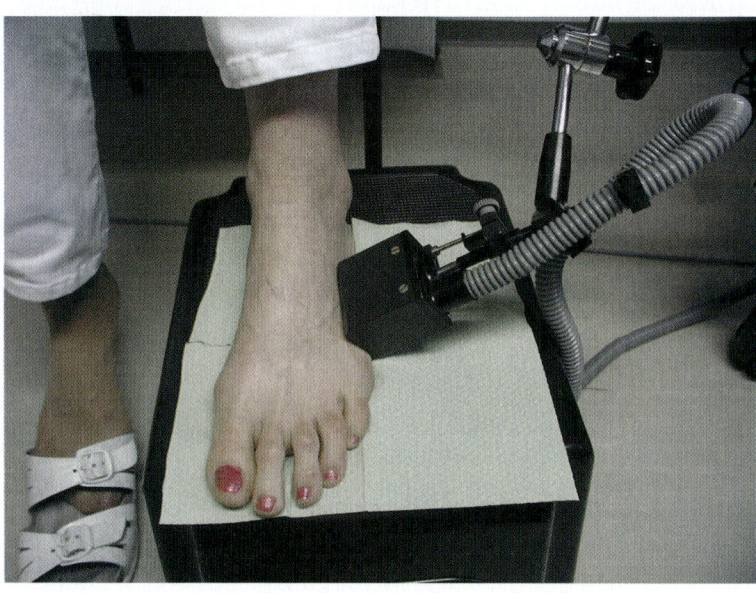

Abb. 13.14 Neuropathie-Diagnostik mit dem Path-Test: Prüfung des Schmerz- und Temperaturempfindens

Tab. 13.10 Nervenschädigung oder Durchblutungsstörung?

	Mögliche Anzeichen
Nervenschädigung (neuropathische Veränderung)	• fehlendes oder abgeschwächtes Temperatur- und Schmerzempfinden • Kribbelgefühl, Taubheitsgefühl, Ameisenlaufen • Kältegefühl trotz **warmer Haut** beim Betasten • Wadenkrämpfe und/oder Schmerzen in Ruhe (Linderung durch Bewegung) • **trockene, rissige Haut,** Schrunden, Rhagaden • Fußschwellungen • **schmerzlose** Hühneraugen, Wunden und Verletzungen • Hornhautschwielen, Fußdeformitäten, Fehlstellungen, Unbeweglichkeit der Zehen
Arterielle Durchblutungsstörung	• **Schmerzen** beim Laufen, z. B. in den Waden • blasse oder bläulich verfärbte Haut an den Zehenspitzen • **kühle, evtl. feuchte Haut** • fehlende Fußpulse.

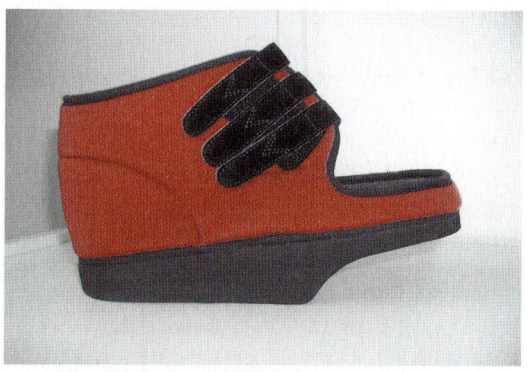

Abb. 13.15 Vorfußentlastungsschuh

Folgende Maßnahmen sind erforderlich:
- vorsichtiges Abtragen der entsprechenden Hornhaut oder Eröffnung der Blase durch den Fachmann
- Wundbehandlung und eventuell intravenöse (in die Vene) antibiotische Therapie (oder Tabletten)
- Druckentlastung des Fußes oder des gesamten Beines durch Bettruhe, gegebenenfalls Vorfußentlastungsschuh (➤ Abb. 13.15) oder Rollstuhl.

Durch tägliche Inspektion der **Wunde,** Anfrischen der Wundränder, Desinfektion und sterilen, feuchten Verband lässt sich auch ein ausgedehntes neuropathisches Geschwür in mehreren Wochen heilen. Voraussetzung sind jedoch tatsächlich die obengenannten Maßnahmen:
- die Geduld des Patienten, aber auch des Therapeuten,
- insbesondere aber Ruhe und Entlastung des Vorfußes.

Auf keinen Fall gehören auf solche Wunden „irgendwelche" Venen-Salben oder Puder, da diese eher zu einer Allergisierung und somit zu einer Verschlechterung der Wundsituation führen. Auch ein Ödem (eine Wasseransammlung) im Fußbereich muss sofort behandelt werden, da durch die Schwellung kleine Blutgefäße abgedrückt werden könnten.

13.5 Sexualstörungen

Sexualstörungen werden allzu oft auf das mangelnde Erektionsvermögens des Mannes (Impotenz) reduziert. Dabei treten sie natürlich sowohl beim Mann als auch bei der Frau auf und zeigen sich in vielfältigen Erscheinungsformen. Bis heute ist die Sexualität eine Art Tabuthema, obgleich sie zum Leben dazugehört wie das Atmen und die Ernährung. In Deutschland leiden bis zu 40% aller Männer vorübergehend oder dauerhaft unter der Impotenzproblematik. Mit zunehmendem Alter nimmt ihre Zahl drastisch zu. Diabetiker sind aufgrund zahlreicher Einflussgrößen besonders gefährdet. Nach Angaben aus der Literatur leidet etwa jeder zweite männliche Diabetiker unter Potenzstörungen, wobei sich diese bei etwa 30 – 50% der Patienten bereits in den ersten 5 – 10 Diabetesjahren manifestieren.

13.5.1 Störungen der Sexualität beim Mann

Nach den heutigen Erkenntnissen ist die häufigste Ursache für Sexualstörungen eine **autonome Neuropathie** des Nervensystems im Beckenbereich mit Befall der entsprechenden Nervenfasern. Da bei Nichtdiabetikern Potenzstörungen oft psychosomatische Ursachen haben, sind diese auch beim Diabetiker in einem hohen Prozentsatz anzunehmen und durch das ärztliche Gespräch oder mit Hilfe eines Psychologen abzuklären. Auch Gefäßeinengungen im Bereich der Hauptschlagader und der Beckenarterien können zu einer Impotenz führen. Diese Ursachen werden durch Ultraschall- oder Röntgenverfahren diagnostiziert. Auch bestimmte Medikamente, wie Beruhigungsmittel und Psychopharmaka, Hochdruckmittel aber auch Alkohol und Nikotin können zu einer Impotenz führen. Diese Ursachen müssen ausgeschlossen werden. Nicht selten aber findet man die neuropathisch bedingte Erektionsstörung als einzige Manifestationsform der peripheren Neuropathie bei Patienten mit Sexualstörungen.

Die Störungen können sein:
- Impotenz: Erektionsstörung oder Unfruchtbarkeit
- Mangel an Lust auf Sexualität (Störung der „Libido")
- Orgasmusstörungen (kein Orgasmus mehr oder schmerzhafter Orgasmus)
- vorzeitiger oder verzögerter Samenerguss.

Von einer Erektionsstörung spricht man erst dann, wenn es innerhalb von 6 Monaten in mehr als ¾ der Versuche zu keiner befriedigenden Erektion kommt.

Erektile Dysfunktion

Die erektile Dysfunktion ist die Unfähigkeit eine Gliedversteifung zu erreichen oder aufrechtzuerhalten, die für einen befriedigenden Sexualverkehr erforderlich ist.

In 60–70% bestehen organische Ursachen:
- diabetische Nervenschäden (periphere und autonome Neuropathie)
- arterielle Durchblutungsstörungen (vor allem der Beckenarterien, Arteriosklerose)
- terminale Niereninsuffizienz mit Dialyse
- Bluthochdruck
- Fettstoffwechselstörungen
- Medikamente und Genussmittel: Rauchen, Alkohol, Blutdruckmittel, Antidepressiva, Schmerzmittel, Fettsenker etc.

In ca. 30% der Fälle bestehen psychische Ursachen:
- Partnerschaftskonflikte (z. B. ständige Hypo's, Ängste, Bemutterung)
- Fehlende Krankheitsakzeptanz, Minderwertigkeitsgefühl
- Versagensängste
- Überforderung, Stress.

13.5.2 Sexualstörungen bei der Frau

Die organischen und auch psychischen Ursachen der erektilen Dysfunktion beim Mann haben ihre Entsprechung bei den Sexualstörungen der diabetischen Frau. Einerseits können Durchblutungsstörungen im Genitalbereich die Reizbarkeit der Klitoris herabsetzen, andererseits mindern Nervenschäden die Feuchtigkeit und Empfindungsfähigkeit der Scheide. Folge sind oft mangelhafte Orgasmusfähigkeit und Schmerzen beim Geschlechtsverkehr. Eine schlechte Blutzuckereinstellung mit Über- und Unterzucker macht darüber hinaus nicht nur müde und lustlos, sondern kann auch die Partnerschaft z. B. durch Ängste des Partners negativ beeinflussen. Frauen, die die zuvor genannten Beschwerden haben, sollten sich nicht scheuen dieses Thema mit ihrem Gynäkologen zu besprechen.

13.5.3 Therapeutischer Ansatz

Zur Therapie der **erektilen Dysfunktion** haben sich vor allem die folgenden Methoden bewährt:
- die **Vakuumpumpe** (z. B. Erec-Aid-System)
- die **SKAT-Methode** (Schwellkörperautoinjektionstherapie), bei der ein gefäßaktives Medikament (Prostaglandine E1) in den Schwellkörper injiziert wird,

Die **operativen Möglichkeiten** wie z. B. die Implantation einer Penisprothese sollten nur als Ultima

Tab. 13.11 Behandlungsmöglichkeiten bei Potenzstörungen

Behandlungsmöglichkeiten bei Potenzstörungen
• Sexualtherapie
• Medikamente (Viagra®, Cialis®, Levitra®)
• Vakuumpumpe, bes. wenn Medikamente nicht mehr helfen, bei Langzeitdiabetes (z. B. Erec-Aid-System)
• Penisspritzen (SKAT-Technik)
• Harnröhrenzäpfchen (MUSE)
• Gefäßoperation (evtl. Gefäßerweiterung)

ratio verwendet werden, also nur dann, wenn keine der anderen Möglichkeiten mehr übrigbleibt, da es sich in der Regel um einen komplizierten und gelegentlich „verstümmelnden" Eingriff handelt (in den USA sehr häufig durchgeführt).

Eine weitere Möglichkeit der Behandlung mit gefäßaktiven Substanzen ist **MUSE** (medicated-urethral-system for erection), bei der Prostaglandine (gefäßaktive Substanz) in Form einer kleinen Tablette in die Harnröhre eingebracht werden. Aufgrund der schlechten Erfolgsrate wird dieses System bei uns kaum verwendet (➤ Tab. 13.11). Die Apomorphinderivate (Uprima®, Ixense®) sind wegen ihrer relativ geringen Wirkung nicht mehr auf dem deutschen Markt erhältlich (2004/2007).

Viagra®, Cialis®, Levitra®

An die erste Stelle der Behandlung sind heute die Potenz steigernden **Medikamente** Viagra® (Sildenafil), Cialis® (Tadalafil) und Levitra® (Vardenafil) gerückt. Diese bewirken, dass das Blut besser in den Penis einfließt, länger im erigierten Penisschwellkörper verbleibt und so eine Erektion länger gehalten werden kann. Es ist mittlerweile das Mittel der Wahl bei Erektionsstörungen und Diabetes. Bei ausreichender Dosierung (siehe Beipackzettel) sprechen 70–80% aller Diabetiker auf diese Therapie an. Die Wirkdauer dieser Medikamente liegt zwischen 4–6 Stunden (Viagra®, Levitra®) und bis zu 24 Stunden (Cialis®). Nebenwirkungen wie Kopfschmerzen, verstopfte Nase, Verdauungsstörungen, Blutdrucksenkung etc. sind häufig nur gering ausgeprägt und treten selten auf. Diese Medikamente dürfen jedoch nicht eingenommen werden bei folgenden **Kontraindikationen**:

- schweren Herzerkrankungen (instabiler Angina pectoris)
- Hypotonie (niedriger Blutdruck)
- Einnahme bestimmter Herzmedikamente, die Nitrokörper und Molsidomin enthalten
- in den ersten 6 Monate nach einem Infarkt oder Schlaganfall

Diese Gegenanzeigen müssen unbedingt beachtet werden, da Angina-pectoris-Anfälle bis hin zum Herzinfarkt beobachtet wurden. Eine regelmäßige Absprache mit dem behandelnden Arzt (Hausarzt/Urologe) muss deshalb unbedingt gewährleistet sein.

13.6 Augenerkrankungen: Katarakt, Glaukom und Veränderung der Sehschärfe

Diabetische Retinopathie, Augenarztkontrollen ➤ Kap. 13.1.2

Katarakt (grauer Star)

Am Auge kann neben der Netzhaut auch die Linse von diabetischen Folgeschäden betroffen sein. Geht man davon aus, dass die **Linsentrübung** (grauer Star, Katarakt) durch die schlechte Blutzuckerstoffwechsellage ausgelöst wird, spricht man von einer diabetischen Katarakt, wie sie besonders bei jungen und bei schlecht eingestellten Diabetikern auftritt. Hiervon unterscheidet man die senile Katarakt („Altersstar"), wie sie sowohl bei Diabetikern als auch bei Nichtdiabetikern mit zunehmendem Alter auftritt.

Neben der optimalen Blutzuckereinstellung besteht die Behandlung der Linsentrübung in der **Linsenextraktion,** d. h. der Entfernung der Linse und der Einpflanzung einer Kunstlinse.

Glaukom (grüner Star)

Beim Glaukom liegt meist ein erhöhter Augeninnendruck vor. Deshalb sollte der Augeninnendruck mindestens 1× jährlich kontrolliert werden.

Veränderung der Sehschärfe

Vorübergehende Störungen der Sehfähigkeit in Form von „Unscharfsehen" finden sich oft bei starken Blutzuckerschwankungen infolge des unterschiedlichen Wassergehaltes der Linse bei hohem und niedrigem Blutzucker. So kann es vorkommen, dass nach einer optimalen Blutzuckereinstellung der Patient plötzlich schlechter sieht als bei der schlechten Einstellung zuvor. Eine Brillenkorrektur sollte erst bei längerfristig normalen Blutzuckerwerten erfolgen (nach 2–3 Monaten).

13.7 Hauterkrankungen

Es gibt einige für den Diabetes typische Hauterkrankungen (z. B. Necrobiosis lipoidica) und natürlich eine riesige Zahl von Hauterkrankungen, die auch ein Diabetiker wie jeder andere Mensch bekommen kann. Die diabetestypischen Hauterkrankungen sind oft Folge der Mikro- und Makroangiopathie und der Neuropathie, teilweise aber auch völlig ungeklärt.

Hautinfektionen

Haut und sichtbare Schleimhäute sind bei schlechter Diabeteseinstellung aufgrund einer beeinträchtigten Immunabwehr anfälliger gegenüber **Pilzen, Viren und Bakterien.** Infektionen verlaufen häufig verzögert und neigen dazu wiederholt aufzutreten.

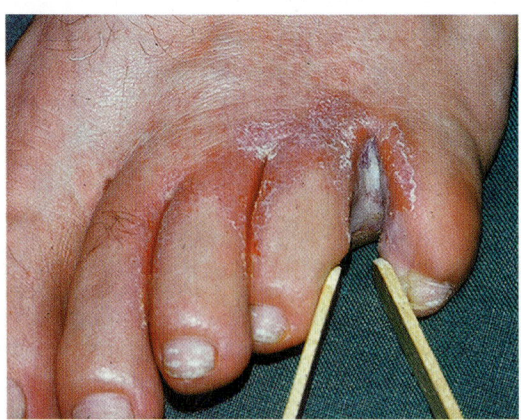

Abb. 13.16 Mykose bei Diabetes [M123]

So findet man bei Diabetikern häufiger **Wundrosen** (Erysipel), eine flächenhafte Entzündung von Unterhautzellgewebe, gehäuft am Unterschenkel, verursacht in der Regel durch Streptokokken.

Auch **Pilzinfektionen** der Haut und insbesondere der Fußnägel sind häufiger bei Diabetikern mit schlechter Stoffwechseleinstellung vorzufinden (➤ Abb. 13.16).

Auf die Notwendigkeit einer besonderen Hautpflege bei Patienten mit diabetischem Fußsyndrom (trockene, rissige Haut, mangelhafte Sensibilität) sei besonders hingewiesen (➤ Kap. 19).

Diabetes-assoziierte Hauterkrankungen

Unter einer diabetischen **Dermatopathie** versteht man hell- bis mittelbraun pigmentierte, rundliche eingesunkene Hautbezirke (1–2 cm Durchmesser) vor allem an den Unterschenkelstreckseiten, häufig spontan auch bei noch nicht an Diabetes Erkrankten.

Auch die Ursache der **Bullosis diabeticorum,** die mit nicht schmerzhaften Blasen an Fingern, Füßen und Unterarmen einhergeht ist bisher nicht bekannt. Sie heilt in der Regel innerhalb von wenigen Wochen ohne Narbenbildung ab.

Im Zusammenhang mit Diabetes und Fettstoffwechselstörungen finden sich auch gehäuft **Xanthome,** oft stecknadelkopfgroße, kugelige, gelbliche Knötchen am Stamm oder den Extremitäten. Sie haben keine krankhafte Bedeutung, sondern sind lediglich kosmetisch störend.

Auf **Hautveränderungen durch fehlerhafte Insulintherapie** (Lipodystrophie) in Form von Unterhautfettgewebsveränderungen sei an dieser Stelle noch einmal besonders hingewiesen. Sie sind durch regelmäßiges Wechseln der Einstichstellen und der korrekten subkutanen Injektion weitgehend zu vermeiden (früher auch Folge von Verunreinigungen der Insulinpräparationen) (➤ Kap. 6).

Necrobiosis lipoidica

Lediglich eine Hauterkrankung, nämlich die **Necrobiosis lipoidica** ist für den Diabetes typisch (➤ Abb. 13.17). Es handelt sich um eine relativ seltene (3 von 1000 Diabetikern), bei Diabetikern etwas häufiger auftretende Erkrankung, deren Entstehung

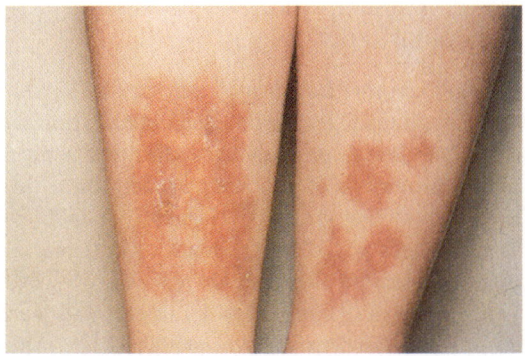

Abb. 13.17 Necrobiosis lipoidica am Schienbein mit zentralem Geschwür (Ulkus)

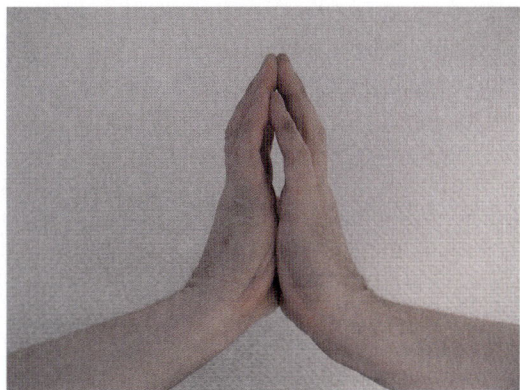

Abb. 13.18 Cheiropathie – „betende Hände"

letztlich unklar ist. Möglicherweise ist eine Schädigung der kleinen Hautgefäße ursächlich. Die Necrobiosis lipoidica kommt häufiger bei Frauen und jungen Erwachsenen vor und tritt insbesondere an den Beinen im Bereich der Schienbeinkante auf. Die Haut verfärbt sich mit der Zeit rosa bis gelblich und die Flecken sind von einer rotbraunen oder rosa Grenze umgeben – außerdem wird die Haut dünner!

Die Erkrankung ist nicht gefährlich, jedoch oft kosmetisch störend und hinterlässt pigmentierte Narben. Eine Heilung ist bisher leider nicht möglich. Die Abheilung kann gelegentlich durch folgende Maßnahmen beschleunigt werden:
- Kompressionsbehandlung (durch Wickeln)
- Ultraviolettes Licht (UVA_1-Strahlen)
- Hautpflege mit harnstoffhaltigen Cremes
- gelegentlich auch Cortison-Salbe.

13.8 Gelenke und Bindegewebe

Sowohl beim Typ-1 als auch beim Typ-2-Diabetes finden sich Veränderungen am Bindegewebe, gelegentlich auch an den Gelenken selbst, die zu einer Einschränkung der Beweglichkeit der betroffenen Gelenke führen können. Die wichtigste dieser Erkrankungen nennt man abgekürzt **LJM (Limited Joint Mobility)**, was eine eingeschränkte Beweglichkeit der Gelenke bedeutet. Sie fällt oft schon beim Betrachten der Hände, insbesondere der Kleinfinger auf (➤ Abb. 13.17). Auch größere Gelenke wie Knöchel, Ellbogen und Handgelenke, aber auch die Hals- und Brustwirbelsäule können betroffen sein. Die Bewegungseinschränkung ist schmerzlos. Auffällig ist oft die wachsartig verdickte Haut im Bereich des Handrückens bis hin zum Unterarm.

Der früher für eine Reihe von Gelenkerkrankungen der Hand bezeichnete Begriff der Cheiroarthropathie sollte heute nicht mehr verwendet werden, da in der Regel nicht nur die Gelenke, sondern insbesondere auch die Weichteile betroffen sind. Auch ist nicht nur die Hand, sondern es sind eben auch große Gelenke und die Wirbelsäule betroffen.

In diese Gruppe der mit dem Diabetes gelegentlich in Zusammenhang stehenden Erkrankungen gehören z. B. auch folgende **Krankheitsbilder**
- **DUPUYTREN-Kontraktur**: schmerzlose Verkürzung der Beugesehnen der Finger, besonders Mittel- und Ringfinger
- **Karpaltunnel-Syndrom** bes. nächtliche Schmerzen im Bereich des Daumen-, Zeige- und Kleinfingers, Verringerung der Daumenballenmuskulatur
- **Schulter-Hand-Syndrom** oft schmerzhafte Bewegungseinschränkung der Schulter ohne vorausgegangene äußere Einwirkung
- **LJM** (siehe oben).

In der Praxis ist es für Patienten mit Diabetes wichtig zu wissen, dass die oben genannten Krankheitsbilder in den verschiedenen Erscheinungsformen mit ihrem Diabetes zusammenhängen können. Eine kausalspezifische Therapie existiert leider nicht. Die

Behandlung besteht in physikalischer, physiotherapeutischer und Schmerztherapie (in der Regel durch einen Orthopäden).

13.9 Zähne

In der gesamten Bevölkerung sind Entzündungen des Zahnhalteapparates weit verbreitet. Eine gute Mundhygiene (ob Diabetiker oder Nicht-Diabetiker) und die richtige Zahnputztechnik helfen
- Karies (fast 100% der Erwachsenen sind davon betroffen!)
- Gingivitis (Zahnfleischentzündung) und
- Parodontitis (Entzündung des gesamten Halteapparates) – Diabetiker haben ein bis zu 5fach höheres Risiko

zu begrenzen.

> **BEACHTE**
> Führt ein Nicht-Diabetiker eine schlechte oder keine Mundhygiene durch, ein Diabetiker aber eine gute Pflege, kann es dem Nichtdiabetiker u. U. schlechter gehen, als dem gut eingestellten Diabetiker, der um die Wichtigkeit der sehr guten Mundhygiene weiß!

Prinzipiell sind Diabetiker wie Nicht-Diabetiker betroffen, doch gibt es einige Probleme, die vor allen Dingen **bei schlecht eingestellten Diabetikern** verstärkt auftreten können. Sie klagen vermehrt über:
- Mundtrockenheit
- Schleimhautbrennen
- geschwollene Schleimhäute
- evtl. weißliche Beläge auf der Schleimhaut.

Wesentliche Ursache dieser Beschwerden sind Schädigungen der kleinen Gefäße (Mikroangiopathie, ➤ Kap. 13.1), eine verschlechterte Immunabwehr oder größerer Flüssigkeitsverlust.

Nach Zahnextraktionen treten häufiger auf:
- Wundheilungsstörungen
- geschwürige Zahnfleischentzündungen
- Zahnfleischabszesse (Eiterbildung)
- Rhagaden an Mundwinkeln.

Parodontalerkrankungen

Statistisch gesehen haben insulinspritzende Diabetiker dreimal häufiger Parodontalerkrankungen als Nichtdiabetiker im gleichen Alter. Mit zunehmender Diabetesdauer erhöht sich auch die Verlustrate der Zähne. Der Abbauprozess des Halteapparates schreitet schneller voran. Die Parodontitis gilt heute als weitere anerkannte Folgekrankheit des Diabetes. Die Veränderungen sind beim Typ-2-Diabetiker auch zu beobachten, allerdings nicht so deutlich ausgeprägt. Mögliche **Ursachen** können sein:
- Mikroangiopathien
- Verminderung der Abwehrmechanismen
- Bakterienansammlungen in Zahnfleischtaschen
- verminderte Stoffwechselleistung der Zellen, das bedeutet eine langsamere Heilung des Gewebes
- Hormonelle Einflüsse (z. B. Schwangerschaft).

Insbesondere bei **schlecht eingestellten Diabetikern** kommt es zu
- glukosehaltigem Speichel
- erhöhten Glukosekonzentrationen in der vom Zahnfleischsaum gebildeten Flüssigkeit.

Diabetes und entzündliche Parodontalerkrankungen haben eine wechselseitige Beziehung: Ein schlecht eingestellter Diabetiker hat häufiger Parodontitis, als ein gut eingestellter. Durch Infektionen wird die Stoffwechsellage schlechter, der Patient braucht mehr Insulin. Andererseits führt eine erfolgreiche Parodontalbehandlung auch zu sinkenden Blutzuckerwerten, der Insulinbedarf sinkt.

Karies

Der bei Diabetikern u. U. reduzierte Speichelfluss erhöht möglicherweise (noch nicht ausreichend erforscht) die Kariesbildung. Der Speichel hat gegenüber der Säurebildung und der Entkalkung der Zähne verschiedene Schutzmechanismen. Bei verringerter Speichelmenge können diese Funktionen aber nicht vollständig aufrechterhalten bleiben, so dass vermehrt Karies gebildet wird.

Vorbeugende Maßnahmen

Bei einem gut eingestellten Diabetiker kann in Verbindung mit einer effizienten Mundhygiene die Mundgesundheit lange erhalten bleiben! Die **Mund-**

hygiene muss allerdings konsequent durchgeführt werden:
- die Zahnpasta sollte Fluorid enthalten
- die Zahnbürste sollte weiche Borsten haben
- die Zahnzwischenräume müssen besonders beachtet werden, denn die Entzündungen beginnen meist dort. Benutzen Sie Zahnseide für die Zahnzwischenräume
- für große Zahnzwischenräume gibt es Interdentalraum-Bürsten mit unterschiedlichen Aufsätzen in Größe und Form
- gehen Sie mindestens zweimal im Jahr zum Zahnarzt (3x/Jahr zur professionellen Zahnreinigung)
- diabetische Kinder müssen so früh wie möglich eine gute Mundhygiene erlernen und die Prophylaxe-Maßnahmen der Zahnärzte in Anspruch nehmen (2–4-mal jährlich ein Zahnarztbesuch, je nach Befunden)
- der Zahnarzt sollte über Ihren Diabetes informiert sein und auch die Therapie kennen (Tabletten/Insulin, ICT, Folgeschäden, Verlauf etc.)
- schwangere Diabetikerinnen sollten 2–4-mal (je nach Befund) während der Schwangerschaft den Zahnarzt aufsuchen, denn durch die Hormonumstellung kann es eher zu Entzündungen kommen.

Zahnärztliche Behandlungen

Bei gut eingestellten Diabetikern sind in der Regel alle notwendigen Behandlungen möglich, auch implantologische Maßnahmen. Bei schlecht eingestellten Diabetikern oder bei Patienten mit Bluthochdruck und/oder Folgeschäden (Nierenerkrankungen, Herz-Kreislauferkrankungen) können Anpassungen des zahnärztlichen Behandlungsplanes oder zusätzliche ärztliche Maßnahmen erforderlich werden. Gegebenenfalls muss auch ein Antibiotikum eingesetzt werden um den Heilungsprozess zu unterstützen.

Fragen

1. Welche Organe werden durch die diabetische Mikroangiopathie in besonderem Maße betroffen?
2. Wie stellt man sich heute die Entstehung der diabetischen Folgeschäden an den kleinen Blutgefäßen vor?
3. Was ist die wichtigste Behandlungsmethode der diabetischen Retinopathie?
4. Warum sind regelmäßige augenärztliche Kontrollen des Augenhintergrundes so ungeheuer wichtig?
5. Wie kann man einen beginnenden Nierenschaden gerade noch rechtzeitig erkennen?
6. Welche Organe oder Gefäße werden von der diabetischen Makroangiopathie (große Gefäße) in besonderem Maße betroffen?
7. Was versteht man unter einem „stummen" Herzinfarkt?
8. Welche Beschwerden können durch die diabetische Polyneuropathie (Nervenschäden) hervorgerufen werden?
9. Können postprandiale (nach dem Essen) Unterzuckerungen etwas mit der diabetischen Neuropathie zu tun haben?
10. Welche Ursachen sind verantwortlich für die Entstehung des diabetischen Fußes?
11. Warum ist die regelmäßige konsequente Pflege der Füße beim Diabetiker so wichtig?
12. Warum ist es so wichtig zu wissen, ob die arterielle Durchblutung der Beine beim diabetischen Fuß noch in Ordnung ist?
13. Gibt es eine für den Diabetes typische Hauterkrankung?
14. Tritt die Parodontose bei Diabetikern häufiger auf als bei Nicht-Diabetikern?

Lösungen siehe Anhang.

KAPITEL 14 Bluthochdruck (Hypertonie)

14.1 Allgemeines

Der zu hohe Blutdruck, auch **Hypertonie** genannt, ist eine häufige Erkrankung. Etwa jeder 4. Erwachsene in der Bundesrepublik Deutschland ist betroffen, wobei speziell bei Diabetikern der Blutdruck etwa doppelt so häufig erhöht ist wie bei Nichtdiabetikern. Die Hälfte aller Hochdruckkranken entwickelt eine frühzeitige Arteriosklerose (Gefäßverkalkung), die durch einen schlecht eingestellten Diabetes zusätzlich verstärkt wird.
Besonders von der Arteriosklerose betroffen sind **4 Bereiche** (➤ Kap. 13.2):
1. **Gehirn:** Vorzeitiges Auftreten von Durchblutungsstörungen im Gehirn oder eines Schlaganfalls, sowie einer plötzlichen Hirnblutung.
2. **Herz:** Herzinsuffizienz (Herzschwäche) und koronare Herzkrankheit (Angina pectoris, Herzinfarkt) sind eine häufige Todesursache bei Bluthochdruckkranken.
3. **Nieren:** Die Entwicklung einer Schrumpfniere; Auftreten von Mikroalbumin im Urin mit der Gefahr der Entstehung einer Niereninsuffizienz (Nierenschwäche).
4. **Extremitäten** (Beine): Eine vorzeitige Arteriosklerose im Sinne einer arteriellen Verschlusskrankheit. Auch hier kann zur Frühdiagnose die Beurteilung des Augenhintergrundes hilfreich sein.

Die Ursache der Hypertonie ist meistens unbekannt, in einigen Fällen ist jedoch auch eine Nierenerkrankung als Ursache des Bluthochdrucks zu finden. Andere Ursachen der Hypertonie spielen nur eine geringere Rolle.

14.2 Essentielle Hypertonie

90% aller Hypertonien sind so genannte essentielle Hypertonien. Ihre Ursache ist nicht eindeutig fassbar.

Ursachen

Die **Ursachen** sind vielfältig:
- angeborene Faktoren
- Körpergewicht und Typ („Apfeltyp", „Birnentyp", ➤ Kap. 1.4)
- Ernährungsfaktoren (z. B. Kochsalzverbrauch)
- hormonelle Ursachen (z. B. Frauen in den Wechseljahren, Hormonbehandlung).

Symptome

Da es zunächst einmal darauf ankommt, den hohen Blutdruck überhaupt zu erkennen, möchten wir noch kurz auf die **Beschwerden** bei zu hohem Blutdruck eingehen:
  Bezeichnend für die Hypertonie ist, dass stärkere Beschwerden längere Zeit völlig fehlen können oder bis zum Auftreten einer Blutdruckkrise (extrem hohes Ansteigen des Blutdrucks) nie bemerkt wurden. Typisch jedoch sind:
- vor allem der frühmorgendliche Kopfschmerz (besonders im Bereich des Hinterkopfes)
- Herzklopfen in Ruhe und unter Belastung
- Ohrensausen und Schwindel
- häufiges Nasenbluten und
- Luftnot unter Belastung.

Diagnose

Bei Nichtdiabetikern sind Blutdruckwerte bis zu 140/90 mmHg als normal anzusehen (WHO-Norm), sicher behandlungsbedürftig sind Werte ab 160/95 mmHg. Beim Diabetiker wird bereits bei Werten ab 135/85 mmHg eine Blutdrucktherapie eingeleitet. Langzeituntersuchungen zeigen, dass durch die Senkung des systolischen Wertes (oberer Wert) unter 140 mmHg ein deutlich verringertes Auftreten von Folgeerkrankungen wie Schlaganfall und Herzinfarkt zu verzeichnen sind. Auf der anderen Seite muss man wissen, dass auch so genannte „leichte" Hypertonien die Entstehung einer arteriellen Verschlusskrankheit fördern und deshalb auch unbedingt behandelt werden müssen, besonders bei beginnender Niereninsuffizienz.

Bevor über die Behandlung eines Bluthochdruckes nachgedacht wird, muss der Blutdruck unbedingt unter verschiedenen Bedingungen gemessen werden:

1. zumindest 1mal Blutdruckmessung an beiden Armen
2. Blutdruckmessung an verschiedenen Tagen, zu unterschiedlichen Zeiten
3. Blutdruckmessung in Ruhe und unter Belastung
4. 24-Std.-Langzeitblutdruckmessung

Durch die 24-Std.-Langzeitblutdruckmessung (➤ Abb. 14.1) können insbesondere nächtliche Blutdruckschwankungen erfasst werden, vor allem die so genannte „fehlende Nachtabsenkung".

Haben die Beschwerden und die anschließenden Blutdruckmessungen zu verschiedensten Zeiten zur Diagnose Hypertonie geführt, dann ist manchmal eine umfangreiche Diagnostik zur Erforschung der Ursache des Bluthochdruckes notwendig.

Ist auch dies geklärt, erfolgt die Behandlung nach strengeren Richtlinien als beim Nichtdiabetiker.

Bei Diabetikern, insbesondere wenn bereits ein diabetischer Nierenschaden (Nephropathie) besteht, ist die Normalisierung des Blutdrucks besonders wichtig. Als optimal gelten **Werte unter 120/80 mmHg.** Die große UKPDS-Studie (1998) sowie mehrere weitere Studien (z. B. HOT-Studie) haben die drastische Reduktion für Herzinfarkt, Schlaganfall und Nierenschäden durch eine effektive Blutdrucksenkung aufgezeigt. Somit ist für Patienten mit Diabetes die gute Blutdruckeinstellung neben der Blutzuckernormalisierung die wichtigste und auch langfristig effektivste Form der Prävention (Vorbeugung) von schweren kardio-vaskulären Schäden.

> **BEACHTE**
> Sowohl Typ-1 als auch Typ-2-Diabetiker mit Blutdruckwerten über 135/85 mmHg sind nach heutiger Auffassung Hochrisikopatienten!

Das Risiko für Herz-Kreislauferkrankungen steigt zusätzlich drastisch an, wenn ein Nierenschaden hinzukommt. Hypertonie und Nephropathie (Nierenschaden) sind eng miteinander verknüpft.

14.3 Behandlungsprinzipien

14.3.1 Basismaßnahmen

- Reduzieren des Übergewichts (~10% KG/Jahr)
- regelmäßige körperliche Aktivität (z. B. tägl. 1–2 Stunden Spazieren Gehen, Walken etc.)
- kalorienreduzierte Ernährung (Keine Diät!) (➤ Kap. 12)
- weniger Alkohol (Kalorien!)
- Nicht Rauchen!

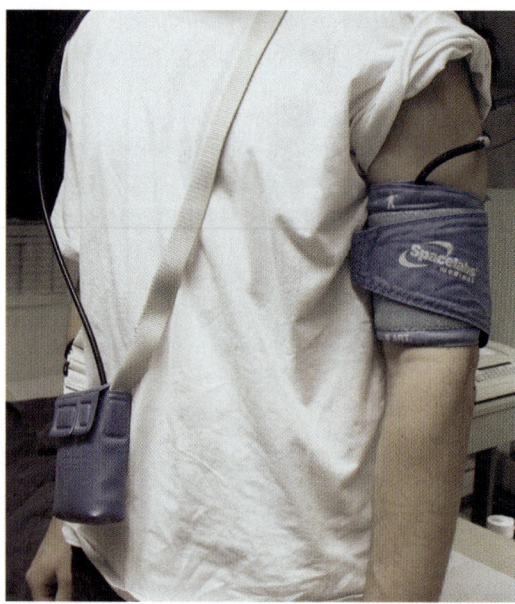

Abb. 14.1 24-Stunden-Blutdruckmessung

14.3.2 Medikamentöse Therapie

Medikamente sollten zwar an letzter Stelle, aber so früh wie nötig eingesetzt werden.

Bei Patienten mit Mikroalbuminurie (Stadieneinteilung ➤ Tab. 13.4) sollten nach heutigem Kenntnisstand ACE-Hemmer/ AT-1-Blocker so früh wie möglich eingesetzt werden.

Bei der medikamentösen Blutdruckeinstellung wird – je nach Alter und Begleiterkrankungen – eine der Medikamentengruppen aus ➤ Tab. 14.1 oder eine Kombination aus mehreren verwendet – in der Regel ist die Gabe von mehreren verschiedenen Medikamenten von Anfang an erforderlich:

Tab. 14.1 Blutdrucksenkende Medikamente

ACE-Hemmer (Mittel der 1. Wahl)	Lopirin®, Enalapril 5BC®, Delix®, Xanef®, Pres®, CORIC®. Wirken neben der Blutdrucksenkung zusätzlich positiv bei diabetischen Nierenveränderungen.
AT-1-Blocker	LORZAAR®, Diovan®, Karvea®, Blopress®
Direkter Renin Hemmer (DRI)	Rasilez® (Aliskiren)
Diuretikum (entwässernde Medikamente)	Arelix®, Unat®, Lasix®, Aldactone®, Torem®, Aquaphor®
Kalziumantagonist	Bayotensin®, Munobal®, Dilzem®, Isoptin®, Norvasc®
Betablocker (selektiv)	Tenormin®, Concor®
Betablocker mit gleichzeitiger Alphablockade	Nebilet®, Dilatrend®
Alpha-1-Blocker	Minipress®, Diblocin®, Cardular®
Alpha-2-Blocker	Cynt®, Catapressan®

INFO
- Verbannen Sie den Salzstreuer von Ihrem Esstisch.
- Versuchen Sie, vermehrt mit Kräutern zu würzen.
- Vermeiden Sie stark gesalzene Lebensmittel, wie Käse, Geräuchertes, Dosengemüse, etc.
- Bei normaler Nierenfunktion kann auch Diätsalz (Natrium durch Kalium ersetzt) verwendet werden. Bitte nicht mit dem Jodsalz (gewöhnliches Kochsalz mit Jodzusatz) verwechseln.

Empfohlene Blutdruckbehandlung bei Diabetes

Jüngere Typ-1 und Typ-2-Diabetiker
- ACE-Hemmer (bei Unverträglichkeit AT-1-Blocker)
- niedrig dosierte so genannte β-(Beta-)1-selektive Betablocker (wenn es Gründe dafür gibt!)
- Calciumantagonisten.

Ältere Typ-2-Diabetiker
- AT-1-Blocker (besonders bei diabetischer Nephropathie), alternativ ACE-Hemmer
- übrige Medikamente je nach Begleiterkrankung.

Der erste so genannte direkte „Renin-Hemmer" eröffnet neben dem ACE-Hemmer und dem AT-1-Blocker eine wahrscheinlich noch effektivere Blutdrucksenkung mit Angriff an dem RAS (= Renin-Angiotensin-System) der Niere.

Außerdem haben sich folgende Medikamentengruppen bewährt

Selektive β-1-Blocker
- bei koronarer Herzerkrankung
- nach Infarkt
- bei Herzschwäche von Typ-2-Diabetikern.

Die Kombination von ACE-Hemmern mit bestimmten Calciumantagonisten
- z. B. Ramipril + Felodipin/Verapamil (Delmuno®)
- ACE–Hemmer + Verapamil (Tarka®)

Alternativ zu den beim Typ-1-Diabetiker an erster Stelle zu verordnenden ACE-Hemmern, können bei Unverträglichkeit und/oder zu starken Nebenwirkungen (Husten, bronchitische Beschwerden) auch AT-1-Blocker verwendet werden.

BEACHTE

Die Auswahl des zu verwendenden Hochdruckmittels muss unbedingt vom behandelnden Arzt unter Berücksichtigung des Diabetes mellitus und vor allem der Begleiterkrankungen getroffen werden. Nicht für jeden Patienten sind die gleichen Medikamente sinnvoll oder nützlich. Im Gegenteil: Was sich bei dem einen Patienten sehr positiv auswirkt, kann bei dem anderen zu schweren Nebenwirkungen führen!

Nebenwirkungen der Bluthochdruckmittel auf den Diabetes

- Insbesondere bestimmte Entwässerungsmittel (Diuretika) können zu einer Verschlechterung des Diabetes führen. Deswegen ist eine Abstimmung mit dem behandelnden Arzt unbedingt erforderlich.
- Kaliumsparende Entwässerungsmittel dürfen bei eingeschränkter Nierenfunktion nur unter enger Kontrolle durch den Hausarzt eingenommen werden.
- Unter der Einnahme von Betablockern können die Warnsymptome für eine Unterzuckerung verschleiert werden: Unterzuckerungen werden nicht mehr so rasch oder überhaupt nicht mehr wahrgenommen.
- Adalat® (Wirkstoff Nifedipin) fördert die Eiweißausscheidung bei beginnender diabetischer Niereninsuffizienz (nicht empfehlenswert).
- Es kann zu Potenzstörungen kommen (z. B. Betablocker, Alphablocker, ACE-Hemmer etc.).
- Nicht selektive β-Blocker können durch Gefäßverengung zu einer Verschlechterung der Durchblutung an den Beinen führen.

BEACHTE

Nach den Ergebnissen der schon genannten UKPDS-Studie (United Kingdom Prospective Diabetes Study) führt eine Erhöhung des systolischen Blutdrucks um nur 10 mmHg bereits zu einer Steigerung des Risikos für:
- einen Herzinfarkt um 11%
- einen Schlaganfall um 17%
- Schäden an den kleinen Blutgefäßen (Augen, Nerven, Nieren) um 13%
- die Gefahr zu sterben (allgemein) um 11% (jeweils bezogen auf einen Normalwert des systolischen Blutdrucks von 120 mmHg).

MERKE

- Erstrebenswerter Blutdruck bei Diabetes: 120 /80 mmHg!
- Bei beginnender Nephropathie sind eher noch niedrigere Werte anzustreben!

Fragen

1. Wie macht sich zu hoher Blutdruck bemerkbar?
2. Warum ist es so wichtig, den Blutdruck zu unterschiedlichen Zeiten und bei verschiedenen Gelegenheiten zu messen?
3. Zu welchen Folgeschäden kann unbehandelter Bluthochdruck führen?
4. Welches sind die wichtigsten Prinzipien zur Behandlung des Bluthochdruckes?

Lösungen siehe Anhang.

KAPITEL 15
Bewegung und Sport bei Diabetes

Jeder Diabetiker sollte sich, nicht nur unter dem Aspekt der Vermeidung von Folgeschäden und der Senkung seines Blutzuckers, sondern auch im Hinblick auf die Steigerung seiner Lebensfreude und zur Förderung des körperlichen und seelischen Wohlbefindens (Fitness!) bewegen und Sport treiben. Bewegung und Sport sind neben der gesunden Ernährung und den richtigen Medikamenten eine der Säulen der Diabetestherapie und somit wichtiger Bestandteil der Behandlung jedes Diabetespatienten.

In den letzten Jahren haben mehrere große Studien belegt, dass durch einen aktiven Lebensstil das Auftreten eines Typ-2-Diabetes verhindert bzw. weit hinausgezögert werden kann. In den 1930er Jahren hatte man schon einmal erkannt, dass körperliche Aktivität als grundlegende Möglichkeit der Beeinflussung von Insulinresistenz (➤ Kap. 1.2.3) und Blutzuckerwerten bei Typ-2-Diabetikern bedeutend ist.

15.1 Wie beginne ich mit dem Training?

Zunächst geht es um die Auswirkung von Muskelarbeit und körperlicher Bewegung auf die allgemeine Lebensqualität. Mehr Bewegung bringt mehr Gesundheit, Fitness und Spaß. Zudem hat Bewegung vor allem bei Typ-2-Diabetikern gesundheitliche Vorteile. Typ-2-Diabetiker sind in besonderem Maße gefährdet, frühzeitig Herz-Kreislauf-Erkrankungen zu erleiden. Dabei tritt der Herzinfarkt am häufigsten auf, aber auch Schlaganfall und andere Gefäßerkrankungen stellen eine Gefahr dar.

Es gibt Untersuchungen, die belegen, dass bereits ein Mehrumsatz von 2000 kcal pro Woche das Risiko für Durchblutungsstörungen am Herzen um bis zu 60% reduziert (➤ Kap. 13). Wenn dieser wöchentliche Mehrumsatz durch sportliche Betätigung erreicht werden soll, muss er als regelmäßige körperliche Aktivität auch in das Alltagsleben eingebaut werden. Also: das Auto stehen lassen, Treppen steigen statt Aufzug fahren etc. Allerdings wird der Energieverbrauch pro Übungs- bzw. Trainingseinheit in der Regel überschätzt, auch wenn unter Ausdauerbelastung der Energieumsatz um ein Vielfaches des Ruheumsatzes zunimmt: bei Trainierten ca. um das 8- bis 10-fache, bei Normalpersonen ca. um das 4- bis 5-fache.

Unter dem Gesichtspunkt der Energiebilanz muss man feststellen, dass eine realistische Gewichtsabnahme nur langfristig möglich ist – am besten in Kombination mit einer kalorienreduzierten Ernährung. Die Tageskalorienzufuhr sollte aber nicht unter 1000 kcal liegen, da der Körper sonst möglicherweise Eiweiß abbaut und gleichzeitig unerwünschterweise der Grundumsatz gesenkt wird. Bei ausreichender Eiweißzufuhr ist es realistisch, wöchentlich etwa 0,5–0,7 kg abzunehmen – bei entsprechender Bewegung.

Das Training sollte bestehen aus:
- 70% Ausdauertraining
- 10% Krafttraining
- 20% Geschicklichkeitstraining.

Ausdauertraining

Ein Ausdauertraining hat vielfältige positive Auswirkungen:
- Stärkung des Herz-Kreislaufsystems
- Steigerung der Insulinempfindlichkeit
- Senkung des Blutzuckers
- Einsparung von blutzuckersenkenden Tabletten bzw. Insulin
- Aufbau von Muskeln
- Gewichtsreduktion
- Senkung der Blutfette
- Verbesserung der Geschicklichkeit und Ausdauer.

Um das Herz-Kreislaufsystem in Schwung zu halten und Gewicht zu reduzieren genügen schon 3 x 20 Minuten pro Woche bei mäßiger Belastungsintensität (➤ Tab. 15.1).
Besonders geeignet sind Sportarten wie
- Gehen
- Walken oder auch Nordic Walking
- Joggen
- Fahrrad fahren
- Schwimmen
- Skilanglauf
- Rudern.

Um Ausdauereffekte zu erreichen, sollte mindestens $1/6$ der Muskelmasse, also möglichst viele Muskeln, eingesetzt werden. Und nicht nur Sport ist körperliche Bewegung, auch den Garten umgraben und Hausputz sind Muskelarbeit, die sich auf den Stoffwechsel auswirken.

Kraft- und Geschicklichkeitstraining

Ab dem 30. Lebensjahr büßt unsere Muskulatur jährlich etwa 1% ihrer ursprünglichen Masse ein. Da sich in zunehmendem Alter auch Knochen abbauen, führt regelmäßiges Training nicht nur zur Fettreduktion und einer Verbesserung der Stoffwechsellage, sondern verhindert bzw. verlangsamt auch den Abbau von Muskeln und Knochen. **Mäßiges Krafttraining** ist daher durchaus zu empfehlen, denn es fördert außerdem die Koordinationsfähigkeit und reduziert damit nachweislich die Anzahl schwerwiegender Stürze mit Knochenbrüchen im Alter (besonders Hüft- und Oberschenkelbrüche).

Beim Kraftsporttraining, das in der Regel an Geräten durchgeführt wird, muss allerdings einiges beachtet werden, da es bei
- unsachgemäßer Handhabung und falscher Durchführung
- übertriebenem Ehrgeiz oder Unwissenheit

zu erheblichen Schädigungen des Bewegungs- und Stützapparates kommen kann. Daher sollten die Übungen nur mit einem versierten und qualifizierten Trainer durchgeführt werden.

Kurzfristige, sehr schwere körperliche Belastungen wie Kugelstoßen, Gewichtheben oder Springen dürfen bei
- beginnender proliferativer Retinopathie (➤ Kap. 13)
- hohem Blutdruck

keinesfalls ausgeführt werden!

Richtwerte bei Beginn des Sports im höheren Alter

Anfänglich sollten Sie sich nicht zu hohe Ziele stecken (➤ Tab. 15.2), denn Überanstrengung kann zu Verletzungen führen. Dadurch verliert man schnell die Lust und hört bald mit dem Training wieder auf.

Bei der Gestaltung des Trainings sollten Sie sich von einem Sporttherapeuten oder einem Sportmediziner beraten lassen. Dem Training sollte ab dem 5. Lebensjahrzehnt eine gründliche ärztliche Untersuchung vorausgehen mit
- Belastungs-EKG
- Blutdruckmessung
- Untersuchung der Füße (diabetisches Fußsyndrom).

Vor jedem Training sind gymnastische Übungen zur Lockerung und Dehnung der Muskeln und Sehnen empfehlenswert. Auch sollte das Schuhwerk den besonderen Gefahren bei diabetischer Neuropathie gerecht werden.

> **BEACHTE**
> Ein diabetischer Fuß darf niemals noch zusätzlich gefährdet werden.

Tab. 15.1 Energieverbrauch pro Stunde bei verschiedenen körperlichen Aktivitäten

	Geschwindigkeit	Verbrauch pro Std.
Sitzen		ca. 70 kcal
Zügiges Gehen	ca. 5 km/h	ca. 330 kcal
Joggen	ca. 8 km/h ca. 10 km/h ca. 12 km/h	ca. 600 kcal ca. 850 kcal ca. 1000 kcal
Fahrrad fahren	ca. 15 km/h ca. 20 km/h	ca. 450 kcal ca. 600 kcal
Tischtennis		ca. 315 kcal
Tanzen (Walzer)		ca. 265 kcal

Entscheidend für den langfristigen Erfolg ist, dass das Gesundheitstraining regelmäßig durchgeführt wird und die Freude beim Trainieren nicht zu kurz kommt. Daher ist es sinnvoll sich einer **Diabetiker-Sportgruppe** anzuschließen. In solchen Gruppen geht es nicht primär um Sport oder gar Leistungssport, sondern um medizinisch definierte ärztlich betreute Übungen für Menschen mit Diabetes. Hier können außerdem Erfahrungen ausgetauscht werden, und die Motivation ist in einer Gruppe größer.

Bei Neueinsteigern sollte eine Pulsfrequenz von 180 minus Lebensalter als „Richtpuls" nicht überschritten werden. Das entspricht einer mittleren Belastungsintensität, die für 20–30 Minuten durchgehalten werden sollte. Bei allen Ausdauerbelastungen sollten die Laktatwerte (= Milchsäure im Blut) im „grünen" Bereich liegen (0,7–2,0 mmol/l). Um dieses Ziel zu erreichen, ist vor dem Start zum Sport einiges zu beachten und zu planen (➤ Tab. 15.2).

Tab. 15.2 Belastungsrichtwerte für Trainingsanfänger mit Diabetes (vgl. Pfeiffe/Lube, 1977, 333 – 334; Dietze, Standl, Wicklmayr 1984, 302)

Laufen	3 km Dauerlauf in 15 – 18 Minuten
Fahrrad-Ergometer	1 Watt/kg Körpergewicht, 10 Minuten lang
Schwimmen	500 m in 12 – 18 Minuten

MERKE

Gestaltung des Trainings – ein Vorschlag
- Machen Sie überwiegend Ausdauertraining.
- Setzen Sie einen möglichst großen Teil der gesamten Muskulatur ein.
- So wenig wie möglich Haltearbeit (statisch).
- So viel wie möglich Bewegung (dynamisch).
- Gleichmäßig atmen, keine Pressatmung (besonders wichtig bei Netzhautschäden!).

Dauer, Intensität und Häufigkeit des Trainings Ausdauerbelastung:
z. B. 3 x 20 Minuten pro Woche
- Laufen
- Fahrrad fahren
- Gehen
- Schwimmen etc.

Kombinationsprogramm
- z. B. täglich 6 – 10 Minuten Gymnastik
- zusätzlich 3-mal wöchentlich 20 Minuten Ausdauerbelastung (s. oben)

15.2 Auswirkungen auf den Stoffwechsel

15.2.1 Gesunder Nichtdiabetiker

Beim gesunden Nichtdiabetiker wird die Blutglukose in einem Bereich von 50–150 mg/dl **konstant gehalten** und zwar:
- beim Fasten
- nach Nahrungsaufnahme
- in Ruhe
- bei körperlicher Anstrengung.

Der Grund hierfür ist, dass unser Gehirn für seine Arbeit auf Glukose angewiesen ist und bei einem Blutzuckerwert unter 50 mg/dl mangelhaft arbeitet. Das Gehirn braucht kein Insulin für die Zuckerverwertung, es ist direkt abhängig vom Blutglukosespiegel. Deshalb sorgen verschiedene Mechanismen beim gesunden Nichtdiabetiker dafür, dass der Blutzuckerspiegel nie unter 50 mg/dl absinkt und damit eine Unterzuckerung auftritt.

Da das Gehirn pro Stunde etwa 6 g Glukose verbraucht und die Leber etwa 10 g pro Stunde herstellt, bleiben für die Versorgung der übrigen Gewebe etwa 4 g Glukose pro Stunde übrig. Wenn nun der Körper plötzlich besonderen Belastungen, z. B. verstärkter Muskeltätigkeit, ausgesetzt wird, werden pro Stunde mehr als 4 g Glukose verbraucht, so dass dann zur Sicherstellung der Gehirnversorgung zusätzlich Glukose von der Leber hergestellt oder freigesetzt werden muss. Dies kann sie nur bei niedrigen Blutinsulinspiegeln.

Die Absenkung des Insulinspiegels bei sportlicher Aktivität geschieht beim Nichtdiabetiker automatisch und ohne sein Zutun (➤ Tab. 15.3).

15.2.2 Diabetiker, der mit Insulin oder blutzuckersenkenden Tabletten behandelt wird

Hypoglykämiegefahr

Während die Insulinproduktion beim Nichtdiabetiker während des Sports automatisch gedrosselt wird, ist beim **gut eingestellten insulinbehandelten Diabetiker** durch die subkutane Insulininjektion ein entsprechender Insulinspiegel vorgegeben und kann bei körperlicher Aktivität nicht vermindert werden.

Ebenso wird durch die Einnahme **blutzuckersenkender Tabletten** der Insulinspiegel durch die Insulinausschüttung der Bauchspeicheldrüse erhöht.

Während, aber auch nach der sportlichen Aktivität kann es zu einer schweren **Unterzuckerung** kommen durch:
- den relativ zu hohen Insulinspiegel
- die zunehmende Insulinempfindlichkeit unter Belastung
- die vermehrte Glukoseverwertung durch den Muskel
- die nicht ausreichende, durch das Insulin gebremste Glukoseproduktion aus der Leber.

Deshalb gilt es vor einer sportlichen Belastung, ob geplant oder ungeplant, Folgendes zu beachten, um der **Unterzuckerung vorzubeugen:**
- Die Muskulatur legt sich für körperliche Belastungen „Zuckervorräte" an. Patienten, die lange Zeit wenig oder gar keinen Sport getrieben haben, besitzen wenig **Glukose-Reserven** in der Muskulatur, so dass die Gefahr einer Unterzuckerung unter sportlicher Betätigung größer ist.
- Auch für **aktive Sportler** gilt, dass die Muskelgruppen sich sportartgemäß mit Glukose füllen: Beim Joggen werden andere Muskeln beansprucht, als beim Schwimmen. Wird eine neue Sportart ausgeübt, die bisher untrainierte Muskelgruppen fordert, können auch bei durchtrainierten Diabetikern Unterzuckerungen die Folge sein.

Hyperglykämiegefahr

Besteht beim Diabetiker zu Beginn der sportlichen Aktivität ein **entgleister Diabetes** mit Blutzuckerwerten von 220–300 mg/dl oder mehr (12,3–16,8 mmol/l), liegt ein Insulinmangel vor, bei Azetonnachweis im Urin oder Blut sogar ein **nahezu absoluter Insulinmangel.** Dies führt:
- zu einer verminderten Glukoseverwertung im Muskel
- zu einer Glukoseüberproduktion aus der Leber und somit zu einer zunehmenden Verschlechterung der Stoffwechsellage:
- zu einem weiteren Anstieg des Blutzuckers

- Aufgrund des fehlenden Insulins wird Fett als Energieträger abgebaut und die Ketonkörperbildung gesteigert.

Als Endergebnis kann hieraus im Extremfall eine ketoazidotische Entgleisung bis hin zum Koma resultieren. Daher heißt es: Ruhe bewahren und **körperliche Belastung vermeiden.**

Nicht nur bei Insulinmangel kann es zum Blutzuckeranstieg während des Sports kommen, auch sehr starke Muskelarbeit, vor allem im Zusammenspiel mit einer Ausschüttung des Stresshormons Adrenalin, z. B. bei einem sportlichen Wettkampf, kann zu erhöhten Blutzuckerwerten führen (➤ Tab. 15.3).

15.3 Konsequenzen für den Diabetiker

Vor dem Sport muss der Diabetiker sich selbst Folgendes fragen:
- Welchen Sport will ich betreiben?
- Wie groß, wie ungewohnt wird die Anstrengung für mich sein?
- Wie ist der aktuelle Blutzuckerwert?
- Wirkt noch Insulin oder die blutzuckersenkende Tablette?

Maßnahmen vor dem Sport

Vor jeder kürzer dauernden körperlichen Anstrengung (z. B. eine Stunde Schwimmen oder Radfahren) sollten Sie Folgendes beachten:
- pro halbe Stunde körperlicher Anstrengung vor Beginn des Sports 1 Sport-BE zusätzlich als langwirkende Kohlenhydrate essen
- bei Ausdehnung der Aktivität empfiehlt es sich, zusätzlich kurzwirkende BE einzuplanen und nach Abschluss der sportlichen Maßnahme gegebenenfalls erneut zusätzlich 1–2 „lange" BE zu essen
- untrainierte Patienten sollten zur Sicherheit 1–2 BE mehr zu sich nehmen
- vor dem Sport bestehende niedrige Blutzuckerwerte unter 100 mg/dl mit schnellen BE anheben, bevor es losgeht. Bei noch niedrigeren Werten eine Zusatz-BE. essen

Tab. 15.3 Stoffwechselveränderungen bei körperlicher Aktivität

Körperliche Aktivität	Hormone	Stoffwechselvorgänge	Blutzucker
Nichtdiabetiker	• Insulinsekretion nimmt ab, dadurch niedriger Insulinspiegel im Blut • Insulinempfindlichkeit steigt • Adrenalin, Glukagon, Cortisol steigen im Blut an	• vermehrte Glukoseverwertung im Muskel • vermehrte Glukoseproduktion durch Abbau der Glykogenspeicher in der Leber und Neubildung von Glukose in der Leber aus Eiweiß	normaler Blutzucker
Mit Insulin gut eingestellter Diabetiker	• relativ hoher Insulinspiegel nach subkutaner Injektion • Insulinempfindlichkeit steigt • Adrenalin, Glukagon, Cortisol steigen im Blut an	• vermehrte Glukoseverwertung im Muskel • nicht ausreichende Glukoseproduktion in der Leber (Hemmung durch den erhöhten Insulinspiegel im Blut)	• Abfall des Blutzuckers • evtl. Unterzuckerung (Hypoglykämie)
Entgleister Diabetes BZ ca. 250 – 300 mg/dl oder mehr, beginnende Ketose	• Insulinmangel, evtl. gar kein Insulin mehr im Blut • Adrenalin, Glukagon, Cortisol steigen im Blut an und dadurch auch der BZ-Spiegel	• verminderte Glukoseverwertung, da Insulin fehlt • Glukoseüberproduktion aus der Leber: da Insulin fehlt, kommt es zum Glykogenabbau und zur Glukoseneubildung aus Eiweiß	• Anstieg des Blutzuckers • evtl. Ketoazidose (evtl. Koma)

- ist die geplante Anstrengung groß, sollte man ebenfalls die BE-Menge erhöhen.

BEACHTE
Ungeplante körperliche Anstrengungen können immer nur durch zusätzliche Kohlenhydrate abgefangen werden!

Patienten, die eine **konventionelle Insulintherapie** durchführen, sollten vor einer geplanten langandauernden oder ungewohnten Belastung die Menge des Insulins vor und evtl. auch nach der Muskelarbeit vermindern. Zusätzlich kann es nötig sein, der Unterzuckerung mit Sport-BE vorzubeugen.

Patienten, die eine **intensivierte konventionelle Insulintherapie** durchführen, können vor einer geplanten körperlichen Aktivität im Anschluss an eine Mahlzeit ihr Kurzzeitinsulin reduzieren. Hier muss die jeweilige Wirkungsweise und Wirkdauer des Kurzzeitinsulins berücksichtigt werden.

Unter einer ICT
- **mit Normalinsulin** kann weniger Mahlzeiteninsulin gespritzt werden, wenn die Belastung 2–3 Std. nach der Injektion stattfindet
- **mit Kurzzeit-Analog-Insulin** kann weniger Mahlzeiteninsulin gespritzt werden, wenn die Belastung 1–2 Std. nach der Injektion stattfindet.

Maßnahmen während des Sports

Bei längerandauernder Belastung sollten Sie in der Sportpause den Blutzucker messen und ggf. nach vorhandenem Anpassungs-/Korrekturplan Zusatz-BE auch während des Sports zu sich nehmen (z. B. 1–2 BE pro halbe Stunde Belastung)

Kommt es während des Sports zu einer **Überzuckerung** kann das folgende **Ursachen** haben:
- die letzte Insulindosis wurde zu stark vermindert
- bei Insulinmangel schüttet die Leber vermehrt Zucker ins Blut aus, der aber nicht mehr verbraucht werden kann

- vor dem Sport wurden zu viele Zusatz-BE gegessen
- während des Sports ist es zu einer Unterzuckerung gekommen, der Körper wehrt sich dagegen und stellt zu viel Zucker bereit (Gegenregulation – Zucker aus der Leber)
- bei extremer körperlicher Belastung werden Hormone ausgeschüttet, die auch nach dem Sport den Blutzucker ansteigen lassen, z. B. Adrenalin, Glukagon, Cortisol, STH (somatotropes Hormon).

Maßnahmen nach dem Sport

Der Körper schüttet während der körperlichen Belastung seine Glukosevorräte aus, die er nach dem Sport wieder auffüllen muss. Dies kann **bis zu 14 Stunden nach Beendigung der Aktivität** dauern, denn die Zuckerspeicher in Leber und Muskel müssen erst wieder aufgefüllt werden. In dieser Zeit muss immer noch mit Unterzuckerungen gerechnet werden mit Anzeichen wie:
- Schweißausbruch
- Herzklopfen und
- Zittern.

Daher sollten sie folgende **Maßnahmen nach dem Sport** durchführen:
- Blutzucker testen
- evtl. 2–3 Stunden später nochmals testen und Zusatz-BE essen, denn evtl. kommt es erst später zu einem Blutzuckerabfall
- bei normalem Blutzucker vor der Nachtruhe eine Zusatz-BE essen und evtl. auch nachts noch testen
- eventuell ist zur Vorbeugung zu niedriger Blutzuckerwerte auch nach dem Sport noch eine Reduktion des Basalinsulins notwendig.

BEACHTE
Vorsicht daher bei
- Korrekturen mit schnellwirkendem Insulin bei vermeintlich zu hohen Blutzuckerwerten nach dem Sport
- „Einsparen" von BE
- dem Genuss von Alkohol nach oder während der Anstrengung (➤ Kap. 12.7.2).

Maßnahmen bei geplanten länger dauernden Aktivitäten

Bei einer **geplanten länger dauernden Muskelarbeit** (z. B. mehrere Stunden Skilauf, Tagesbergwanderung) muss unbedingt vorbeugend, je nach geplanter Anstrengung, Folgendes beachtet werden:
- Sowohl Langzeit- als auch Kurzzeitinsulin muss reduziert werden: bis zu 50% weniger Insulin injizieren! Dabei kann z. B. bei einer Halbtageswanderung eventuell komplett auf das schnellwirkende Insulin verzichtet und alleine durch die Basalinsulinrate der Insulinbedarf abgedeckt werden
- Auch bei deutlicher Verminderung der Insulindosis sind bei anstrengenden sportlichen Aktivitäten zusätzliche BE einzuplanen.

Geeignete Sportarten

Für Diabetiker **geeignete Sportarten** sind:
- Ausdauersportarten, z. B. Schwimmen, Radfahren, Skilanglauf, Laufen, Walking
- Gruppensport, z. B. Ballspiele, Gesellschaftstanz.

Sport ist im Zusammenhang mit Diabetes in vielfältiger Weise positiv zu bewerten, die Gefahr für schwere Unterzuckerungen bei „Nicht-Beachten" wichtiger Regeln muss aber gesehen werden (➤ Tab. 15.4)!

Um als Diabetiker regelmäßig und ohne zusätzliches Risiko Sport treiben zu können, sollten Sie Ihren Blutzucker vor, während und nach der sportlichen Aktivität messen und die oben angeführten Maßnahmen berücksichtigen. Traubenzucker zur Behandlung von Hypoglykämien sollten Sie immer griffbereit haben (im Schwimmbad im Handtuch eingewickelt am Beckenrand anstatt im Garderobenschrank eingeschlossen!). Informieren Sie einen Sportkameraden und/oder den Trainer über Ihren Diabetes und darüber, wie sie Ihnen im Falle einer Unterzuckerung helfen können!

BEACHTE
Diabetiker sollten Kraftsport unbedingt meiden bei
- ausgeprägtem Bluthochdruck
- schweren Augenhintergrundveränderungen
- ausgeprägter Neuropathie.

Auch mäßiger Ausdauersport sollte dann nur nach ärztlicher Untersuchung betrieben werden.

15.3 Konsequenzen für den Diabetiker

Tab. 15.4 Vorteile und mögliche Gefahren von sportlichen Betätigungen

Nutzen	Gefahren
Blutzuckersenkung bei leichter Hyperglykämie	Hyperglykämische Entgleisung bei starkem Insulinmangel (evtl. Ketose, ketoazidotisches Koma)
Senkung des Insulinbedarfs durch Erhöhung der peripheren Insulinempfindlichkeit	Hypoglykämien (Unterzuckerungen); wenn Insulindosis nicht reduziert und/oder keine zusätzlichen BE gegessen wurden
Serum-Triglyzeride werden gesenkt	Blutzuckerschwankungen bei labilem Diabetes mellitus
HDL-Cholesterin erhöht sich	
Training des Herz-Kreislauf-Systems	Kardiale Zwischenfälle (z. B. Angina pectoris, Infarkt, Kollaps)
Steigerung von Selbstwertgefühl, Wohlbefinden und Leistungsvermögen	Fußprobleme (z. B. Geschwüre, Blasen)
Gewichtsreduktion bei regelmäßigem Training (2-mal pro Woche, mindestens etwa ¼ bis ½ Stunde Ausdauertraining)	

BEACHTE
Sport wirkt nach! (und das oft Stunden nach dem Sport) Die Zuckerspeicher in Leber und Muskel müssen wieder aufgefüllt werden.
Es kann noch lange danach (ca. bis zu 14 Stunden!) zum Blutzuckerabfall kommen!

MERKE
Allgemein
- Das Gehirn verbraucht Glukose. Der arbeitende Muskel benötigt ebenfalls Glukose. Deshalb muss beim Sport mehr Glukose bereitgestellt werden als in Ruhe.
- Insulin wirkt bei Muskelarbeit stärker, deshalb verringert sich der Insulinbedarf.
- Durch Sport werden Zuckerspeicher in Muskel und Leber entleert.
- Ist kein Insulin im Blut, kann der arbeitende Muskel nur Fettsäuren verbrennen, daraus entsteht in erheblichem Ausmaß Azeton.

Maßnahmen im Zusammenhang mit Sport

Maßnahmen vor dem Sport:
- Bei Gabe von 2 verschiedenen Insulinen das Insulin kürzen, das zur Zeit der Sportausübung wirkt. Eventuell Tablettendosis vermindern.
- Blutzuckerbestimmung; Bei Werten unter 100 mg/dl (5,6 mmol/l) und über 250 mg/dl (13,9 mmol/l) Sport noch nicht beginnen, sondern erst den Blutzucker ausgleichen.
- Niedrige Blutzuckerwerte durch Zusatz-BE anheben.
- Hohe Blutzuckerwerte mit Insulin langsam und vorsichtig absenken. Wenige Einheiten Kurzzeitinsulin genügen oft!
- Pro halbe Stunde körperlicher Anstrengung eine „Sport-BE"!

Maßnahmen beim Sport:
- Bei länger dauernder Belastung in der Sportpause Blutzucker messen.
- Bei Bedarf bzw. nach Plan Zusatz-BE auch während des Sports.

Maßnahmen nach dem Sport:
- Blutzucker testen, notfalls Zusatz-BE.
- Evtl. 2–3 Stunden später nochmals testen und Zusatz-BE essen, denn evtl. erst späterer Blutzuckerabfall.
- Bei normalem Blutzucker vor der Nachtruhe Zusatz-BE (evtl. noch nachts BZ testen!).

Fragen

1. Was sollte vor dem Sport bedacht werden?
2. Was sollten untrainierte Diabetiker vor Muskelarbeit bedenken?
3. Wann kann nach dem Sport der Blutzucker ansteigen?
4. Warum sollten sich Diabetiker mit schweren Augenhintergrundveränderungen körperlich nicht stark belasten?
5. Welches Insulin sollte ein ICT-Patient bei einer Wanderung direkt im Anschluss an das Mittagessen vermindern?
6. Ist es möglich, dass auch 12 Stunden nach Ende einer körperlichen Anstrengung noch eine Unterzuckerung auftritt?

Lösungen siehe Anhang

KAPITEL 16
Urlaub und Reisen

Unsere heutige Gesellschaft ist in zunehmendem Maße sowohl beruflich als auch privat (z. B. im Urlaub) mobil. Mit dem Auto, der Bahn und insbesondere mit dem Flugzeug können innerhalb kürzester Zeit riesige Entfernungen überwunden werden.

Dass dies sowohl für den Körper als auch für die Psyche eines Jeden eine besondere Belastung darstellt, ist sicherlich den meisten Reisenden bewusst. Es gibt jedoch einige spezielle Dinge, die Sie als Diabetiker bei Reisen und Urlaub unbedingt beachten sollten.

16.1 Auto fahren

Beim Autofahren sollten Sie folgende Regeln beachten:

- Vor jeder Fahrt – insbesondere vor längeren Fahrten – sollten Sie immer den Blutzucker messen.
- Bei niedrigen Blutzuckerwerten immer zuerst essen, erst dann die Fahrt antreten.
- Treten bei Ihnen während der Fahrt auch nur die geringsten Anzeichen einer **Unterzuckerung** auf (> Kap. 10), halten Sie bitte sofort an und gehen Sie wie folgt vor:
  - Motor abschalten
  - Zündschlüssel abziehen
  - Handbremse anziehen
  - anschließend sofort „schnelle" Kohlenhydrate (Traubenzucker) zu sich nehmen und abwarten
  - danach erst Blutzucker messen.
- In Ihrem Auto sollten Sie immer ausreichende Mengen an rasch verdaulichen Kohlenhydraten mit sich führen (z. B. Traubenzucker, Dose zuckerhaltiger Coca Cola). Ihre gewohnte Tagesverteilung von Mahlzeiten und Insulin sollten Sie beibehalten. Dies gilt auch, wenn Sie z. B. Ihre Reise gegen Mitternacht oder 4.00 Uhr morgens antreten.
- Möglichst keine längeren Nachtfahrten!
- Bei Langstreckenfahrten sollten Sie **alle 2 Stunden** eine Pause einlegen, Ihren Blutzucker messen und Ihre BE entsprechend Ihrer sonstigen Verteilung zu sich nehmen.

MERKE

1. Vor jeder Fahrt Blutzucker messen.
2. Bei den geringsten Zeichen einer Unterzuckerung sofort in einem ungefährdeten Bereich anhalten:
   - Motor ausschalten
   - Handbremse anziehen
   - Traubenzucker o. Ä. zu sich nehmen und
   - Blutzucker testen!
3. Häufiger Pausen einlegen (alle 2 Stunden).
4. Augen regelmäßig kontrollieren lassen.
5. Längere Strecken, wenn möglich, nicht alleine fahren.
6. Lange Nachtfahrten möglichst vermeiden (bes. nach Lasertherapie der Augen!).
7. Vor und während einer Fahrt keinen Alkohol trinken – auch kein Diabetikerbier.
8. Führen Sie immer Ihren Diabetikerausweis, Insulin, Spritzen bzw. Pen, Testmaterial, Traubenzucker und ggf. auch Glukagon mit sich (z. B. im Handschuhfach).
9. Auch ohne bekannte Folgeerkrankung sollten Sie mindestens einmal im Jahr Ihre Sehfähigkeit und den Augenhintergrund vom Augenarzt untersuchen lassen.
10. Begrenzen Sie die Fahrtgeschwindigkeit aus eigenem Entschluss.

16.2 Flugreisen

Die meisten physiologischen und psychologischen Funktionen des Menschen laufen in einem regelmäßigen Rhythmus ab, wobei Schlaf- und Wachzustand die deutlichsten Ausdrucksformen dieser Periodik darstellen. Ausschlaggebend für diese Rhythmik ist die Drehung der Erde mit den entsprechenden Licht- und Dunkelphasen.

Bei Interkontinentalflügen mit Zeitverschiebung (➤ Abb. 16.1 und ➤ Abb. 16.2) kommt es beim Überschreiten von Zeitzonen zu einer Störung dieses biologischen Rhythmus und damit zu Krankheitserscheinungen, die unter dem Ausdruck „Jet-Lag" zusammengefasst werden:
- Störung der Reaktionsfähigkeit
- Störung der Gedächtnis- und Konzentrationsleistung
- Erschöpfungs- und Müdigkeitsgefühl.

> **BEACHTE**
> **Prinzipiell gilt:**
> - Bei Reisen sind häufigere Blutzuckerkontrollen erforderlich:
>   - immer, wenn Sie sich unsicher fühlen
>   - spätestens alle drei Stunden.
> - Bei Flügen von Ost nach West mit Zeitgewinn: Überbrücken Sie die zusätzlichen Stunden durch kleine Gaben von Kurzzeitinsulin oder zusätzliche kleine NPH-Insulin-Dosen
> - Bei Flügen von West nach Ost („Der Tag wird kürzer") ist der Insulinbedarf vermindert. Deshalb sollte die Basalrate gekürzt werden, und wie üblich vor den Mahlzeiten Kurzzeitinsulin injiziert werden.

Da all diese Symptome auch bei Unter- oder Überzuckerung auftreten können, ist es wichtig, sowohl vor als auch während und insbesondere nach langen Flügen mit Zeitverschiebung regelmäßige Blutzuckerkontrollen durchzuführen. Je nachdem, ob es sich um einen Flug nach Westen oder Osten mit Zeitverschiebung handelt, muss die Insulindosis

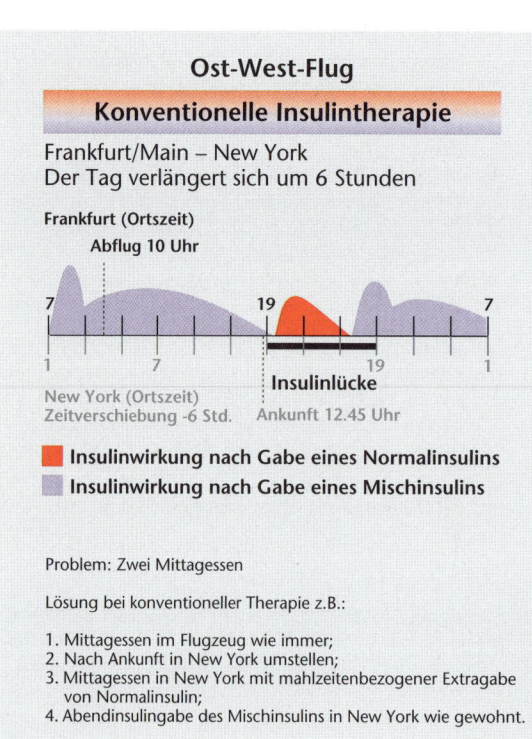

Abb. 16.1 Insulinanpassung bei Interkontinentalflügen – bei konventioneller Therapie, Ost-West/West-Ost

entsprechend angepasst werden. Was im Einzelfall zu tun ist, sollte anhand des Flugplanes mit dem behandelnden Diabetologen vor Antritt der Reise besprochen werden.

Da sich das Verkehrsmittel „Flugzeug" in einigen wichtigen Punkten von der Bahn, dem Auto oder dem Schiff unterscheidet, müssen **insbesondere von älteren Diabetikern** mit bereits bestehenden Folgeerkrankungen einige wichtige Punkte beachtet werden:

- In der Flugzeugkabine herrscht ein reduzierter Gesamtluftdruck, der dem Druck in einer Höhe von etwa 2400 m entspricht. Damit ist der Sauerstoffdruck in der Kabine reduziert, was besonders für Herz-Kreislauf-Kranke eine Belastung darstellen kann.
- Druckdifferenzen, insbesondere beim Landeanflug können zu Schmerzen in mit Luft gefüllten Körperhöhlen (z. B. Mittelohr-, Nasennebenhöhlen-System, Magen-Darmtrakt) führen.
- Die relativ niedrige Luftfeuchtigkeit in der Kabine kann bei Atemwegserkrankungen zusätzlich belasten.
- Die eingeschränkten Bewegungsmöglichkeiten im Flugzeug können zu Blutzirkulationsstörungen führen, besonders im Bereich der Beine bei sehr langen Flügen mit der Gefahr einer Venenthrombose. Vorbeugen durch Fußgymnastik und Umhergehen! (evtl. vorher s.c. Spritzen von niedermolekularem Heparin z. B. Clexane® 40 mg, 1× täglich).
- Lärm und Vibrationen können als Stress empfunden werden, wodurch eine BZ-Erhöhung ausgelöst wird. „Luftlöcher" können die Flugkrankheit auslösen.

Im Einzelfall muss die **Flugtauglichkeit** vor Antritt der Reise mit dem Hausarzt oder auch mit dem Medizinischen Dienst der jeweiligen Fluggesellschaft abgesprochen werden.

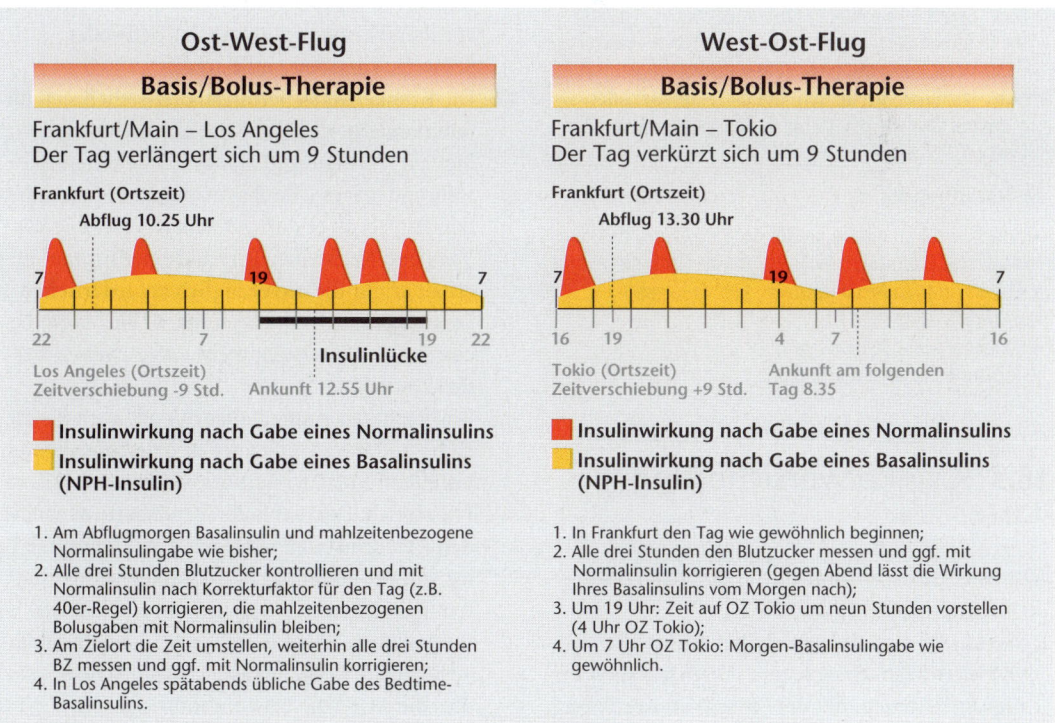

Abb. 16.2 Insulinanpassung bei Interkontinentalflügen – bei ICT, Ost-West/West-Ost

MERKE

Sie sollten als insulinpflichtiger Diabetiker unterwegs Folgendes mit sich führen:

Im Handgepäck

- Diabetiker-Ausweis mit Übersetzungen in die jeweilige Landessprache; Übersetzungen sind beim Deutschen Diabetiker-Bund erhältlich
- Verzögerungs- und Altinsulin für die gesamte Reisezeit, zusätzlich mindestens zwei Patronen/Flaschen
- ausreichend Insulinspritzen, Pen und genügend Pen-Nadeln
- ausreichend Kohlenhydrate, auch für die Zwischenmahlzeiten
- Traubenzucker, Diabetiker-Tagebuch bzw. -Jahresbuch
- ausreichend Testmaterialien (Blutzucker-, Harnzucker- und Azetonstreifen), d. h. evtl. die doppelte Menge (z. B. bei Auslandsreisen)
- Glukagonspritze für Hypoglykämie-Notfälle (➤ Kap. 10.4.3)
- Pumpenzubehör und Batterien, wenn Sie Pumpenträger sind
- **Attest** von Ihrem Arzt (empfohlen in englischer Sprache), welches bei möglichen Kontrollen an der Grenze nachweist, dass Sie Spritzen und Flüssigkeiten (Insulin) mit sich führen müssen, bzw. Insulinpumpenträger sind!
- Nach neuesten Bestimmungen müssen alle Flüssigkeiten in einem durchsichtigen, verschließbaren Beutel (Zipp-Verschluss) mit einem Fassungsvermögen von max. 1l mitgeführt werden. Die einzelnen Behälter dürfen nicht mehr als 100ml Fassungsvermögen haben.

Im Hauptgepäck

- einen Vorrat an Insulin, außer bei Flugreisen, da das Insulin im Frachtraum eines Flugzeuges gefrieren kann
- einen Vorrat an Insulinspritzen, evtl. Ersatzpen
- Testmaterialien
- gegebenenfalls Diätwaage
- Kohlenhydrat-Austauschtabelle.

16.3 Krankenversicherung

Was ist versicherungsrechtlich bei Reisen oder Urlaub im Ausland zu beachten?

1. Sie müssen sich als Versicherter vor der Reise von Ihrer Krankenkasse eine **Anspruchsbescheinigung** besorgen, mit der Sie sich im Krankheitsfall im Ausland als Versicherter einer gesetzlichen Krankenkasse ausweisen können. Denn grundsätzlich gilt nach §16, Abs. Nr.1 des 5. Buches Sozialgesetzbuch für die gesetzliche Krankenversicherung der Grundsatz, dass der Krankenversicherungsschutz an der Grenze endet.

2. Für Reisen in **Nicht-EG-Länder** empfiehlt sich der Abschluss einer privaten Krankenversicherung. Bitte achten Sie aber darauf, dass ihr Diabetes und mögliche Folgeerkrankungen in der Leistungspflicht enthalten sind. Das Abschließen einer zusätzlichen Reiserücktransportversicherung, die z. B. Rückflüge übernimmt, die sonst selbst gezahlt werden müssten, ist sinnvoll.

3. Das EG-Recht und die mit anderen Staaten geschlossenen zwischenstaatlichen Sozialversicherungs-Verträge beseitigen jedoch das Ruhen eines Leistungsanspruchs bei Auslandsaufenthalt, deswegen besteht auch bei Aufenthalt in den übrigen **EG-Ländern** weiterhin Krankenversicherungsschutz.

4. Ebenso besteht Versicherungsschutz in den Ländern, mit denen ein **Krankenversicherungsabkommen** abgeschlossen wurde: Finnland, Israel (nur Mutterschaft), Jugoslawien, Österreich, Marokko (nur Geldleistungen), Rumänien (nur bei vorübergehendem Aufenthalt), Schweden, Schweiz, Tunesien und Türkei.

5. Die Krankenversicherungsträger stellen sich untereinander jeweils ihr Krankenversicherungssystem zur Verfügung, d. h. der Versicherte wird während seines Urlaubs im anderen Staat so behandelt, als ob er dort versichert wäre, mit allen Vor- und Nachteilen. Im Falle einer Erkrankung erhält er nur die **unverzüglich erforderlichen Leistungen**, d. h. alle Leistungen, die bis zur beabsichtigten Rückkehr nicht aufgeschoben werden können.

6. Das Recht des Aufenthaltsortes gilt auch für die Höhe und Begleichung der **Behandlungskosten** bei einem Kostenerstattungssystem, wie z. B. in Frankreich. Dort zahlt der Versicherte zunächst den Arzt selbst und lässt sich den vorgelegten Beleg von der ausländischen Krankenkasse erstatten. Handelt es sich dagegen um ein Sachleistungssystem, wie z. B. in Deutschland, bezahlt die aushelfende Krankenkasse (in Deutschland ist dies die AOK) die Leistungserbringer (Arzt/Krankenhaus).

16.4 Impfungen

Da insbesondere durch Durchfallerkrankungen und fieberhafte Infektionen Stoffwechselentgleisungen zu erwarten sind, ist es dringend angeraten, sich bei Reisen in tropische oder subtropische Länder einen entsprechenden **individuellen Impfplan,** evtl. in Zusammenarbeit mit einem tropenmedizinischen Institut, zusammenstellen zu lassen. Neben der Prophylaxe sind spezielle Verhaltensempfehlungen vor und während des Aufenthaltes in den Tropen und nach der Rückkehr ins Heimatland zu beachten.

Gerade beim Reisen in südliche Länder (auch europäisches Ausland) sollte an eine rechtzeitige Immunisierung gegen **Hepatitis A und B,** aber auch an eine Überprüfung des Impfschutzes gegenüber **Tetanus** und **Diphterie** gedacht werden.

Der Impfschutz gegenüber **Kinderlähmung** (Poliomyelitis) wird heute nicht mehr in Form einer Schluckimpfung (Lebendimpfstoff) durchgeführt. Die Impfung soll nur noch als Injektion (M. deltoideus – Oberarm s.c., inaktivierte Polioerreger) durchgeführt werden, da hierdurch keine impfbedingten Lähmungen ausgelöst werden können.

Denken Sie in jedem Fall daran, Ihren **Impfausweis** mitzunehmen.

Fragen

1. Warum ist es so wichtig, vor Beginn einer Autofahrt den Blutzucker zu testen?
2. Warum sollte bei einer Unterzuckerung während der Autofahrt sofort angehalten, der Motor ausgeschaltet, die Handbremse angezogen und Traubenzucker eingenommen werden?
3. Warum spielt bei Reisen mit dem Flugzeug die Zeitverschiebung eine Rolle?

Lösungen siehe Anhang.

KAPITEL 17 Diabetes: Partnerschaft und Schwangerschaft

17.1 Diabetes und Partnerschaft

Im täglichen Leben des Einzelnen mit oder ohne Diabetes sind Partnerschaft bzw. Ehe und Sexualität wesentliche Bestandteile eines glücklichen, erfüllten Lebens. Für beide – von der Erkrankung Betroffene/r und Lebenspartner/in – kann die Erkrankung zu einer Herausforderung werden.

Auseinandersetzung mit der Krankheit

Nach Bekanntwerden des Diabetes mellitus setzen sich beide Partner oft unterschiedlich mit der Krankheit auseinander:
- Die Betroffenen empfinden oft **Wut** über die Ungerechtigkeit der Situation („Warum gerade ich?"), oder **Trauer** über den Verlust eines Teils der Gesundheit. **Selbstwertprobleme** bis hin zur **Verzweiflung, Schuldgefühle** und **Angst vor der Zukunft** (beispielsweise vor Folgeschäden der Krankheit). Oft bedeutet die Diagnosestellung auch eine erste Auseinandersetzung mit der Begrenztheit des eigenen Lebens, mit Sterben und Tod.
- Die Partner des Erkrankten können diese Gefühle teilen, haben aber daneben auch noch eigene Gefühle. Dazu zählen die **Hilflosigkeit,** den Partner nicht gesund machen zu können, das Gefühl, **vernachlässigt** zu werden, weil z. B. der Erkrankte mehr Aufmerksamkeit erfährt oder das Behandlungsteam sie/ihn von Gesprächen, Entscheidungen usw. ausschließt.

Über all diese Gefühle zu sprechen erfordert – zumindest anfangs – viel Mut. Dennoch ist nur durch das ständige Suchen des **Gespräches** ein gegenseitiges Verstehen und Unterstützen möglich. Erst dadurch werden die Voraussetzungen für ein nicht nur passives Annehmen der Krankheit geschaffen und die Möglichkeit wächst, dass die Erkrankung zu einer die Partnerschaft auch vertiefenden und bereichernden Erfahrung wird.

Manchmal allerdings treten in der Partnerschaft bereits **versteckt vorhandene Schwierigkeiten** erst durch die Erkrankung richtig zutage. So kann sich beispielsweise die Angst des Partners, den anderen zu verlieren, in Überfürsorglichkeit äußern. Der Diabetes kann dann leicht zum Vorwand oder Spielball für eigentlich ganz andere Inhalte werden. Hier ist es wichtig, rechtzeitig die Notwendigkeit fachkundiger Hilfe, z. B. in Konfliktberatungsstellen zu erkennen und solche – meist kostenlose – Angebote auch annehmen zu können.

Autonomie und soziale Integration

Problematisch ist auch gelegentlich, dass die Erkrankung **Autonomie** (Selbständigkeit und Unabhängigkeit) beider Partner behindern kann. Eine umfassende Schulung beispielsweise kann verhindern, dass die Betroffenen Teilbereiche der notwendigen Selbstbehandlung, z. B. eine geeignete Ernährung, an den jeweiligen Partner delegieren und so in eine Abhängigkeit von dessen Unterstützung geraten. Für den Partner ist es jedoch nicht minder wichtig, das richtige Maß an Unterstützung zu finden. Auch hier ist eine ausreichende Schulung Grundbedingung. Mögliche Notsituationen, wie beispielsweise Unterzuckerungszustände, verlieren dadurch viel von ihrem Schrecken und können leichter gemeistert werden.

Oftmals gleicht die partnerschaftliche Beziehung dennoch einer Gratwanderung: So viel Hilfe wie nötig, aber kein Zuviel im Sinne einer Überbehütung, die einer Bevormundung nahe kommt. Es ist wichtig, sich bewusst zu machen, dass letztendlich jeder für sein Leben selbst verantwortlich ist – wenn dies auch nicht für Ausnahmesituationen gilt.

Eine chronische Erkrankung wie der Diabetes mellitus kann ein Paar fest zusammenschmieden.

Zu fest manchmal: Die Umwelt mit ihrem Unwissen und fehlenden Verständnis wird oft als so feindlich erlebt, dass es geboten scheint, sich gemeinsam dagegen zu verbünden. Eine Gefahr solchen Verhaltens liegt jedoch in einer möglichen **gesellschaftlichen Isolation** des Paares – mit langfristig negativen Folgen auch für dessen Beziehung.

Sexualleben

Ausdruck einer harmonischen Paarbeziehung ist ein für beide Seiten befriedigendes **Sexualleben.** Störungen des Empfindens und der Potenz (➤ Kap. 13.4) kommen bei Diabetikern relativ häufig vor. Ist der Stoffwechsel nicht gut eingestellt, können die Betroffenen reizbar oder außergewöhnlich müde sein und das Interesse am Geschlechtsleben verlieren. Wichtig ist hier zu wissen, dass in diesen Fällen der Diabetes und nicht ein Problem in der Beziehung die Ursache ist. Eine verbesserte Blutzuckereinstellung und ein partnerschaftliches Miteinander können helfen, mit dieser Störung einfühlsam umzugehen und Schuldgefühle oder zukünftige Versagensängste zu vermeiden.

Von diesen oft kurzfristigen Störungen muss die **dauerhaft reduzierte sexuelle Leistungsfähigkeit** unterschieden werden. Auch sie ist ein vor allem bei Typ-1-Diabetikern mit langjähriger Erkrankungsdauer relativ häufig beobachtetes Symptom. Sie tritt meistens – aber nicht ausschließlich – bei Männern auf.

Grundlage einer Behandlung ist eine ausführliche Diagnostik mit Untersuchungen der Nerven und Gefäße, die im Rahmen der Folgekrankheiten des Diabetes betroffen sein können (➤ Kap.13.3). Es gibt heute viele Möglichkeiten der Behandlung, z. B. Schwellkörper-Selbstinjektionen, Vakuumpumpe und verschiedene Medikamente (z. B. Viagra®, Cialis® u. a.). Das Paar sollte gemeinsam entscheiden, welcher Behandlungsmethode es den Vorzug gibt. Sollten dennoch nur schwer überwindbare Schwierigkeiten bestehen bleiben, können trotzdem noch Möglichkeiten gesucht werden, eine befriedigende Beziehung auch ohne Sexualverkehr aufrechtzuerhalten. Auch hier geben Beratungsstellen für Partnerschaftsfragen und Sexualtherapeuten Hilfestellung. Auf keinen Fall sollte man sich scheuen, Potenzprobleme mit dem Hausarzt, dem Urologen oder Andrologen (meist Hautärzte) offen zu besprechen. Wenig erfolgreich ist dem gegenüber meist der Griff nach den in der Boulevardpresse so zahlreich angepriesenen „Wundermitteln". Diese halten nämlich meist wenig von dem, was sie versprechen und helfen in der Regel nur einem wirklich, nämlich dem, der sie herstellt!

Fragen

1. Was macht Ihrem Partner/Ihrer Partnerin an Ihrer Erkrankung am meisten Angst? Wie geht er/sie damit um?

2. Haben Sie manchmal Schuldgefühle, durch Ihre Erkrankung den Partner zu belasten? Was bewirken diese Gefühle bei Ihnen?

17.2 Diabetes und Schwangerschaft

Eine Schwangerschaft ist heute selbstverständlich auch für eine Diabetikerin und ihren Partner ein freudiges Ereignis und kann es auch sein. Allerdings ist sie unter Umständen für Mutter und Kind mit erheblichen Risiken verbunden (➤ Tab. 17.1). Risiken, die in früheren Jahrzehnten oft eine echte Gefahr bedeuteten. Lediglich Diabetikerinnen mit folgenden Komplikationen wird man ärztlicherseits **von einer Schwangerschaft abraten** müssen:

- bereits fortgeschrittene diabetische Nierenschädigung
- Veränderungen an den großen Gefäßen, insbesondere der Herzkranzgefäße
- ausgeprägte proliferative Retinopathie (Netzhautschaden mit Gefäßneubildungen).

Tab. 17.1 Diabetesabhängige Komplikationen für Mutter und Kind

Diabetesabhängige Komplikationen	
für die Mutter	für das Kind
• Verschlechterung der diabetischen Stoffwechseleinstellung Hypoglykämiegefahr bei Schwangerschaftserbrechen • Harnwegsinfekte • Bluthochdruck durch die Schwangerschaft • Neigung zu Fehlgeburt (15%)	• erhöhte Frühgeburtenrate (25–58%) • extrem hohes Geburtsgewicht • Missbildungen (8,8%) • Plazentainsuffizienz • Atemnotsyndrom nach der Geburt • Hypoglykämie und Hyperbilirubinämie direkt nach der Geburt • Sterberate unter der Geburt (2–4%)

Auswirkungen der Schwangerschaft auf Stoffwechsellage

Die Schwangerschaft selbst hat einen den Diabetes verschlechternden Einfluss, ausgelöst durch die Hormone Progesteron, Human Plazenta-Laktogen (HPL) und Östriol, die von der Plazenta (Mutterkuchen) hergestellt werden. Diese verursachen eine Verminderung der Insulinempfindlichkeit, die etwa ab dem 4.–6. Schwangerschaftsmonat zu einer **Zunahme des Insulinbedarfs** führt. Zusätzlich kommt es in der Plazenta zu einem vermehrten Abbau des Insulins.

Daher ist es ganz wichtig, dass die Schwangerschaft einer Diabetikerin **geplant** ist. Das heißt zunächst einmal zu verhüten und in dieser Zeit aber schon – bei Kinderwunsch – für eine optimale Blutzuckereinstellung zu sorgen und einen optimalen HbA1c zu erzielen. Bei der Zeugung muss der Blutzucker optimal eingestellt sein, denn in der Zeit, in der eine Frau in der Regel noch gar nicht weiß, dass sie schwanger ist, werden die Organe des Feten bereits angelegt (in den ersten Tagen nach der Konzeption bis zur 4.–6. SSW!). Die Einstellung auf eine Insulinpumpentherapie während der Schwangerschaft kann sinnvoll sein, um dem stark schwankenden Insulinbedarf gerecht zu werden.

Schwangerschaftskomplikationen bei Diabetes

Bei schlechten Blutzuckerwerten vor der Schwangerschaft, bzw. zum Zeitpunkt der Zeugung besteht für Mutter und Kind eine vergleichsweise gefährliche Situation. So kann es zu Missbildungen an den Organen des Kindes kommen und sich die Stoffwechseleinstellung der Mutter drastisch verschlechtern.

Durch die heute mögliche bedarfsgerechte Insulintherapie sind die Gefahren für die Mutter, wie Ketoazidose, EPH-Gestose und Infektion, weitgehend beseitigt, während die Gefahren für das ungeborene oder geborene Kind, wie intrauteriner Fruchttod, Atemnotsyndrom und Missbildungen noch nicht in gleichem Maße behoben werden konnten.

Hyper- und Hypoglykämie

Da von Anfang an der Blutkreislauf des nicht geborenen Kindes über die Plazenta mit dem Kreislauf der Mutter verbunden ist, kommt es bei einer mütterlichen **Hyperglykämie** (Überzuckerung) auch zu einer Hyperglykämie im Kreislauf des Kindes. Etwa ab der 28. Schwangerschaftswoche führt dies dazu, dass die kindliche Bauchspeicheldrüse vermehrt Insulin produziert, um das Zuckerüberangebot zu bewältigen. Dies führt bei dem Kind zu einer regelrechten **Glukosemast** mit Vermehrung des Fettgewebes und zu einer Vergrößerung der Zuckerdepots in Form von Glykogen, vor allem in Herz und Leber.

Nach der Geburt ist der Insulinspiegel des Neugeborenen zunächst unvermindert hoch. Da mit der Abnabelung jedoch plötzlich das Zuckerangebot des mütterlichen Blutes fehlt, können leichte und auch schwerere **Unterzuckerungen** des Kindes die Folge sein. Es ist deswegen dringend notwendig, dass eine diabetische Schwangere in einer Klinik entbindet, in der das neugeborene Kind sofort nach der Geburt durch engmaschige Blutzuckermessungen überwacht und bei Bedarf mit einer Traubenzuckerinfusion versorgt werden kann (Perinatale Zentren).

Missbildungsrisiko

Bei schlecht eingestellten schwangeren Diabetikerinnen ist das **Missbildungsrisiko** des Kindes gegenüber der nicht-diabetischen Schwangeren deutlich erhöht. Demgegenüber zeigen diabetische Schwangere mit bereits zum Zeitpunkt der Empfängnis normalisierten Blutzuckerwerten kein wesentlich erhöhtes Missbildungsrisiko. Der weitere Schwangerschaftsverlauf kann unter strenger Stoffwechselführung dem einer nicht-diabetischen Schwangeren entsprechen und in aller Regel kann eine Spontangeburt abgewartet werden. Dies setzt jedoch intensive Bemühungen auf Seiten der Schwangeren selbst, aber auch ihrer betreuenden Ärzte (Hausarzt, Diabetologe, Gynäkologe bzw. später Entbindungsklinik), voraus.

17.2.1 Kontrollen während der Schwangerschaft

Da es in seltenen Fällen während der Schwangerschaft zu einer Verschlechterung bereits vorhandener Folgeerkrankungen kommen kann, muss die Diabetikerin regelmäßig ärztlicherseits überwacht werden (➤ Tab. 17.2).

Insbesondere **augenärztliche Kontrollen** sollten in jedem Drittel der Schwangerschaft erfolgen:
- So kann eine eventuell notwendige Laserkoagulationsbehandlung des Augenhintergrundes rechtzeitig erfolgen
- Bei einer fortgeschrittenen Retinopathie oder gar einer proliferativen Retinopathie sollte die Schnittentbindung erfolgen, da das Blutungsrisiko in die Netzhaut unter einer Spontangeburt zu hoch wäre.

17.2.2 Insulineinstellung während der Schwangerschaft

Blutzucker-Zielwerte

Es gilt, dass auch bei einer gesunden, nicht-diabetischen Schwangeren während der Schwangerschaft nüchtern der Blutzucker schon um etwa 10–20 mg/dl niedriger liegt als außerhalb der Schwangerschaft. Das bedeutet, dass eine schwangere Diabetikerin Nüchternblutzuckerwerte zwischen 60 und 90 mg/dl (3,4–5,0 mmol/l) und postprandial (nach dem Essen) unter 120 mg/dl (6,7 mmol/l) haben sollte.

Blutzucker-Kontrollen

Die Stoffwechselführung in der Schwangerschaft erfordert von einer Diabetikerin selbst und ihren Ärzten einen erheblichen Mehraufwand gegenüber einer Nicht-diabetischen Schwangeren.

Für eine **Typ-1-Diabetikerin** ändert sich im Bezug auf die Blutzuckermessungen wenig – sie testet wie bisher 4–6-mal täglich.

Eine bisher nicht mit Insulin behandelte **Typ-2-Diabetikerin** muss zur rechtzeitigen Erfassung überhöhter Blutzuckerwerte zwar ebenfalls 4–6-mal täglich, jedoch zu anderen Zeiten (nicht **vor, sondern 2 Std. nach dem Essen**) messen. Das heißt:
- nüchtern
- 2 Stunden nach den Mahlzeiten
- vor dem Schlafengehen
- und gelegentlich auch nachts.

Tab. 17.2 Betreuungskonzept der schwangeren Diabetikerin

Arztbesuch/ Untersuchung bei:	Zeitplan	Untersuchungen
Gynäkologe ggf. im Zentrum	• alle 14 Tage • ab 6. Monat 1-mal pro Woche	• Fehlbildungssonographie • Ultraschall (mehrfach) • CTG ab 32. SSW 1-mal pro Woche
Diabetologe	alle 2 Wochen	1-mal pro Monat HbA1c
Augenarzt	1-mal pro Schwangerschaftsdrittel	
Zahnarzt	2–4-mal während der Schwangerschaft – je nach Befund	
Stationäre Aufnahme im Zentrum	ab 37./38. SSW	
Entbindung	möglichst zum Termin 40. SSW	

Nur so kann auf Überschreitungen der Grenzwerte sofort mit Insulingaben reagiert werden.

Eine so straffe aber erforderliche Stoffwechselführung birgt die Gefahr häufigerer **Unterzuckerungen** in sich. Aus diesem Grund sollten die nächsten Angehörigen und ggf. Arbeitskollegen in der Hilfe bei schweren Unterzuckerungen geschult sein und auch eine Glukagonspritze geben können.

Insulinbedarf

Der **Insulinbedarf** steigt im Allgemeinen während der Schwangerschaft, und zwar etwa ab der 15. Woche bis zum Ende, wegen der abnehmenden Insulinempfindlichkeit z. T. bis auf das 2- bis 4-fache an. Bei einigen Schwangeren geht, ohne dass heute genau bekannt ist warum, während der 6. bis 10. Woche der Insulinbedarf vorübergehend zurück. Während der letzten 4 bis 6 Wochen der Schwangerschaft ist der Insulinbedarf oft unverändert. Einige Tage vor der Geburt nimmt er in der Regel bereits dramatisch ab, ganz besonders unmittelbar nach der Geburt. Hier fällt der Insulinbedarf oft unter die Ausgangsinsulinmenge in der Zeit vor der Schwangerschaft ab. In den folgenden Tagen normalisiert sich der Bedarf, pendelt sich oft auf die Menge vor der Schwangerschaft ein.

Die Zahl der täglich durchzuführenden Insulininjektionen wird bestimmt durch die aktuellen Blutzuckerwerte, wobei Normoglykämie unbedingt anzustreben ist. Durch den während der Schwangerschaft zunehmenden Insulinbedarf ist es oft notwendig, mehrfach täglich zu spritzen und entsprechend dem intensivierten konventionellen Therapieregime vorzuziehen. In besonderen Fällen ist der Einsatz einer Insulinpumpe für die Zeit der Schwangerschaft angezeigt und absolut sinnvoll.

Orale Antidiabetika

Blutzuckersenkende **Tabletten** zur Behandlung des Typ-2-Diabetes (Sulfonylharnstoffe, Biguanide und Acarbose) sind bei der schwangeren Diabetikerin verboten, obgleich sich bisher kein Anhalt für eine Fruchtschädigung ergeben hat. Da einige dieser Mittel die Plazentaschranke passieren können, sind sie in der Lage, die kindlichen β-Zellen der Bauchspeicheldrüse zu stimulieren und damit die unmittelbar nach der Geburt auftretende Unterzuckerung des Kindes zu verstärken. Auch Typ-2-Diabetikerinnen müssen während der Schwangerschaft auf Insulin umgestellt werden, nach der Entbindung können wieder die gewohnten Medikamente eingenommen werden.

Fragen

1. Warum ist es so wichtig, dass die Schwangerschaft bei einer Diabetikerin geplant wird?
2. Was kann eine bereits schwangere Diabetikerin tun, um die Risiken der Schwangerschaft möglichst niedrig zu halten?
3. Wie verhält sich der Insulinbedarf während der Schwangerschaft?
4. Warum wird jede Schwangerschaft einer Diabetikerin auch heute noch als Risiko-Schwangerschaft eingestuft?

Lösungen siehe Anhang

MERKE
Blutzuckereinstellung bei schwangeren Diabetikerinnen und vor Beginn der Schwangerschaft:

BZ morgens, mittags und abends (nach den Mahlzeiten)	< 120 mg/dl
Nüchtern-Blutzucker	60 – 90 mg/dl
HbA1c	< 6,0%
Fruktosamin	< 250 µmol/l

17.3 Gestationsdiabetes

(Text in Anlehnung an die Arbeitsgemeinschaft Diabetes und Schwangerschaft der Deutschen Diabetes-Gesellschaft DDG 2001)

Unter einem **Gestationsdiabetes** versteht man das erstmalige Auftreten eines erhöhten Blutzuckerspiegels unterschiedlichen Ausmaßes während der Schwangerschaft.

Hierbei kann es sich handeln um:
- eine Störung der Glukosetoleranz (bis hin zum manifesten Diabetes), die sich nach der Schwangerschaft wieder zurückbildet
- einen Diabetes, der bereits vor der Schwangerschaft bestand, aber bisher nicht diagnostiziert wurde
- einen Diabetes, der zu gleicher Zeit aufgetreten wäre, auch wenn keine Schwangerschaft eingetreten wäre.

Die Häufigkeit seines Auftretens liegt bei ca. 5% aller Schwangeren. Er wird häufig zu spät entdeckt, birgt jedoch hohe Risiken für Mutter und das ungeborene Kind in sich. Die Risiken für die Mutter liegen dabei in dem gehäuften Auftreten von Komplikationen während der Schwangerschaft (z. B. Harnwegsinfekte und so genannte EPH-Gestose). Von Seiten des Kindes gehört der Gestationsdiabetes zu den häufigsten Ursachen der Sterblichkeit vor und nach der Geburt. Das Risiko ein metabolisches Syndrom (➤ Kap. 1.4) schon im Kindes- und Jugendalter zu entwickeln und das Risiko für eine nicht genetische Disposition zum Diabetes durch eine intrauterine β-Zellschädigung zu entwickeln, muss als Spätfolge gesehen werden.

Durch eine rechtzeitige Erkennung und Behandlung des Gestationsdiabetes können sowohl die mütterlichen Komplikation als auch die des Kindes weitgehend vermieden werden.

17.3.1 Erkennung des Gestationsdiabetes

Da der Gestationsdiabetes in der Regel keine Beschwerden verursacht, kann er nur durch gezielte Suche erkannt werden. Daher sollte bei jeder Schwangeren zwischen der 24. und 28. Schwangerschaftswoche ein Suchtest durchgeführt werden. Bei besonders gefährdeten Schwangeren erfolgt der Suchtest bereits im 1. Drittel der Schwangerschaft und wird bei negativem Ergebnis zwischen der 24. und 28. Woche, sowie in der 32.–34. SSW wiederholt (Blutzuckeruntersuchungen). Harnzuckerbestimmungen während einer Schwangerschaft sollten, da sie keine valide Aussagekraft haben (= sinnlos!), nicht mehr durchgeführt werden (Nierenschwelle in der Schwangerschaft meist stark erniedrigt!).

Kriterien und Risikofaktoren

Die Risikofaktoren für den Gestationsdiabetes und für den Typ-2-Diabetes sind im Wesentlichen identisch. Alle Frauen über 30 Jahre, besonders Frauen, die übergewichtig sind (BMI > 27 kg/m^2) und Frauen mit einer positiven Familien-Diabetes-Anamnese sind besonders gefährdet.

Weitere Risikofaktoren sind:
- Rasche Gewichtszunahme
- Bluthochdruck (> 140/90 mmHg)
- hohe Blutfette
- Missbildungen, Früh- oder Totgeburten bei vorausgegangenen Schwangerschaften
- Geburt eines Kindes ≥ 4500 g Geburtgewicht
- Zustand nach Gestationsdiabetes.

Test (= "Screening-Test")

Der Test kann zu jeder Tageszeit, unabhängig von der Nahrungsaufnahme durchgeführt werden. Die Glukose (reiner Traubenzucker, gelöst in 200 ml Wasser oder ein entsprechendes Zuckergemisch) wird innerhalb von 5 Minuten langsam getrunken. Die Blutentnahme erfolgt 1 Stunde nach Beginn des Trunks. Die Blutglukosebestimmung sollte in der Regel im Labor erfolgen.

Beurteilungskriterien

Liegt die Blutzuckerkonzentration im Kapillar- oder venösen Blut über 140 mg/dl (7,8 mmol/l), so besteht der Verdacht auf einen Gestationsdiabetes. In diesem Fall folgt ein oraler Glukose-Toleranztest mit 75 g Glukose, gelöst in 300 ml Wasser (➤ Kap. 1.9).

Anmerkung: Etwa 10% der Gestations-Diabetikerinnen haben positive Inselzell-Antikörper und sind somit dem Typ-1-Diabetes zuzuordnen.

17.3.2 Behandlung des Gestationsdiabetes

Bei gesichertem Gestationsdiabetes wird die Frau nach den gleichen intensiven Regeln betreut wie eine Patientin mit manifestem Diabetes mellitus. Jeder Zeitverlust muss vermieden werden. Insbesondere muss eine intensive Schulung, Ernährungsberatung und Behandlung erfolgen. Eine Woche nach der Ernährungsumstellung muss erneut durch ein Blutglukosetagesprofil geklärt werden, ob die Diätbehandlung alleine ausreicht oder eine Insulintherapie erforderlich ist. Werden erhöhte Blutglukosewerte gefunden, so muss die Patientin sofort mit Insulin behandelt werden. Orale Antidiabetika sind während der Schwangerschaft kontraindiziert!

Insulinbehandelte Schwangere müssen wie andere Diabetikerinnen täglich Blutglukoseselbstkontrollen durchführen, wobei in der Regel die Insulinbehandlung mit der Entbindung oft beendet werden kann.

Der Gestationsdiabetes bildet sich nach der Schwangerschaft meist wieder vollständig zurück. Auch nach vollständiger Normalisierung der Blutglukosewerte besteht ein erhöhtes Risiko für die spätere Entstehung eines Diabetes mellitus. Deswegen sind auch danach regelmäßige Blutzuckerkontrollen notwendig, ebenso gilt der Hinweis auf eine anzustrebende Gewichtsreduktion.

17.4 Diabetes und Verhütung

Aus dem zuvor Gesagten ergibt sich, dass jede Schwangerschaft bei einer Diabetikerin von ihr selbst **geplant** sein muss.

Die Feststellung, dass für die ungestörte weitere Entwicklung des ungeborenen Kindes bereits der Blutzucker zum Zeitpunkt der Zeugung eine wichtige Rolle spielt, hat dazu geführt, jeder Diabetikerin, die schwanger werden will, dazu zu raten, bis zum geplanten Kinderwunsch eine Verhütung zu betreiben und erst bei optimal eingestelltem Blutzucker diese zu beenden.

Bei der Wahl des **Verhütungsmittels** müssen die Vor- und Nachteile unbedingt beachtet werden.

Pille

Hormonelle Kontrazeptiva (Pille) greifen mehr oder weniger ausgeprägt in den Blutzuckerstoffwechsel ein. Die „Pille" besteht in der Regel aus einer Mischung der Hormone Östrogen und Gestagen, wobei für jede Frau die geeignete Mischung durch den behandelnden Gynäkologen verordnet werden sollte. Die heute oft verwendete „Mikropille" enthält nur noch eine sehr geringe Menge Östrogen und ist für junge Diabetikerinnen gut geeignet.

Bei vielen Diabetikerinnen steigt bei Pilleneinnahme der Insulinbedarf. Außerdem besteht bei einer zusätzlichen Neigung zu Krampfadern, verbunden mit Nikotinkonsum ein erhöhtes Thromboserisiko. Trotzdem gilt die „Pille" heute für Diabetikerinnen auch bei Diabetologen als das sicherste Verhütungsmittel.

Spirale

Die zweitwichtigste Methode der Empfängnisverhütung ist die Spirale, auch **Intrauterinpessar** genannt. Dieses vom Gynäkologen in den Uterus eingesetzte Pessar verhindert das Einnisten eines befruchteten Eies und damit eine Schwangerschaft. Das in früheren Jahren häufig beschriebene erhöhte Risiko für Blutungen und Infektionen scheint überschätzt worden zu sein. Auch Diabetikerinnen kann heute dazu geraten werden.

Andere Methoden

Andere Methoden wie **Diaphragma** und Kondome sind nicht so sicher, spezielle Erfahrung ist wichtig. **Kondome** schützen aber auch vor Sexualkrankheiten!

Die Verhütung sollte im Einzelfall nicht nur mit dem Gynäkologen, sondern auch mit dem betreuenden Hausarzt oder Diabetologen abgesprochen werden. Eine Konzeption sollte erst nach einer längerfristigen optimalen Blutzuckereinstellung und vorausgegangener Diabetesschulung erfolgen.

KAPITEL 18 Diabetes und Operationen

Jede Operation stellt für Diabetiker ein Risiko dar, das die Kooperation zwischen dem behandelndem Arzt und dem Krankenhaus erfordert, um das Risiko möglichst zu minimieren.

Bei Diabetikern werden häufig **Operationen** erforderlich:
- am Herz-Kreislauf-System wegen verengter Blutgefäße der Bein- und Beckenarterien, der Halsschlagader oder der Herzkranzgefäße
- an Nieren, Augen und Füßen.

In einer derartigen Stresssituation benötigt der Körper mehr **Insulin,** das bei Diabetikern durch die kontrollierte Gabe von Insulin vor, während und nach der Operation ausgeglichen wird. Auf der anderen Seite müssen insbesondere **blutzuckersenkende Tabletten** (Sulfonylharnstoffe) wegen ihrer langanhaltenden Wirkung in der Regel vor der Operation abgesetzt und durch Insulin ersetzt werden. **Biguanide** (z. B. Siofor®, Glucophage®), die häufig bei übergewichtigen Diabetikern eingesetzt werden, sollten abgesetzt werden, da eine Gefahr der Übersäuerung des Blutes besteht (Azidose) – später können sie in der Regel wieder eingesetzt werden.

Hohe Blutzuckerwerte
- verstärken die Gefahr für Infektionen
- beeinträchtigen die Wundheilung
- verstärken die Blutgerinnung (Gefahr für Thromben, Embolie).

Deshalb sollten die Blutzuckerwerte vor und während der Operation möglichst normal gehalten werden. Besonders risikogefährdet sind Patienten mit Folgeerkrankungen, insbesondere am Herzen (z. B. autonome Neuropathie, > Kap. 13.2).

Um all diese Gefahren sollten alle Beteiligten Bescheid wissen:
- das behandelnde Pflegepersonal
- der Anästhesist
- der Chirurg
- der Intensivmediziner
- der einweisende Arzt
- und das postoperativ betreuende Team.

Sie selbst sollten aber auch immer darauf achten!

Die Rolle des Anästhesisten

Der Anästhesist hat eine sehr wichtige Rolle. Zunächst untersucht er Sie und befragt Sie vor der Operation. An Ihnen liegt es nun alles Wichtige zu sagen:
- Therapie (Tabletten, konventionelle Therapie, ICT, Pumpe)
- zeigen Sie ihre Blutzuckerprotokolle, den Diabetes-Gesundheitspass, ggf. schriftliche Anpassungsregeln
- zeigen Sie wichtige Facharztbefunde (z. B. Augenbefunde)
- weisen Sie auf mögliche bestehende Folgeerkrankungen hin. Besonders wichtig ist es, den Narkosearzt auf eine evtl. vorliegende autonome Neuropathie des Magens hinzuweisen.

Die Art der Narkose ist bei Diabetikern u. U. sehr wichtig. Im Hinblick auf bereits bestehende Vorschäden wie eine **autonome Neuropathie des Magens** muss die Anästhesiemethode unbedingt abgesprochen werden, denn die Frage: „Sind Sie nüchtern?" ist in einem solchen Fall relativ (> Kap. 13.3). Bei bestehender autonomer Neuropathie des Magens können auch 10–20 Stunden nach der letzten Nahrungsaufnahme noch Nahrungsreste im Magen sein, die bei einer Narkose zu Problemen führen können. In dieser Situation sollten wegen der Gefahren für das Herz-Kreislauf-System ambulante Operationen nie in Vollnarkose durchgeführt werden.

Die Art der Stoffwechselführung bei einem Diabetiker vor, während und nach einer Operation richtet sich nach der **Schwere des Eingriffs:**
- Kleinere Eingriffe, die in örtlicher Betäubung durchgeführt werden können, wie z. B. Nagelextraktionen bei Pilzinfektionen oder Blutergüssen,

können ohne größere Änderung des Insulinregimes durchgeführt werden.
- Vor größeren geplanten Operationen sollte der Patient schon 1–2 Tage vorher in die Klinik gehen, um die Blutzuckerwerte und die medikamentöse Therapie vernünftig aufeinander abzustimmen (Tabletten einige Tage vorher absetzen und auf Insulin umstellen).

Sie selbst sollten sich bestens auf die Situation vorbereitet haben um auch Zeitverzögerungen zu vermeiden.

BEACHTE
Bringen Sie ihre Teststreifen, Blutzuckermessgerät, Stechhilfen, Pen, das Insulin und ihre Blutzuckerprotokolle mit in die Klinik!

Während und nach der Operation sollten die Blutzuckerwerte um 120 mg % (6,7 mmol/l) liegen. Infolge des Operationsstresses unmittelbar nach der Operation sind oft höhere Insulindosen als normalerweise erforderlich.

Operationstag

Insulinbehandelte Diabetiker sollten je nach Größe der Operation Folgendes für den Operationstag wissen:

Bei leichteren Operationen (z. B. Nagelextraktion, Schrittmacherimplantation, kleiner diagnostischer Eingriff) (Dauer wenige Stunden):
- unmittelbar vor der Operation selbstverständlich kein Frühstück
- Spritzen Sie etwa 30–50% der üblichen Gesamtdosis (Basal- und Normal-) als Verzögerungsinsulin
- während der Operation bekommen Sie eine Glukoseinfusion
- regelmäßige Blutzuckerkontrollen vor, während und nach der Operation sind erforderlich!

Bei mittelschweren Operationen (Dauer ca. 4–6 Stunden):
- am OP-Tag kein Frühstück
- 30–50% der üblichen Gesamtdosis (Basal und Normal) als Verzögerungsinsulin spritzen
- während der Operation erhalten Sie eine Glukoseinfusion
- regelmäßige Blutzuckerkontrollen müssen durchgeführt werden!

Bei schweren Operationen (z. B. nach größeren Darmoperationen, Beatmung nach Operationen)
- wenn die Ernährung für mehrere Tage über eine Magensonde oder Vene erfolgt, muss die Insulinbehandlung auf eine Insulininfusionsbehandlung umgestellt werden
- Glukoseinfusion
- regelmäßige Blutzuckerkontrollen.

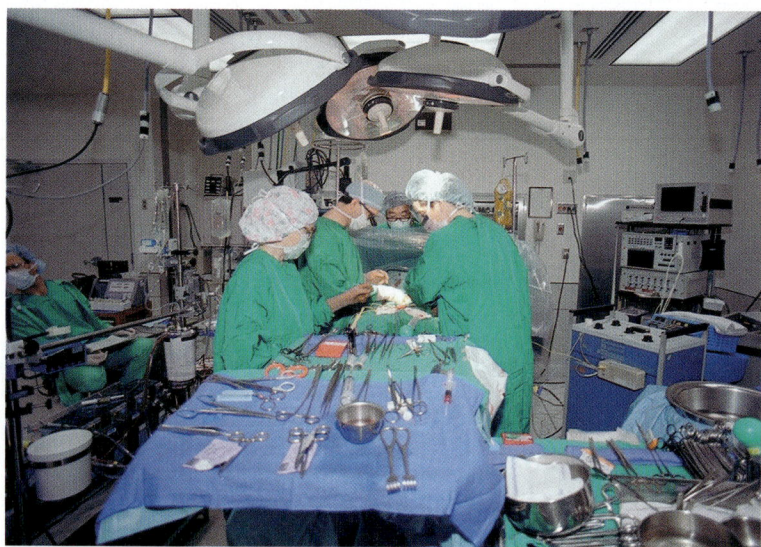

Abb. 18.1 Vor und während Operationen muss die Insulintherapie sorgfältig abgestimmt werden [J 669].

KAPITEL 19 Fußpflege

19.1 Warum Fußpflege?

Die Füße eines Diabetikers sind stärker gefährdet als die eines Nichtdiabetikers. Bereits kleine Hautverletzungen und Wunden können zu großen Komplikationen führen.
Verantwortlich dafür sind **Folgeschäden des Diabetes** wie:
- Durchblutungsstörungen – dadurch heilen Wunden schlechter und Infektionen breiten sich rascher aus.
- Nervenschädigungen (Neuropathie)
  - der „Gefühlsnerven", mit gestörter Wahrnehmungsempfindung für Schmerzen, Temperatur, Berührung
  - der Nerven, die für die Bewegung und Stellung der Fußmuskulatur verantwortlich sind, was zur Fehlstellung der Füße führen kann
  - der Nerven, die die Schweißabsonderung an den Füßen steuern, mit oft trockener und rissiger Haut als Folge.

Eine dauerhafte gute Diabeteseinstellung, meiden von zusätzlichen Risikofaktoren (wie z. B. Nikotin) sowie eine regelmäßige Kontrolle und Pflege der Füße können eventuelle Komplikationen verhindern.

19.2 Regeln für die Fußpflege

So betreiben Sie Fußpflege richtig

Die folgenden Regeln sollten Sie bei der Fußpflege einhalten:
- tägliche Fußkontrolle: Schauen Sie insbesondere die Zehenzwischenräume und Fußsohlen genau an, notfalls mit Hilfe eines Spiegels.
- tägliches Waschen mit lauwarmem Wasser (33 °C, bei Gefühlsstörungen Wassertemperatur mit einem Thermometer messen) und milder Seife. Füße gut abtrocknen, auch die Räume zwischen den Zehen; aber nicht reiben.
- gelegentlich ein Fußbad, 29–35 °C und nicht länger als 2–3 Minuten
- Hornhaut mit einem Bimsstein behandeln, aber vorsichtig, da die Hornhaut auch einen gewissen Schutz für Ihre Füße darstellt
- Bei trockener Haut Füße immer regelmäßig eincremen; mit den neuen harnstoffhaltigen Schaumcremes (z. B. Allpresan®2) können auch Zwischenzehenräume behandelt werden, da sie sofort einziehen und nicht rückfetten
- Zehennägel gerade und nicht allzu kurz feilen
- Bei Bedarf (z. B. Hühneraugen, Schwielen, eingewachsene Nägel) einen medizinischen Fußpfleger aufsuchen und diesen auf den Diabetes hinweisen
- Bei Blasen, Geschwüren, Rötungen, Schwellungen, Hautabschürfungen, Pilzinfektionen sofort zum Arzt gehen!

Worauf ist bei Fußpflege besonders zu achten?

Um Probleme mit den Füßen zu vermeiden sollten Sie folgende Ratschläge beachten:
- Verwenden Sie möglichst Baumwoll- oder Wollstrümpfe. Sie saugen den Schweiß besser auf.
- Kaufen Sie neue Schuhe am besten abends, dann sind die Füße meist etwas dicker; Sie kaufen die Schuhe nicht zu klein.
- Das Schuhwerk sollte bequem sein. So vermeiden Sie die Bildung von Blasen und Druckstellen. Bevorzugen Sie Lederschuhe, möglichst ohne Innennähte.
- Bei Fußdeformierungen (z. B. Hammerzehen, Spreiz- und Plattfüßen) können orthopädische Einlagen oder Schuhe erforderlich sein. Suchen Sie dann einen Orthopäden auf.
- Laufen Sie nicht barfuß: In Hallen- und Schwimmbädern drohen Fußpilz, am Strand Ver-

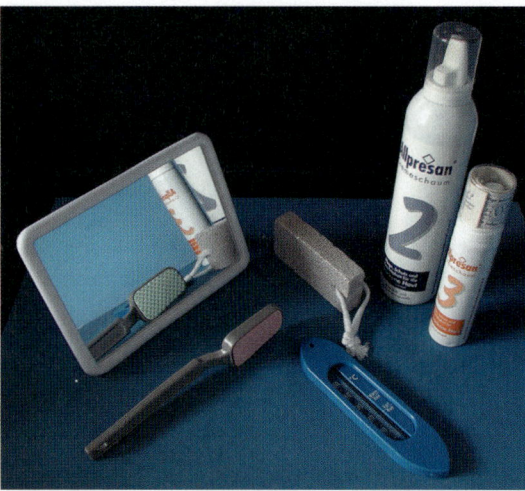 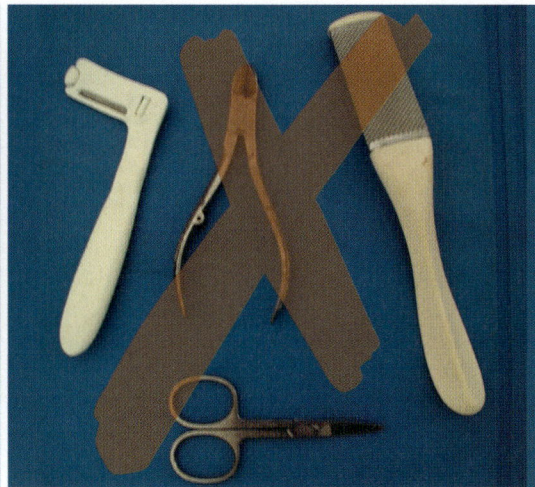

Abb. 19.1 Links: geeignete Utensilien für Ihre Fußpflege. Rechts: ungeeignete Utensilien für Ihre Fußpflege.

letzungen durch Muscheln, Steine, Scherben, usw.
- Bei kalten Füßen verwenden Sie Wollsocken oder Decken.
- Sorgen Sie für regelmäßiges (tägliches) Training der Durchblutung der Beine. So sollten Sie täglich ca. 5–10 Minuten für die **Fußgymnastik** aufwenden. Durch die Förderung der Durchblutung reduziert sich auch die Gefahr von Fußpilzerkrankungen; zum anderen kräftigt Gymnastik die Muskulatur.

Was bei der Fußpflege gefährlich ist

Auf folgende „Hilfsmittel" sollten Sie verzichten (➤ Abb. 19.1):
- Scheren, Messer, Rasierklingen und Hornhauthobel: Sie bergen eine große Verletzungsgefahr.
- Wärmflaschen und Heizkissen: Sie können bei Gefühlsstörungen (Neuropathie) zu Verbrennungen führen.
- Hühneraugenpflaster und -tropfen: Sie können zu Verätzungen und Geschwüren führen.
- Salben und Tinkturen auf Wunden: Nur der Arzt darf diese verordnen.

Dies gehört zur regelmäßigen ärztlichen Kontrolle

Von Ihrem Arzt sollten Sie Ihre Füße kontrollieren lassen:
- Prüfung der Durchblutung (Tasten der Fußpulse)
- Prüfung der Nerven (z. B. mit Reflexhammer und Stimmgabel)
- Anschauen der Füße.

Fragen

1. Wodurch sind die Füße des Diabetikers stärker gefährdet als die eines Nichtdiabetikers?
2. Können kleinste Wunden an den Füßen eines Diabetikers gefährlich werden?
3. Wie oft sollte man seine Füße genau anschauen; wie oft sollte man Fußgymnastik machen?
4. Was eignet sich für die Fußpflege beim Diabetiker nicht?
5. Wozu sollte man einen Fußpfleger, wozu einen Arzt aufsuchen?

Lösungen siehe Anhang.

KAPITEL 20
Ambulante Diabetesbetreuung

Auch zu Hause sind regelmäßige Untersuchungen – zum Teil selbst durchgeführt, zum Teil durch den Haus- oder Facharzt – aus zwei Gründen sinnvoll. Die **Kontrollen:**
- geben Aufschluss, ob die augenblickliche Diabetesbehandlung erfolgreich ist
- sorgen dafür, dass eventuell auftretende Folgeschäden frühzeitig erkannt und behandelt werden.

Auch wenn die Häufigkeit der Kontrollen individuell festgelegt werden muss, so wollen wir doch für einige davon Richtwerte geben. Diese gelten in der Regel für Patienten ohne Beschwerden. Im Zweifelsfall immer den Arzt fragen, wann die nächste Untersuchung fällig ist!

Die dabei erhobenen Befunde und die Häufigkeit der notwendigen Kontrollen sollten heutzutage in den von der Weltgesundheitsorganisation, internationalen Diabetikerverbänden sowie der Deutschen Diabetes-Gesellschaft herausgegebenen Diabetiker-Pass (➤ Abb. 20.1) eingetragen werden.

Was tun bei speziellen Problemen mit Diabetes?

Entweder man sucht einen Arzt auf, der sich besonders mit Diabetes beschäftigt (Diabetologe, Empfehlungen bekommt man gut über örtliche Selbsthilfegruppen oder über das Internet) oder man lässt sich an eine Stoffwechselambulanz überweisen, die es in vielen größeren Städten vor allem an Universitätskliniken gibt.

> **BEACHTE**
> Viele gute Anregungen, Hilfen und Möglichkeiten zum Erfahrungsaustausch bieten die Selbsthilfegruppen. Adressen bekommt man über den DDB (Anhang).

Neuigkeiten und Informationen erhält man auch durch Zeitschriften, wie z. B. den „Insuliner" und das „Diabetes-Journal". Letzteres bietet auch einen besonderen Service: Schriftlich eingereichte Fragen zum Thema Diabetes werden in einer der nächsten Ausgaben von Diabetologen beantwortet (Anhang).

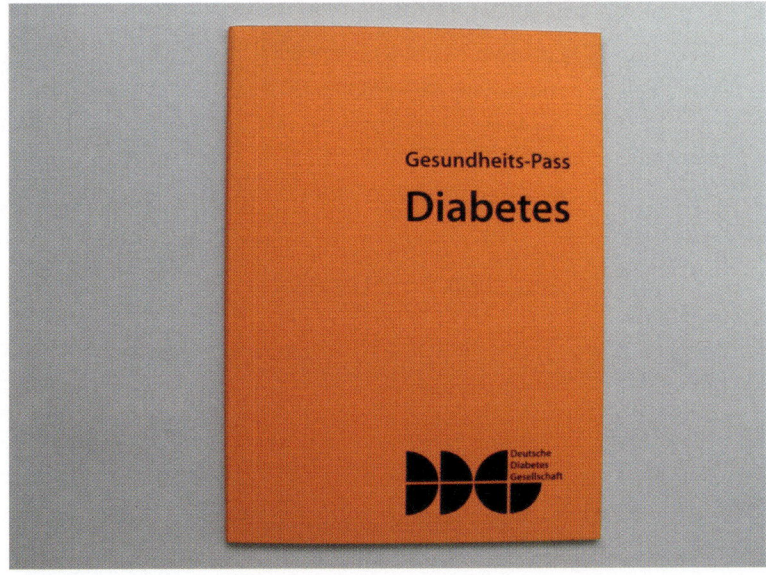

Abb. 20.1 Diabetiker-Pass

Tab. 20.1 Was soll man selbst kontrollieren?

Was?	Wann?
Blutzucker **Urinzucker** (Typ-2 mit Diät und/oder Tabletten) **Azeton**	je nach Behandlungsart; daher mit dem Arzt besprechen
Bauchumfang ggf. Körpergewicht	1-mal pro Woche
Füße	täglich
Blutdruck	bei Bluthochdruck täglich, ggf. mehrfach

Tab. 20.2 Was soll der Hausarzt kontrollieren?

Was?	Wann?
HbA1c	Vierteljährlich
Mikroalbuminurie (Suchtest nach beginnenden diabetischen Nierenveränderungen)	1-mal pro Jahr
Urinstatus (Suchtest nach anderen Nierenerkrankungen oder auch z. B. Blasenentzündungen)	Halbjährlich
Blutdruck	bei jedem Arztbesuch
Sonstige Blutwerte (Nierenwerte, Leberwerte, Blutfette)	mindestens 1-mal pro Jahr
Fußpulse (als Hinweis auf eine Durchblutungsstörung der Beine) ggf. Ultraschall-Doppler (ABI; ➤ Kap. 13.3) der Fußarterien	mindestens 1-mal pro Jahr
Stimmgabelversuch und Reflexüberprüfung (als Zeichen einer Nervenveränderung)	1-mal pro Jahr
Ultraschall (Sonographie) z. B. Leber, Nieren	1-mal pro Jahr
EKG	1-mal pro Jahr

KAPITEL 21

Haus- und Wundermittel

21.1 Warum werden sie angewandt?

Einige Diabetiker verlassen sich in der Behandlung ihrer Erkrankung noch auf so genannte „Hausmittel" oder „Wundermittel". Sie tun dies manchmal in Ergänzung zur ärztlich verordneten Therapie, gelegentlich aber auch, um falsche Ernährungs- bzw. Lebensgewohnheiten damit vermeintlich beibehalten zu können. Lästige Diätvorschriften und Hinweise zu ausreichender körperlicher Bewegung können in der Meinung mancher Diabetiker allein dadurch umgangen werden.

Es gibt Menschen, die glauben, ihre zu fett und eiweißhaltige Ernährung dann wie gewohnt beibehalten zu können, wenn sie morgens beispielsweise einen Teelöffel 40%igen Kornbranntwein, in dem 2 Wochen lang 4 Knoblauchzehen eingeweicht waren, sowie im Laufe des Tages 2 Liter Bohnenschalentee zu sich nehmen und einmal im Monat einen vierstündigen Umschlag mit kleinem Schwedenbitter auf den Oberbauchbereich vornehmen.

In einem weit verbreiteten Buch, das Empfehlungen für die Behandlung von Krankheiten mit Mitteln der „Apotheke Gottes" gibt, werden zum Thema Diabetes allein mehr als ein Dutzend Heilkräuter, Wurzeln, Gemüse und Säfte in den unterschiedlichsten Zubereitungsformen, wie Tees, alkoholische Extrakte, Rohkost, Salbenverbände usw. empfohlen. Teilweise wird der Diabetes mellitus sogar als heilbar dargestellt.

21.2 Was sind Haus- und Wundermittel?

Viele der meist zur Selbstbehandlung verwendeten so genannten Hausmittel sind harmlos, manche unterstützen die Behandlung wirkungsvoll, einige sind direkt oder indirekt gefährlich. Nie sollte jedoch vergessen werden, dass das einzige Mittel zur Behandlung von Typ-1-Diabetikern das Insulin ist, unterstützt durch eine sinnvolle Ernährung und gegebenenfalls ergänzt durch körperliche Betätigung. Die wesentliche Therapie für übergewichtige Typ-2-Diabetiker besteht in der richtigen Ernährung verbunden mit körperlicher Bewegung die das Abnehmen erleichtern und die Empfindlichkeit für das vorhandene Insulin steigern hilft.

Die häufig zusätzlich verwendeten so genannten „Hausmittel" lassen sich in vier Gruppen unterteilen:
- Stopfmittel
- Urinverdünner
- Stoffwechselentlastende Nahrung
- Alkoholika.

21.2.1 Stopfmittel

Nahrungsmittel ohne große Auswirkung auf den Blutzucker bewirken eine schnelle Sättigung, so dass andere Dinge nicht mehr gegessen werden können (Beispiel: Sauerkraut, Topinambur).

21.2.2 Urinverdünner

Diverse Tees, Aufgüsse und kohlenhydratarme Säfte erhöhen die Menge des ausgeschiedenen Urins. Dadurch verteilt sich der mit dem Harn ausgeschiedene Zucker auf eine größere Urinmenge, so dass der

Urinzuckerteststreifen eine geringere Konzentration anzeigt. Auf die Stoffwechselsituation und die insgesamt ausgeschiedene Zuckermenge hat dies jedoch keinen Einfluss (Beispiel: Bohnenschalentee, Sauerkrautsaft).

21.2.3 Stoffwechselentlastende Nahrung

Obst-, Gemüse- und Hafertage entlasten den Stoffwechsel und können so die Insulinwirkung unterstützen. Insbesondere Hafer kann helfen, Azeton „aus dem Blut zu vertreiben". Ohne Insulin würden aber alle diese Mittel den Zucker noch weiter in die Höhe treiben.

21.2.4 Alkoholika

Alkohol bremst die Zuckerabgabe aus der Leber und kann so zu einer erheblichen Blutzuckersenkung führen. Bei insulinspritzenden Diabetikern kann es nach erhöhtem Alkoholgenuss zu schweren nächtlichen bzw. früh-morgendlichen Unterzuckerungen kommen. Alkohol ist ein Lebergift und hat somit keinen Platz in der Diabetestherapie (Beispiel: Porreewein, alkoholischer Knoblauchextrakt).

21.2.5 „Insulinhaltige" Nahrungsmittel

Häufig werden Hausmittel, aber auch bestimmte Wurzelgemüse wegen ihres angeblichen Insulingehaltes für Diabetiker empfohlen. In Löwenzahnherbstwurzeln, Artischocke und Topinambur findet sich jedoch nicht das Eiweiß Insulin, sondern das nur ähnlich klingende **Inulin**, ein aus Fruchtzucker zusammengesetztes Stärkemolekül. Es hat mit Insulin nichts zu tun und kann im Zusammenhang mit Diabetes bestenfalls zu den Stopfmitteln gezählt werden. Im Übrigen würde über die Nahrung zugeführtes Insulin bekanntlich während des Verdauungsvorganges abgebaut werden und seine Wirksamkeit verlieren.

21.2.6 „Spezialdiäten"

Unsinnig, teuer und oft sogar gefährlich sind die in der Laienpresse so häufig angepriesenen „Spezialdiäten" (z. B. „15 kg Gewichtsreduktion in 10 Tagen"). Meist nur für den Hersteller von Nutzen sind auch angebotene Dinge wie „Schlankheitsgürtel", „Fettmassage-Geräte" etc.

Im Rahmen einer Studie zu Nahrungsergänzungsmitteln mit einem Spurenelement haben amerikanische Forscher durch Zufall entdeckt, dass das Gewürz **„Zimt"** dabei hilft, den Blutzucker etwas zu senken (in „Apple Pie"; dem Amerikanischen Apfelkuchen). Das im Zimt enthaltene MHCP (= Methylhydroxy-chalcone-Polymer) scheint tatsächlich die Insulinwirkung zu verstärken – es muss allerdings in relativ großen Mengen täglich eingenommen werden (1g Zimt/Tag) (Studie aus Pakistan von Richard A. Anderson).

21.2.7 Andere Verfahren

Neben den Hausmitteln, die über die Nahrung zugeführt werden, bedienen sich manche Patienten auch noch anderer Verfahren, z. B. der Akupunktur. Es sind zahlreiche Akupunkturpunkte bekannt, die Einfluss auf den Stoffwechsel nehmen sollen. Trotzdem kann dieses Verfahren Insulin nicht ersetzen.

Möglicherweise kann **Akupunktur** das bei Typ-2-Diabetikern so wichtige Abnehmen erleichtern. Sinnvoll kann Akupunktur als unterstützende Maßnahme bei der Behandlung schmerzhafter diabetischer Nervenveränderungen sein. Auch sind Erfolge mit dieser Technik zur Unterstützung des Verzichtes auf Nikotin beschrieben.

Fragen

1. Welche Haus- und Wundermittel kennen Sie?
2. Was meinen Sie, sind diese Mittel wirksam oder unwirksam?
3. Haben Sie eigene Erfahrungen mit Haus- und Wundermitteln?
4. Was ist Ihrer Meinung nach das wirksamste Mittel bei Typ-1-Diabetes?
5. Was wirkt am besten bei Typ-2-Diabetes?

KAPITEL 22
Zukunftsperspektiven in der Diabetesbehandlung

22.1 Allgemeines

Wohl jeder Diabetiker wünscht sich die Heilung seiner Erkrankung. Nur zu verständlich ist daher die Neigung, den euphorischen Versprechungen in der Laienpresse von baldiger Gesundung durch neuartige Therapien Glauben zu schenken. Realistischer ist es, sich darauf einzustellen, dass neue Erkenntnisse und Behandlungsmethoden erst jahrelang sorgfältig an geringen Patientenzahlen überprüft werden, bevor sie bei vielen Patienten angewendet werden – im Interesse des Patienten!

Wir können hier nur einige der tatsächlich vielversprechenden Forschungsansätze ansprechen. Regelmäßige aktuelle Berichte ohne falschen Optimismus finden sich zum Beispiel in den Zeitschriften der Diabetiker-Selbsthilfeorganisationen (siehe Anhang).

22.2 Praktische Verbesserungen in der Diabetesbehandlung

Zunächst einige praktische Fortschritte, die Ihnen vielleicht in einigen Jahren den Alltag erleichtern.

22.2.1 Die unblutige Blutzuckermessung

Immer wieder liest und hört man in den verschiedensten Medien, seien es Zeitungen oder Fernsehen, von neuartigen Blutzuckermessgeräten, die den Blutzuckerwert durch die unverletzte Haut bestimmen können, das lästige Stechen vor der Blutzuckermessung also unnötig machen.

Sicherlich arbeiten alle großen Firmen und auch viele Forschergruppen an einer solchen Entwicklung, allerdings ist keines der bisher bekannten Geräte „marktreif". Leider wurden durch zu positive Vorabwerbungen in vielen Diabetikern diesbezüglich Hoffnungen geweckt, die in den nächsten Jahren nicht zu erfüllen sein werden.

22.3 Fortschritte mit neuen Behandlungsmöglichkeiten

22.3.1 Die Immunbehandlung des Typ-1-Diabetes

Am Beginn des Typ-1-Diabetes steht bekanntlich eine Fehlreaktion des Immunsystems. Antikörper aus körpereigener Produktion zerstören nach und nach alle Inselzellen. Gelänge es nun, diesen Prozess zu unterbrechen, könnten die restlichen Inselzellen erhalten werden.

Zwei Dinge machen diesen Versuch jedoch sehr schwierig: Zum einen sind bei Ausbruch des Diabetes bereits 80 bis 90% der Inselzellen unwiederbringlich zerstört, zum anderen ist es bisher noch nicht gelungen, ein Medikament zu entwickeln, das zwar die Inselzellantikörperproduktion unterbindet, das übrige Immunsystem jedoch nicht beeinträchtigt.

Verwendet werden neben dem bekannten **Cortison** auch z. B. **Interferon, Cyclosporin A, Nicotinamid, Azathioprin.** Schon die Vielzahl der Substanzen zeigt, dass hier ein ideales Medikament noch nicht gefunden ist.

Allen gemeinsam ist, dass sie den Prozess der Zerstörung nur aufhalten, aber nicht endgültig beenden. Werden die Medikamente abgesetzt, schreitet die Erkrankung fort. Daher ist unter Umständen eine lebenslange Gabe erforderlich.

Die Nebenwirkungen sind u. U. schwerwiegend, so dass derzeit sicher die Insulingabe (noch?) das kleinere Übel darstellt. Einen neuen Ansatz stellt die Impfung des Typ-1-Diabetes dar. In der PrePoint Studie untersucht man, ob durch die vorbeugende Behandlung mit Insulin (Nasen-Spray/Pulver mit der Nahrung) die Entwicklung von „Diabetes-Antikörpern" verhindert werden kann (➤ Kap. 1.3).

22.3.2 Die künstliche Bauchspeicheldrüse

Zum vollwertigen Ersatz der natürlichen Bauchspeicheldrüse sind folgende Funktionen notwendig:
- die kontinuierliche Blutzuckermessung
- die automatische Berechnung der erforderlichen Insulinmenge
- die automatische Insulinabgabe in das Gewebe.

Am wenigsten Probleme bereitet die Dosisberechnung. Spezielle Mikrocomputer können dies in Anlehnung an die Erfahrungen mit der intensivierten konventionellen Therapie recht zuverlässig durchführen. Schwieriger hingegen ist die Insulinabgabe. Sie bedeutet im Grunde nichts anderes als die bekannte Insulinpumpentherapie mit den dazugehörigen – im Allgemeinen jedoch zu bewältigenden – Problemen, wie z. B. Katheterverstopfung und Infektionen an der Einstichstelle.

Hauptsächlich scheitert derzeit die breite Anwendung eines künstlichen Pankreas an der Blutzuckermessung. Leider gibt es vorerst noch kein System, das ausreichend genau und zuverlässig zu bezahlbaren Preisen und in tragbarer Größe ständig den Blutzucker misst. Die bisher entwickelten Messsonden werden, sobald sie längere Zeit im Gewebe liegen, von der Immunabwehr als körperfremd erkannt und binnen kurzer Zeit regelrecht verklebt. Fehlmessungen sind die Folge.

Sollte sich diese Schwierigkeit lösen lassen, bestünde der nächste Schritt darin, das System aus Blutzuckermessgerät und Insulinpumpe nebst Computer so zu miniaturisieren, dass es sich in den Körper verpflanzen lässt. Dies ist für andere Medikamentenpumpen bereits gelungen. Der kritische Punkt solcher Systeme ist die derzeit noch hohe Störanfälligkeit – man will sich schließlich nicht bei jedem Defekt gleich operieren lassen müssen.

22.3.3 Transplantation

Die langfristig wohl vielversprechendsten Entwicklungen gibt es derzeit auf dem Gebiet der **Pankreas- und Inselzelltransplantation,** die prinzipiell nur für **Typ-1-Diabetiker** in Frage kommt. Die weltweit stetig steigende Zahl von ca. 19.600 kombinierten Nieren-Pankreas-Transplantationen (Stand Juni 2003) und ca. 493 Inselzelltransplantationen (Stand Juni 2002) zeigt den Aufschwung, den diese Methoden genommen haben. Immerhin konnte bei bisher 138 Personen das best mögliche Ergebnis, nämlich vollkommene Insulin-Unabhängigkeit, erreicht werden. Allerdings liegen noch keine Langzeiterfahrungen vor.

Die **Einjahreserfolgsquoten** (Überlebensraten) aller Patienten liegen bei etwa 94%. Die Funktion der Organe liegt bei einer reinen Pankreastransplantation um 60% und bei einer kombinierten Nieren-Pankreas-Transplantation, für die Niere bei 90% und das Pankreas um 80–90%.

Nach erfolgreicher Pankreastransplantation benötigen mehr als drei Viertel aller Typ-1-Diabetiker innerhalb der nächsten 5 bis zu maximal 20 Jahre kein Insulin mehr. Limitierende Faktoren sind z. B. immunologische Abstoßungsreaktionen und Infektionen.

Da zum Zeitpunkt der Transplantation jedoch häufig bereits schwere diabetische Folgeschäden bestehen, kommt der positive Effekt der Blutzuckernormalisierung manchmal zu spät. Die erfolgreiche Transplantation kann weiteren diabetischen Schäden vorbeugen und das Fortschreiten stoppen.

Ist ein Patient aufgrund zahlreicher Voruntersuchungen als geeignet eingestuft, kommt er auf eine Warteliste für die Transplantation. In der Regel dauert dies mehrere Jahre. Die **Operation** selbst ist technisch sehr aufwendig. Naheliegend ist es, nur den Teil zu transplantieren, der wirklich gebraucht wird – also die **Inselzellen.** Etwa ½ g Inselzellen (ca. 500 000 Inseln) werden bei der Inselzelltransplantation durch die Haut in die Pfortader an der Leber injiziert (örtliche Betäubung). Dort bilden sich kleine Zellverbände in den kleinen Blutgefäßen der Leber und beginnen sofort mit der Insulinproduktion.

Verpflanzte Organe wie Niere und Pankreas werden vom eigenen Körper als fremd empfunden. Um eine **Abstoßungsreaktion** zu vermeiden, müssen

zur Immunsuppression lebenslang Medikamente eingenommen werden. Diese selbst können enorme Nebenwirkungen verursachen, wie
- gehäufte Infektionen
- vermehrtes Auftreten bestimmter Erkrankungen.

Da auch die Inselzellen vom Körper als fremd empfunden werden, müssen die Patienten, wie bei der Organtransplantation, Immunsuppressiva einnehmen, die eine Abstoßungsreaktion verhindern – mit allen oben beschriebenen Nebenwirkungen. Daher werden Inselzellen nur Patienten eingespritzt, die ohnehin diese Medikamente einnehmen müssen, da sie z. B. bereits nierentransplantiert sind.

Mittlerweile gibt es automatisierte Verfahren, die die Isolierung der Inseln übernehmen, so dass in Zukunft mehr Material für die Forschung zur Verfügung steht. Eine echte Verbesserung der Situation könnte die so genannte **Mikroverkapselung** bringen, bei der die Inselzellen in eine Art Kapsel eingeschlossen werden könnten, so dass sie zwar Insulin nach außen abgeben, jedoch von den Immunzellen des Körpers nicht angegriffen werden könnten. Erste Versuche beim Tier und auch beim Menschen schienen vielversprechend. 2 Jahres-Daten (New England J. of Medicine) von Patienten, die nach dem Edmonton-Protokoll nachbehandelt wurden (Bestimmte das Immunsystem unterdrückende Medikamente) belegen, dass von 36 Patienten nur 16 kein Insulin mehr benötigten (44%), 10 Patienten spritzten weniger Insulin und in 10 Fällen versagte die Therapie komplett. Nach 2 Jahren waren von den ursprünglichen 16 Patienten nur noch 5 weiterhin völlig insulinunabhängig. Jahr für Jahr gehen leider die β-Zellen wieder kaputt! Heilung ist also bisher auf Dauer nicht in Sicht! Möglicherweise führt die Stammzellenforschung hier weiter – so ist es bereits gelungen aus menschlichen embryonalen Stammzellen funktionstüchtige β-Zellen zu züchten!

Wie man sieht, gibt es aber ständig neue Entwicklungen in der Diabetesbehandlung, auch wenn die oben angesprochenen Verfahren zur Zeit erst wenigen Patienten zugute kommen. Es lohnt sich also auf dem Laufenden zu bleiben.

KAPITEL 23
Therapie- und Behandlungskosten des Diabetes mellitus

Lange Zeit wurde dieses Thema kaum angesprochen, denn im Zusammenhang mit der Gesundheit eines Menschen über Geld zu reden, schien unangemessen. In den letzten Jahren jedoch, bedingt durch den wachsenden Unmut der Krankenkassenmitglieder über die hohen Beiträge und gelegentlich nicht gewährten Leistungen, rückt der finanzielle Aspekt des Gesundheitswesens immer mehr in die öffentliche Diskussion (Gesundheitsökonomie). Außerdem ist der Diabetes gegenwärtig schon die teuerste chronische Erkrankung in Deutschland (Studie PMV-Forschergruppe Köln, 2008).

Unserer Ansicht nach sollte deshalb jeder Patient wissen, welche Kosten seine Behandlung verursacht. So kann er mithelfen, unsinnige Ausgaben zu vermeiden. Andererseits sollte er jedoch auch eine Argumentationsgrundlage haben, sinnvolle Maßnahmen (wie z. B. die Blutzuckerselbstkontrolle und stationäre Behandlung in Spezialkliniken) gegen den Widerstand schlecht informierter Kostenträger durchsetzen zu können.

Wichtig dabei ist zu unterscheiden zwischen:
- **Therapiekosten** für Insulin, Tabletten, Stechhilfen, Blutzuckermessgeräte, Teststreifen, Pens und Pen-Nadeln, Pumpe, Pumpenzubehör und
- **Behandlungskosten** inkl. für Folgeschäden.

Behandlungskosten

In diesem Zusammenhang ist der enorme Unterschied der Behandlungskosten bei gut geschulten und eingestellten Diabetikern im Vergleich zu schlecht geschulten und eingestellten Diabetikern wichtig (Angaben nach $CODE_2$-Studie und T-2–ARDIS, Der Internist 42. Jahrgang, Suppl.1, 4/2001):
- **Nicht insulinpflichtige Typ-2-Diabetiker** benötigen bei guter Schulung und Einstellung **ohne Komplikationen** jährlich ca. 1540 €
- mit Auftreten von **mikrovaskulären** Problemen jährlich 3070 €
- bei **mikro- und makrovaskulären** Schäden jährlich ca. 5650 €
- Bei **insulinpflichtigen** Diabetikern sind dies durchschnittlich 1650 € bei guter Schulung und Einstellung, andernfalls ca. 7700 € pro Jahr.

Die **Gesamtkosten** für die Behandlung des Diabetes incl. der Therapie aller Folgeschäden (Dialyse, Amputationen mit Folgekosten usw.) in Deutschland belaufen sich nach neueren Schätzungen auf bis zu 30 Milliarden € pro Jahr.

Die vergleichsweise deutlich höheren Behandlungskosten bei schlechter Blutzuckereinstellung entstehen hierbei hauptsächlich durch die längeren Krankenhausaufenthalte, die 55% der Kosten ausmachen (s. CODE-2-Studie). Gut eingestellte Diabetiker liegen nicht länger im Krankenhaus als Nichtdiabetiker, ein schlecht eingestellter Diabetiker benötigt durchschnittlich 10 Krankenhaustage im Jahr zusätzlich. Eine Dialysebehandlung kostet beispielsweise ca. 40.000–45.000 € pro Jahr, eine Amputation ab ca. 8000 €. – Die Kosten verursacht nicht die Behandlung des Diabetes selbst, sondern vor allem die Behandlung der Folgeschäden!

Die **Krankenhäuser** erhalten heute für ein bestimmtes Krankheitsbild von den Krankenkassen einen festgelegten Pauschalbetrag. Es wird abgerechnet nach den DRG's (Fallpauschalen, entsprechend den Diagnosen).

Dagegen kostet ein Tag in einer **Reha-Einrichtung** die Krankenkassen momentan nur ca. 108 €, so dass die Krankenkassen bei stationärer Diabeteseinstellung in solchen Einrichtungen im Vergleich zur Einstellung im örtlichen Krankenhaus erhebliche Kosten sparen könnten.

Therapiekosten

Die Kosten für den **Therapiebedarf** (Insulin, Tabletten, Testmaterial u. a.) sind im Verhältnis zu den anfallenden Folgekosten verschwindend gering!

- Eine Einheit U-40-Insulin kostet ca. 0,04 €, eine Einheit U-100-Insulin (für den Pen) ca. 0,05 €, eine Einheit Insuman infusat® (ein spezielles Pumpeninsulin) ca. 0,05 €. Die Preisunterschiede zwischen den verschiedenen Insulinherstellern sind minimal.
- Die Preise für Blutzuckermessgeräte liegen heute etwa zwischen 30 und 70 €, Geräte mit Sprachfunktion oder Zusatzgeräte zwischen 50–90 €.
- 50 Teststreifen kosten etwa 26–40 €. Hier gibt es Unterschiede zwischen den einzelnen Teststreifen, daher sollten diese Preise bei der Auswahl des Gerätes mitberücksichtigt werden.
- 8 Teststreifen zur Ketonkörpermessung im Blut kosten ca. 26 €, 1 Teststreifen entsprechend 3,24 €
- 50 Glucose/Keton-Teststreifen zur Harnanalyse kosten ca. 14–17 €
- 50 Keton-Teststreifen ca. 8–9 €
- 200 Lanzetten zur Blutgewinnung kosten etwa 18–25 €
- 100 Insulinspritzen kosten ca. 20–27 €
- 100 Pennadeln kosten ca. 25 €
- Insulinpumpen kosten ca. 3500 €, inkl. Ersatzpumpe
- Pumpenkatheter kosten zwischen 6 und 8 €/Stück, abkoppelbare Katheter ca. 14 €.

Preisvergleiche lohnen sich in jedem Fall. Oft ist der Bezug über Versandgeschäfte für Diabetikerbedarf (siehe Anzeigen, z. B. im Diabetes-Journal) deutlich günstiger als im Sanitätshandel, aber auch das Gegenteil kann durchaus der Fall sein. Der Versandhandel rechnet üblicherweise Rezepte direkt mit den Krankenkassen ab.

BEACHTE
Die gute Behandlung des Diabetes ist also sicher nicht billig, verglichen mit den Folgekosten einer ständig schlechten Blutzuckereinstellung (Folgeschäden) ist der Aufwand jedoch gering.

KAPITEL 24 Diabetes und Psyche

Während einer stationären Behandlung sollen die Patienten an einen eigenverantwortlichen Umgang mit dem Diabetes herangeführt werden. Ohne Zweifel ist mit einer normnahen Stoffwechseleinstellung das Risiko diabetischer Folgeerkrankungen erheblich zu verringern. Voraussetzung dafür ist gute Schulung, intensive Mitarbeit und ein hohes Maß an Eigenverantwortlichkeit. Allein durch das Vermitteln von Wissen und Techniken ist eine erfolgreiche Selbstbehandlung oft nicht zu erreichen. Damit das für eine gute Stoffwechselführung notwendige Verhalten zur Routine werden kann, dürfen Erleben und emotionale Bewältigung des Diabetes nicht vernachlässigt werden. Aus diesem Grund werden von Diplom-Psychologen geleitete Einzel- und Gruppentherapien durchgeführt. Dabei behandelte Problemkreise sollen im Folgenden kurz angerissen werden.

24.1 Stress

Vielleicht ist es Ihnen auch schon so ergangen. Obwohl Sie sich in der letzten Zeit keiner „Ernährungsverstöße" bewusst sind, sich weder weniger bewegt noch gegen die „Medikamentenverordnung" verstoßen haben, zeigt die Blutzuckermessung beunruhigend hohe Werte. Häufig weiß man als Betroffener in diesem Zusammenhang über **Aufregung und Stress** zu berichten, über ständige oder immer wieder auftretende Ängste, Sorgen, Nöte, unbefriedigende zwischenmenschliche Beziehungen.

Zur Erläuterung des geschilderten Sachverhaltes sei Folgendes bemerkt:

Sieht sich der Mensch in seinen Bedürfnissen (z. B. nach Sicherheit, Geselligkeit, Anerkennung, Liebe, Unversehrtheit) kurzfristig oder dauerhaft verletzt oder bedroht, entsteht eine Art alarmierende **„Mobilmachung"** des Organismus und Unbehagen. So wird etwa bei negativ empfundenen Gefühlslagen ein bestimmter Bereich im Zwischenhirn erregt. Dabei werden psychische Reize bzw. Gefühle in Körperreaktionen umgesetzt, was zur Aktivierung des sympathischen Nervensystems sowie Ausschüttung von Hormonen (z. B. Adrenalin) führt. Dadurch verändern sich wichtige Körperfunktionen:

- Das Herz schlägt schneller
- der Blutdruck steigt
- die Aufmerksamkeit erhöht sich
- Bewegungen können schneller ausgeführt werden.

Nützlich kann dies sein, wenn besonders dringende Aufgaben schnell erledigt werden müssen oder wenn man einem heranjagenden Auto entkommen muss. Auf die Dauer kann dieser Zustand, wenn er nicht von ausreichenden Entspannungsphasen abgelöst wird, aber auch die **Gesundheit gefährden** und z. B. das Risiko von Herzkrankheiten und Schlaganfällen erhöhen. Außerdem wird die Leber dabei zur Umsetzung von Glykogen in Glukose veranlasst. Das heißt, auch ohne zusätzliche Nahrungszufuhr erhöht sich der Zuckerspiegel.

Daraus ist zu folgern, dass ein stressgeplagter Mensch, bei dem die medizinische Diabeteseinstellung Probleme bereitet, bedenken sollte, welche dauerhaften starken emotionalen Belastungen mitverantwortlich sein können für die unbefriedigenden Ergebnisse seiner Blutzuckermessung. Sollte er bei solchen Gedanken fündig geworden sein, ist zu überlegen, vielleicht mit Hilfe eines Psychologen, was konkret getan werden kann, um die **Stressfaktoren zu entschärfen.**

> **BEACHTE**
> Obwohl auch ein Psychologe nicht jede belastende Situation, wie das Steckenbleiben im Verkehrsstau, brüllende Vorgesetzte, quengelnde Babies oder andauernde Lärmbelästigung unter Kontrolle bringen kann, kann man mit ihm lernen, darauf besser als bisher zu reagieren.

24.2 Psychische Probleme

Von schwierigen Lebenssituationen und so genannten „psychischen Problemen" sind Diabetiker wie Stoffwechselgesunde gleichermaßen betroffen. Beim Diabetiker ist allerdings zu beachten, dass sich z. B. Depressionen, Essstörungen oder Probleme mit Disziplin auch negativ auf die Selbstbehandlung auswirken können.

Nach langer Diabetesdauer und der ständigen Auseinandersetzung mit reell vorhandenen Problemen wie z. B. Entgleisung und Hypoglykämie und ihrer eigenen nicht immer angemessenen Reaktion darauf, aber auch bedingt durch Ängste vor Folgeschäden (begründet oder unbegründet) entstehen bei Diabetikern häufiger als bei Nichtdiabetikern psychische Probleme (Ängstlichkeit, Depressivität, Zwanghaftigkeit). Dadurch kann die Selbstbehandlung erschwert oder verhindert werden, was wiederum zur Verstärkung der emotionalen Probleme beiträgt.

Dieser Teufelskreis sollte beizeiten durch psychotherapeutische Maßnahmen durchbrochen werden.

24.3 Akzeptanz

Aus der Diabeteskrankheit und seiner Therapie ergeben sich nach Diagnosestellung schlagartig neue Rahmenbedingungen für die Gestaltung des Lebens. Deren Berücksichtigung ist mit **Anforderungen** verbunden: Stoffwechselselbstkontrolle, Einnahme von Medikamenten bzw. Insulin-Injektion, verändertes Essen, Einschränkung der Spontaneität usw.

Manchmal müssen private und berufliche **Ziele** aufgegeben oder zurückgeschraubt werden, weil sie mit dem Diabetes und seiner Therapie bei einer selbstverantwortlichen Lebensweise nicht vereinbar sind.

Sofern die veränderten Lebensbedingungen und -anforderungen entschieden als **Herausforderung** angenommen werden können, müssen sie einer aktiven und erfüllten Lebensgestaltung nicht im Wege stehen.

> **BEACHTE**
> Erst der Abschied von seinem Leben als Nichtdiabetiker, das endgültige Annehmen, dass man mit dem Diabetes ein Stück Gesundheit verloren hat und sich lebenslang auf diabetesbedingte Einschränkungen einzulassen hat, ermöglicht es, seinen Frieden mit dem Diabetes zu schließen.

Und das heißt nicht, dass man resigniert, sondern beharrlich und zielgerichtet versucht, seine Diabetesführung zu verbessern, mit Ruhe und Gelassenheit und ohne Übertreibungen.

Ein versöhnliches Verhältnis zu seinem Diabetes zu entwickeln, ihn als untrennbaren Teil von sich selbst anzunehmen ohne vermindertes Selbstwertgefühl, ohne mit dem Schicksal zu hadern und ohne die mit dem Diabetes verbundene Realität zu leugnen, ist eine beachtliche Leistung, die zu erbringen viele Betroffene verständlicherweise ihre Not haben.

Während die Diagnose Typ-1-Diabetes vom Betroffenen häufig als höchst beängstigendes Lebensereignis empfunden wird, neigen Typ-2-Diabetiker eher zur **Verharmlosung,** da die Erkrankung bei ihnen schleichend beginnt und zunächst keine Beschwerden zu spüren sind. Letzteres kann die nötige Motivation zur Änderung grundlegender Verhaltensweisen (gesunde Ernährung, Bewegung und Stoffwechselselbstkontrolle) beeinträchtigen.

Aber wer es dann schafft, das „Problemgebirge Diabetes" zu bewältigen, wird vielleicht auch andere nicht-diabetestypische Probleme selbstbewusster, aktiver und erfolgreicher anzugehen wissen. Er wird mit seinen zur Verfügung stehenden Möglichkeiten, seinen Fähigkeiten, die evtl. auch noch entwickelt werden müssen, seiner weiteren Lebenszeit und seiner Gesundheit vielleicht sogar bewusster und verantwortungsvoller umgehen als bisher. Wie z. B. der Schweizer Schriftsteller Friedrich DÜRRENMATT, der mit 25 Jahren an Diabetes erkrankte. Bis dahin hatte er als gastronomische Herausforderung seiner Umgebung gegolten. Zwei Flaschen Wein am Abend zu genießen, waren für ihn nicht ungewöhnlich. Am Ende seines bis zuletzt produktiven siebzigjährigen Lebens auf seine Erkrankung angesprochen, meinte er: „Wenn ich nicht Zucker hätte, wäre ich schon lange an meiner Gesundheit gestorben."

24.4 Probleme im sozialen Bereich

Ebenso wie Stoffwechselgesunde können auch Diabetiker Schwierigkeiten in **zwischenmenschlichen Beziehungen** haben, in Familie, Beruf und Freizeit. Die diabetesbedingten Anforderungen können besondere Rücksichtnahme seitens der Mitmenschen erfordern. Um deren Verständnis kann man z. B. werben, indem man sie über seinen Diabetes und die Therapienotwendigkeiten informiert.

Zuweilen müssen die eigenen Wünsche und Forderungen (Zwischenmahlzeiten und Testen) auch sehr selbstbewusst vertreten werden. Zu beachten ist allerdings auch, dass man sich bei Leistungsanforderungen nicht allzu bequem mit Hinweis auf seinen Diabetes zu entziehen versucht und somit die Toleranzbereitschaft der anderen überfordert. Die nötigen Fähigkeiten auf seine Mitmenschen in der gewünschten Form Einfluss zu nehmen müssen unter Umständen erst erlernt werden.

Dabei können Rollenspiele unter fachlicher Anleitung, Erfahrungsaustausch und Gruppendiskussionen mit ebenfalls Betroffenen sowie Einzelgespräche mit dem Psychologen und anderen Mitgliedern des therapeutischen Teams helfen.

24.5 Ängste und Probleme im Umgang mit Diabetes

Zu Beginn bzw. im Verlauf des Diabetes können emotionale Probleme auftreten, die die Selbstbehandlung erschweren.
Dazu zählen z. B. **Ängste** vor:
- den diabetischen Folgeerkrankungen
- dem „Stechen" (für Blutzuckerselbstkontrolle und Insulininjektionen)
- den Unterzuckerungen bzw. deren mangelnde Wahrnehmung
- Problemen, die mit der Einhaltung einer „Diabetesdiät" verbunden sein können.

Für diese Probleme stehen bewährte psychologische Therapieverfahren zur Verfügung.

24.6 Veränderung von Verhaltensweisen

Besondere Risikofaktoren für die Gesundheit des Diabetikers sind Übergewicht, Rauchen und Alkoholgenuss im Übermaß. Da es sich dabei häufig um langjährige und eingeschliffene Gewohnheiten handelt (z. B. zur vermeintlichen Verminderung von Stress bzw. zur Aufrechterhaltung des inneren Gleichgewichts), kann sich der Einzelne schwer tun, diese trotz guter Vorsätze aufzugeben. Meistens kann er schon auf eine Reihe vergeblicher Bemühungen verweisen.

Als besonders wirksam bei der Veränderung von Verhaltensweisen haben sich **verhaltenstherapeutische Konzepte** erwiesen.

24.7 Psychologen aufsuchen

Als mündiger Patient sollten Sie sich nicht scheuen, im Bedarfsfall einen diabeteserfahrenen Psychologen aufzusuchen und von den vorhandenen **psychologischen Therapieansätzen** Gebrauch zu machen. Sie können helfen:
- eine bessere Einstellung zu Ihrem Diabetes zu bekommen
- die veränderten Rahmenbedingungen und diabetesbedingten Anforderungen zu akzeptieren
- soziale Kompetenzen zu entwickeln, um Ihre Bedürfnisse gegenüber den Mitmenschen angemessen zu vertreten
- Verhaltensschwierigkeiten und Lebenskrisen zu meistern
- Gefühle der Hilflosigkeit und Mutlosigkeit zu überwinden

Der erste Schritt zur Überwindung der genannten Schwierigkeiten kann bereits darin bestehen, sie zu **erkennen und einzusehen,** dass Sie allein mit Ihrer herkömmlichen Art und Weise nicht gut genug zurechtkommen, um Ihren Diabetes in den Griff zu bekommen. Damit geben Sie nicht Ihre Verantwortung für sich selbst auf und Ihr Problem an den Psychologen ab, sondern Sie gehen für eine begrenzte Zeit und um ein bestimmtes Ziel zu erreichen ein Arbeitsbündnis mit ihm ein, um Ihre Selbstbehandlung auf Dauer zu verbessern.

Fragen

1. Was ist Stress? Wie entsteht und äußert sich Stress bei mir?
2. Welche Gründe hindern mich immer wieder, das für den Diabetes Notwendige zu tun?
3. Was habe ich in meinem Leben als Diabetiker bereits geändert, was sollte ich noch ändern?
4. Wie vertrete ich meine therapiebedingten Bedürfnisse anderen gegenüber, in Familie, Beruf und Freizeit?
5. Welche Ängste belasten mich im Zusammenhang mit dem Diabetes besonders?

KAPITEL 25
Angst vor Folgeschäden

(Gedanken eines von Diabetes-Typ-1 betroffenen Diplom-Psychologen)

Eine der klar definierten Ängste eines Diabetikers ist die Angst vor Folgeschäden aufgrund seines Diabetes.

Medizinische Ausdrücke wie Retinopathie, Nephropathie, Neuropathie oder Arteriosklerose „springen" dem angstgeplagten, vielleicht vom Hausarzt noch zusätzlich eingeschüchterten, Patienten entgegen und werden unmittelbar mit Blindheit, Dialyse, Gefühllosigkeit und Schmerzen gedanklich und emotional verbunden. Allein das Wissen um die möglichen, vielleicht noch gar nicht eingetretenen Folgen des Diabetes erzeugt nicht selten Angst, Hilflosigkeit und Resignation. Manchmal macht sich auch Verbitterung in einem Maße breit, die es dem Betroffenen unmöglich macht, seine Gedanken von dem seines Erachtens unausweichlichen Schicksal der diabetesbedingten Folgeerkrankungen abzuwenden. Das Leben scheint ungerecht, hart und hoffnungslos.

Warum, so frage ich Sie, gibt es aber dennoch Diabetiker, die – unabhängig davon, ob sie bereits Folgeschäden, z. B. Netzhautveränderungen im Auge haben oder völlig gesund sind – optimistisch und zufrieden durch den Tag gehen? Überlegen Sie mal. Möglicherweise kennen Sie selbst so einen?! Wie kommt es, dass dieser Diabetiker sich so anders verhält, fühlt und denkt als vielleicht Sie selbst?

Lassen Sie uns ein wenig darüber nachdenken, woran das liegen könnte.

Fast jeder Diabetiker lebt mit dem Risiko, irgendwann an Folgeschäden zu erkranken. Die Frage ist: Wann? Und gerade diese Ungewissheit kann sehr belastend sein.

Der beste Schutz, keine Folgeschäden zu bekommen oder diese zumindest so weit wie möglich hinauszuzögern, ist nach wie vor eine gute Blutzuckereinstellung. Nach neueren Erkenntnissen wirken aber auch ein normaler Blutdruck und eine reduzierte Eiweißzufuhr gegen ein Fortschreiten der o. g. Folgeerkrankungen. Das bedeutet für manchen Diabetiker eine Neueinstellung seines Diabetes und Schulung. Für einige aber auch Akzeptanz ihrer chronischen Erkrankung.

Eine Garantie, später nicht doch zu erkranken, gibt es freilich – auch bei Einhaltung aller Regeln – nicht! Und so kommt es bei vielen Diabetikern zu der Schlussfolgerung: „Irgendwann erwischt es mich doch!"

Nun gibt es grundsätzlich zwei Möglichkeiten, darauf zu reagieren:

Entweder Sie resignieren und versuchen der Angst dadurch zu begegnen, indem Sie ohne Rücksicht auf Ihren Diabetes alles das tun (vielleicht jetzt erst recht), was nach Ihrer Meinung das Leben schön und lebenswert macht. In diesem Fall wird es, nach Ablauf eines gewissen Zeitraums, massive gesundheitliche Einschnitte in Ihrem Leben geben. Das Leben wird quälend und mühsam. Vieles ist dann nicht mehr möglich. Die organischen Funktionen des Körpers sind eingeschränkt oder gestört – häufig nicht mehr umkehrbar.

Depressionen und psychosomatische Beschwerden (z. B. Magengeschwüre, Durchfälle, Hautprobleme, Kopfschmerzen) sind häufig ein verzweifelter Hilferuf des Körpers, auf die frustrierende physische und psychische Situation zu reagieren. Die psychische Stabilität gerät in Gefahr, ihre natürliche Verankerung zu verlieren.

Oder aber, Sie machen sich auf den anfangs vielleicht noch mühevollen Weg und laufen der Angst nicht davon, sondern mobilisieren Ihre Kräfte für eine Bewältigung Ihres Diabetes, was gleichzeitig zu einer Reduktion Ihrer Angst vor Folgeerkrankungen führt. Mit dieser Strategie sind Sie nicht nur ein „Reagierender", der passiv alles auf sich zukommen lassen muss, sondern ein „Agierender", ein Handelnder, der aktiv und vorausschauend die Möglichkeiten, sein Leben und auch seinen Diabetes zu gestalten, mit allen seinen möglichen Folgen ausschöpft.

Sie selbst sind Anwalt Ihres eigenen Körpers! Sie brauchen sich dem lähmenden Einfluss der aufkommenden Angst nicht auszuliefern! Denn Angst ist ein schlechter Ratgeber. Sie haben es in der Hand, diese vorhandene Energie in gesundheits- und zukunftsorientiertes Verhalten umzusetzen, und zwar unabhängig davon, ob Sie bereits Folgeschäden haben oder nicht.

Für viele Patienten ist es gerade am Anfang dieses Weges oder wenn sich gesundheitliche Einschnitte ereignet haben eine große Hilfe, wenn sie nicht allein sind; wenn Menschen da sind, die sie verstehen, vielleicht auch mal trösten, vor allem aber stützen und ermutigen, den Weg weiter zu gehen. Das kann in einem Fall der Ehepartner oder ein Angehöriger der Familie sein, ein Vertrauter, der stützend eingreift; in einem anderen Fall der verständnisvolle Hausarzt oder die interessierten Mitglieder einer Selbsthilfegruppe. Manchmal kann Ihnen auch ein Gespräch mit dem Psychologen weiterhelfen.

Ziehen Sie sich mit Ihrer Angst keinesfalls zurück.

Ein Zuviel an Informationen über Folgeschäden kann genauso erdrücken und Angst machen wie ein Informationsmangel. Deshalb: Bleiben Sie mit Ihren Fragen und Befürchtungen nicht allein. Wählen Sie nicht die Isolation, sondern suchen Sie immer wieder das Gespräch, um die Angst zu überwinden. Trauen Sie sich etwas zu! Andere werden Ihnen dabei helfen.

Sind Sie bereits auf diesem Weg?

Glauben Sie mir, Sie sind nicht allein unterwegs!

Vielleicht gehen wir ein Stück des Wegs zusammen!

KAPITEL 26 Soziales

26.1 Kindergarten, Schule

Die Schwierigkeiten, auf die der Diabetiker vom Kindergartenalter bis zur Berentung stößt, liegen in der Regel eher im mitmenschlichen als im medizinischen Bereich. Sie können durch angemessenes Verhalten, (eventuell noch zu entwickelnde) soziale Kompetenzen und nicht zuletzt durch gesetzliche Vorschriften gemildert werden.

Kindergarten

Der Besuch eines **Kindergartens** ist für diabetische Kinder nicht nur möglich, er ist für die weitere Entwicklung sogar wünschenswert. Dafür sollten aber einige Voraussetzungen erfüllt sein. Die Betreuerinnen sollten **vorher** gründlich informiert werden über:
- die notwendige Ernährung (➤ Kap. 12)
- die Selbstkontrolle (➤ Kap. 2)
- mögliche Komplikationen und Gegenmaßnahmen (➤ Kap. 10 und ➤ Kap. 11)
- die Unterzuckerungssymptome und den Gebrauch der Glukagon-Spritze (➤ Kap. 10.4.3).

Schule

Diabetische Kinder und Jugendliche sind nicht mehr und nicht weniger begabt als andere Schüler auch. Daher sollte die **Schulausbildung** durchlaufen werden, die der geistigen Leistungsfähigkeit am besten entspricht. Da es durch größere Blutzuckerschwankungen und Unterzuckerungen zu vorübergehenden Konzentrationsschwankungen kommen kann, sollten persönliche Gespräche und häufige Kontakte zwischen Eltern und Lehrern gesucht werden, um das Verständnis für die besondere Situation des diabetischen Schülers zu fördern. Die von vielen Behörden, Institutionen und Fachzeitschriften (Diabetes Journal) herausgegebenen Merkblätter können ergänzend weitere Informationen vermitteln.

Diabetische Kinder können ebenso wie ihre nichtdiabetischen Mitschüler am Schulsport, an Ausflügen und an mehrtägigen Klassenfahrten teilnehmen. Dies setzt jedoch ein gewisses Maß an Schulung und Vorbereitung voraus, bei den Kindern, den Mitschülern und den Betreuern:
- Bereitstellung diabetesgerechter Ernährung
- Verhalten bei Unterzuckerungssymptomen
- Verhalten bei außergewöhnlicher körperlicher Aktivität.

26.2 Ausbildung und Beruf

Jugendliche müssen sich vor Beginn einer Ausbildung ärztlich auf ihre Eignung für den geplanten Beruf untersuchen lassen (Jugendarbeitsschutzgesetz). In ihren Empfehlungen zur Berufswahl und Berufsausübung von Diabetikern stellt die Deutsche Diabetesgesellschaft fest: „Diabetiker ohne schwerwiegende andere Krankheiten oder schwere Diabeteskomplikationen können alle Berufe und Tätigkeiten ausüben, zu denen sie nach Neigung, Begabung, praktischen Fähigkeiten und Ausbildung geeignet erscheinen."

Bei der Wahl des Berufes ist vor allem die **Selbst- und Fremdgefährdung** auszuschließen, wie sie durch Hypoglykämien gegeben sein kann. Dies trifft auf Berufe zu,
- die mit Absturzgefahr verbunden sind, wie Zimmermann, Dachdecker, Starkstromelektriker
- die der Personenbeförderung dienen, wie Lokomotivführer, Busfahrer, Pilot, Taxifahrer

- in denen verantwortliche Überwachungsfunktionen ausgeübt werden, wie Schrankenwärter, Kontrolleur im Elektrizitätswerk
- in denen der Gebrauch von Waffen üblich ist, wie Polizist, Soldat, Wachmann

Berufliche **Neu- und Umorientierung** ist zu erwägen, wenn

- in dem ausgeübten Beruf Ernährungsfehler schwer vermeidbar sind
- mit dem Beruf nicht planbare körperliche Belastungen verbunden sind und somit auch keine befriedigende Stoffwechselführung möglich ist
- Schichtarbeit mit kurzfristig wechselnden Schichten die Qualität der Blutzucker-Einstellung belasten
- der Beruf z. B. aus hygienischen Gründen keine regelmäßigen Blutzuckerbestimmungen, Mahlzeiten oder Selbstinjektionen ermöglicht.

Manche Empfehlungen und Regelungen stammen noch aus einer Zeit, in der es nur die konventionelle Insulintherapie mit ihren festen Zeiten und Mahlzeiten gab. Aber mancher Diabetiker kann auch bei häufig wechselnden Schichten und unterschiedlichen Arbeitsbelastungen **gute Blutzuckerwerte** hervorbringen bei

- passender Therapie
- guter Schulung und
- geübtem Umgang.

Auch Berufe, die im Normalfall eine genaue Stoffwechselführung erschweren, können beibehalten werden durch **gutes Zusammenspiel** zwischen

- diabetischem Arbeitnehmer
- Arbeitgeber
- Betriebsarzt
- Arbeitskollegen.

Zeigt sich, dass ein Beruf nicht mehr ausgeübt werden kann, so kann beim Arbeitsamt eine **Umschulungsmaßnahme** beantragt werden.

Von der Deutschen Diabetesgesellschaft wurden Richtlinien für die Einstellung in den **öffentlichen Dienst** erarbeitet, die von den obersten Behörden akzeptiert worden sind. Danach ist eine Einstellung in den öffentlichen Dienst und sogar die Verbeamtung eines Diabetikers dann möglich, wenn eine gründliche ärztliche Untersuchung ergibt, dass

- keine Folgeschäden an Augen und Nieren vorliegen
- eine gute Stoffwechselführung vorliegt
- regelmäßige Kontrollen beim Arzt und zu Hause dokumentiert sind
- keine Tätigkeiten mit Gefährdung durch Unterzuckerungen zu verrichten sind.

Bei einem **Bewerbungsgespräch** muss die Diabetes-Erkrankung nicht angegeben werden – Die Frage danach ist unzulässig und man darf sogar die Unwahrheit sagen. – Ausnahme: Wenn sich die Krankheit (z. B. der Diabetes) derart auf die neue Tätigkeit auswirkt, dass sie von vornherein nicht ausgeübt werden kann! Man muss auch nicht unaufgefordert von sich aus Auskunft geben! (Arbeitsrecht)

26.3 Berufsunfähigkeit und Erwerbsunfähigkeit

Seit dem 1.1.2001 gibt es die Begriffe Berufs- und Erwerbsunfähigkeitsrente nicht mehr. Im Gesetz vom 20.11.2000 sind beide Begriffe durch eine zweistufige Erwerbsminderungsrente abgelöst worden. Wer mindestens 6 Stunden oder mehr täglich arbeiten kann, ist **voll erwerbsfähig**. Eine **teilweise Erwerbsminderung** liegt vor, wenn der Arbeitnehmer 3 bis unter 6 Stunden pro Arbeitstag arbeiten kann. Die **volle Erwerbsminderung** tritt ein, wenn der Arbeitnehmer nur unter 3 Stunden täglich arbeiten kann.

Die bisherige Berufsunfähigkeitsrente in Höhe von ⅔ der Erwerbsunfähigkeitsrente wurde abgeschafft.

Versicherte, die am 1.1.2001 mindestens 40 Jahre alt waren, genießen eine **Vertrauensschutzregelung.** Wer vor dem 2.1.1961 geboren ist und jetzt weniger als 6 Stunden arbeiten kann, erhält auf Antrag eine teilweise Erwerbsminderungsrente.

Versicherte, die vor dem 31.12.2000 wegen Erwerbs- und Berufsunfähigkeit Rente erhielten, betreffen diese Änderungen nicht.

26.4 Kranken- und Pflegeversicherung

Gesetzliche Krankenkassen müssen die Kosten der Diabetesbehandlung im erforderlichen Rahmen übernehmen. Allerdings gibt es über das, was „erforderlich" ist, gelegentlich unterschiedliche Vorstellungen.

Private Krankenkassen schließen bei der Aufnahme eines Diabetikers in der Regel die Behandlung des Diabetes und der Folgeschäden aus oder verlangen wesentlich höhere Prämien. Da es keine verbindlichen Richtlinien gibt, entscheidet jede Kasse selbst. In der Regel zahlen private Krankenkassen leider zu oft keine Rehabilitationsmaßnahmen, obwohl sie dadurch langfristig Geld einsparen könnten! Entsprechend dem Gesetz zur Stärkung des Wettbewerbs in der gesetzlichen Krankenversicherung (2.2.2007) müssen private Krankenversicherungen seit Juli 2007 für alle Versicherten, also auch für chronisch Kranke (z. B. Diabetiker) einen Standardtarif anbieten, ab Januar 2009 einen Basistarif, der sich ausschließlich nach Alter und Geschlecht richtet – eine Gesundheitsprüfung scheidet aus. Risikozuschläge sind ebenfalls nicht vorgesehen. Jeder Diabetiker könnte dann also auch in die private Krankenversicherung, ob das allerdings sinnvoll ist, muss er persönlich klären. Ab dem 1.Januar 2009 besteht außerdem eine grundsätzliche Pflicht zur Krankenversicherung.

Beim Abschluss einer **Lebensversicherung** ergeben sich bisher ähnliche Schwierigkeiten. Auch hier entscheidet jede Versicherung nach eigenen Kriterien. Über manche Landesverbände des Deutschen Diabetiker-Bundes kann ohne vorherige ärztliche Untersuchung eine Sterbegeldversicherung abgeschlossen werden.

26.4.1 Teststreifenverordnung

Die Verordnungsmöglichkeit von Teststreifen ist nicht einheitlich geregelt. Jedes Bundesland – und manchmal sogar einzelne Bezirke eines Bundeslandes – entscheiden hier selbst. In manchen Gebieten gibt es Verträge zur Versorgung der Diabetiker (Sachsen, Nordbaden, Nordrhein), in anderen nicht. Die Handhabung ist uneinheitlich.

Fachgesellschaften sind sich in Bezug auf Insulin spritzende Diabetiker weitgehend einig, dass für ein erfolgreiches Blutzucker-Management die Blutzuckerselbstkontrolle unabdingbar ist.

Viele Diabetiker berichten regelmäßig, dass Ärzte die Verordnung von Teststreifen unter Hinweis auf deren Budgetierung verweigern. Lange Zeit wurden die Kosten für Blutzuckermessgeräte nur dann übernommen, wenn der Patient eine Sehschwäche hatte und daher die Verfärbung eines Urinteststreifens nicht zuverlässig einschätzen konnte. Auch bei der Übernahme der Kosten für die Teststreifen gab es immer wieder Schwierigkeiten, weil diese in das begrenzte Budget des verschreibenden Arztes einfließen.

Um diese Situation zu entschärfen, haben die Spitzenverbände der Krankenkassen bereits 2000 vereinbart, dass die Verordnung von Blutzuckermessgeräten und dazugehörigen Teststreifen für alle insulinbehandelten Diabetiker möglich sein sollte, sofern der Arzt die Selbstmessung für medizinisch notwendig hält. Nach dieser Vereinbarung können daher fast allen insulinpflichtigen Diabetespatienten die Teststreifen auf Kassenrezept verordnet werden, wenn sie eine Schulung absolviert haben. Auch wenn Patienten sich selbst ein Blutzuckermessgerät gekauft haben, das nicht von der Krankenkasse bezahlt wurde, gibt es Teststreifen grundsätzlich auf Rezept (Rechtsanwalt Ebert, 2003).

In der so genannten Richtgrößenvereinbarung 2004, in der es eine Liste der Praxisbesonderheiten für Ärzte gibt, hat z. B. die KV Nordrhein die Richtgrößen für die Praxis angepasst und Vereinbarungen mit den Verbänden der Krankenkasse unter anderem darüber geschlossen, dass zahlreiche, nicht rezeptpflichtige Arzneimittel nun keine Kassenleistung mehr sind. Außerdem haben sich, wie allgemein bekannt, die Preise für verschreibungspflichtige Arzneimittel drastisch verändert. Innerhalb dieser Vereinbarung wurden jedoch auch wichtige Entscheidungen für die Behandlung von Patienten mit Diabetes getroffen (> Tab. 26.1).

Tab. 26.1 Verordnungsfähigkeit von Blutzuckerteststreifen: Anlage E zur Richtgrößenvereinbarung 2004, Gemeinsamer Orientierungsrahmen der KV Nordrhein und der nordrheinischen Verbände zur Verordnung von Blutzuckerteststreifen.

Diagnose/Therapieart	Verordnungsfähig
Diabetes mellitus Typ 2	
Diät und Tabletten	• Urinzuckerteststreifen • Blutzuckerteststreifen nur in Ausnahmefällen bei Folgeerkrankungen oder pathologischer Nierenschwelle, dann höchstens 50 Teststreifen pro Quartal
Insulin	Blutzuckerteststreifen, in der Regel 100 Teststreifen pro Quartal, maximal 200 Teststreifen pro Quartal
Diabetes mellitus Typ 1	
generell	400 Blutzuckerteststreifen pro Quartal
ICT- und Pumpentherapie	
generell	600 Blutzuckerteststreifen pro Quartal

26.4.2 Kostenerstattung für medizinische Fußpflege

Krankenkassen lehnen oftmals eine Übernahme der Kosten für medizinische Fußpflege ab, mit der Begründung es handle sich um allgemeine Körperpflege. Es ist aber allgemein bekannt und anerkannt, dass mangelnde oder fehlerhafte Fußpflege bei Diabetikern jährlich bei ca. 28.000 Betroffenen zu Amputationen führt. Pro Amputation (große Oberschenkelamputation) fallen ca. 20.500 € an. Die Kosten für die während eines Jahres anfallende Fußpflege belaufen sich auf ca. 300 €!

Vor allem ältere Menschen sind aufgrund mancherlei Beschwerden nicht in das Lage, die Vorsorge selbstständig durchzuführen. Ist der Gesundheitszustand des Antragstellers mit besonderer Gefahr von Fußerkrankungen verbunden und diese Gefährdung durch eine vom qualifizierten Fußpfleger durchgeführte Fußpflege abzuwenden, so gilt diese Behandlung im weiteren Sinne als Krankenbehandlung und wird von der Krankenkasse übernommen (BSG vom 16.11.1999). Manchmal muss sich der Antragsteller die Kostenübernahme auch erst vor dem Sozialgericht erstreiten.

Die für Diabetiker wichtige Verordnung ist in den neuen Heilmittelrichtlinien vom 1. Juli 2004 in Nummer III B geregelt: „Fußpflege als „Maßnahme der podologischen Therapie" kann vom Arzt verordnet werden, wenn sie der Behandlung krankhafter Veränderungen am Fuß in Folge Diabetes mellitus dient, also ein diabetisches Fußsyndrom vorliegt; hierzu zählen Schädigungen der Haut und der Zehennägel, wenn nachweisbare Gefühls- und/oder Durchblutungsstörungen der Füße vorliegen (Makro-, Mikroangiopathie, Neuropathie, Angioneuropathie)."

Liegt eine Begründung des behandelnden Arztes vor, sind nun auch längerfristige Verordnungen möglich. Die Verordnung ist nicht an maximale Verordnungsmengen gebunden und kann ohne Therapiepause fortgeführt werden.

BEACHTE
Fußpflege darf nur verordnet werden, wenn bereits krankhafte, diabetesbedingte Schädigungen der Füße vorliegen. Vorsorge kann nicht verordnet werden!

26.4.3 Kostenerstattung von Medikamenten

Mit der Gesundheitsreform seit 1. Januar 2004 hat der Gesetzgeber die Versorgung mit Arzneimitteln, bei denen die „Erhöhung der Lebensqualität im Vordergrund steht", per Gesetz ausgeschlossen. Hierzu zählen auch Medikamente, die zur Behandlung der erektilen Dysfunktion eingesetzt werden. Die gesetzlichen Krankenkassen müssen und dürfen die Kosten nicht mehr übernehmen. Diese Regelung scheint problematisch und möglicherweise auch verfassungswidrig. Nach einem Urteil des Sozialgerichts Oldenburg (S 6 KR 87/03) vom 24.3.2004 müssen die gesetzlichen Krankenkassen auch nach der Gesundheitsreform die Kosten zur Behandlung einer (krankheitsbedingten!) erektilen Dysfunktion übernehmen. Sollte Ihre Krankenkasse hierauf nicht eingehen, können Sie gegen die Ablehnung Widerspruch einlegen. Evtl. hilft nur eine Klage vor dem Sozialgericht. In jedem Fall sollten Sie Ihr Vorgehen aber mit einem Verband (DDG, VdK) abstimmen, der Sie vielleicht bei den Gerichtskosten auch finanziell unterstützt.

Urteile aus vergangenen Jahren unterstützen dieses Urteil. So hat das Sozialgericht Lüneburg im Jahr 2002 im Bezug auf die gesetzlichen Krankenkassen entschieden, dass die Erektionsstörung grundsätzlich als Krankheit anzusehen sei, wenn nicht altersbedingte Veränderungen vorliegen (S9 KR 94/99).

In einem Urteil des Oberlandesgerichtes München vom 8.8.2000 (Az:25 U 4628/99) wurde eine private Krankenversicherung erstmalig zur Erstattung der Kosten bei erektiler Dysfunktion verpflichtet. Auch in diesen Urteilen wurde schon der Tatsache Rechnung getragen, dass es sich bei der erektilen Dysfunktion bei Diabetikern um eine Krankheit mit Anspruch auf Krankenbehandlung handelt.

Die Rückzahlungsgrenze bei chronisch Kranken beträgt weiterhin bei Medikamenten 1% des Bruttohaushaltseinkommens. Seit dem 1. Januar 2008 kann diese gesenkt werden, wenn der Betroffene z. B. regelmäßig an Präventionsprogrammen (z. B. DMP-Programme) etc. teilnimmt.

26.4.4 Pflegeversicherung

Es ist möglich für **diabetische Kleinkinder** Pflegegeld der Stufe I zu erhalten, wenn folgende Behandlungsnotwendigkeiten erfüllt sind:
- Die Mutter muss mehrmals täglich den Blutzucker messen.
- Danach muss eine genau berechnete Menge Insulin gespritzt werden.
- Bezüglich des Essens übersteigt der Hilfebedarf den eines gesunden gleichaltrigen Kindes um ein Vielfaches.

Letzteres trifft unter Folgenden Umständen zu:
- Wenn es wegen der Schwere der Erkrankung nötig ist, eine strenge Diät und zeitliche Regelmäßigkeit im Essen einzuhalten. Das Kind muss täglich sechs Mahlzeiten zu sich nehmen, die genau abgewogen und auf die gespritzten Insulineinheiten abgestimmt sind.
- Bei der Nahrungsaufnahme braucht das Kind ständig Anleitung, Aufforderung, Beaufsichtigung und Kontrolle, da es die Schwere seiner Krankheit noch nicht versteht und nicht einsehen kann, dass es nach der Insulininjektion unbedingt die vorgeschriebenen Broteinheiten essen muss. Wenn nötig, wird es gefüttert.
- Ohne die umfangreichen Vorbereitungen der Mahlzeiten und ohne die jeweils berechnete Menge des Insulins wäre eine lebenserhaltene Funktion der Ernährung nicht möglich, sondern wäre statt dessen lebensbedrohlich. Die mehrfach tägliche Anpassung der Insulinmenge an die gegessene Nahrung ist erforderlich.

In einem uns vorliegenden Fall hatte der Vater eines 4-jährigen diabetischen Kindes vor dem Sozialgericht geklagt, nachdem ihm zunächst die Zahlung des Pflegegeldes von der Pflegeversicherung verweigert worden war. Das Gericht stützte sich dabei auf
- Atteste
- Behandlungsunterlagen
- Pflegetagebuch
- und das Gutachten eines vom Gericht ernannten Medizinischen Sachverständigen

und sah die Voraussetzungen für die Zahlung von Pflegegeld Stufe I als erfüllt an.

26.4.5 Verfahren vor dem Sozialgericht

Hier noch einige Tipps, die man bei dem Einreichen einer Klage vor dem Sozialgericht beachten sollte:
- Die Frist für die Einreichung eines Widerspruchs gegen den Bescheid und der Klage zum Sozialgericht beträgt einen Monat.
- Setzen Sie die behandelnden Ärzte von Ihrer Klage in Kenntnis, denn das Gericht wird diese befragen.
- Haben Sie einen langen Atem zur Durchsetzung ihres Anspruchs!

Ein Verfahren vor dem Sozialgericht ist derzeit noch kostenlos, es wird aber überlegt eine „allgemeine Verfahrensgebühr" zu erheben, die auch Diabetiker betrifft, sofern ihnen nicht eine Prozesskostenhilfe zusteht.

Nähere Informationen zu diesem Thema finden Sie in der entsprechenden Fachliteratur (➤ Anhang).

26.5 Führerschein

Die Diagnose Diabetes allein ist kein Grund, den Führerschein vorenthalten zu bekommen.

Generell gilt für Diabetiker, **die keine Krankheitszeichen zeigen oder erwarten lassen,** dass sie zum Führen von Kraftfahrzeugen geeignet sind. Verschiedene therapiebedingte Nebenwirkungen aber auch krankheitsbedingte Komplikationen können zu folgenden Einschränkungen führen:
- einer Beeinträchtigung einer Fahrtauglichkeit
- zu einer Fahruntauglichkeit
- einer Einschränkung der Eignung zur Führung bestimmter Fahrzeugklassen.

Gründe für diese Beeinträchtigungen sind u. a.
- schwere akute Stoffwechselentgleisungen
- labile Stoffwechsellage
- Hypoglykämien, insbesondere solche mit Wahrnehmungsstörungen
- diabetische Folgeschäden
- Hypertonie
- Glaukom
- zerebrale und kardiale Angiopathie (Gefäßveränderungen).

> **BEACHTE**
> Prinzipiell können auch insulinpflichtige Diabetiker alle Führerscheinklassen erwerben, wenn sie keine Krankheitszeichen zeigen oder erwarten lassen.

Bei der **Führerscheinbeantragung** muss der Diabetes nur angegeben werden, wenn danach gefragt wird.

Wenn das sichere Führen eines Kraftfahrzeuges durch einen Diabetiker beeinträchtigt ist, so ist dies meistens auf die Gefahr der Unterzuckerung zurückzuführen. In der Regel kann ein Diabetiker der **nicht zu häufigen bzw. unkontrollierbaren Unterzuckerungen** neigt, die Fahrerlaubnis folgender Klassen erlangen:

- Klasse A, A1   Motorrad
- Klasse M   Leichtkrafträder
- Klasse B, BE   PKW bis 7,5 t
- Klasse L, T   Land-, und Forstwirtschaftliche Zugmaschinen

Wird der Diabetes allein mit Diät behandelt, gilt der davon Betroffene als „verkehrsrelevant nicht gefährdet".

In der Regel gilt dies auch, wenn die Behandlung mit Diät und oralen Antidiabetika (Tabletten) durchgeführt wird. In diesem Fall darf jedes Kraftfahrzeug geführt werden, sofern regelmäßige Stoffwechselkontrollen, durch den Arzt und unter eigener Regie, durchgeführt werden.

Seit Ende 2000 gilt das neue EU–Gesetz, welches erweitert worden ist. Danach ist es in Ausnahmefällen (Einzelfallentscheidung) möglich, dass auch ein insulinspritzender Diabetiker die LKW-Führerscheinklassen erwirbt, also LKW, Bus oder auch ein Taxi führen darf. Da insulinspritzende Diabetiker generell hypoglykämiegefährdet sind, sollten sie Fahrzeuge zur Fahrgastbeförderung nur in Ausnahmefällen fahren. Typ-1-Diabetiker werden meist von den Straßenverkehrsbehörden als ungeeignet angesehen schwere LKW (> 7,5 t) und Zugmaschinen der Klasse C, CE, C1, C1E zu fahren. Aber auch dafür können sie bei einem entsprechenden ärztlichen Gutachten die Fahrerlaubnis erhalten. Allerdings verlangt die Zulassungsstelle ein **medizinisches Gutachten,** das der Diabetiker privat initiieren, dessen Kosten der Patient selber tragen und das spätestens alle zwei Jahre erneuert werden muss. Aus diesem Gutachten muss hervorgehen, dass
- der Patient geschult ist und seinen Stoffwechsel sehr gut unter Kontrolle hat
- dass er sehr gut eingestellt ist (Selbstkontrollheft, HbA1c)
- dass er in den letzten drei Monaten keine schweren Hypoglykämien hatte (Nachweis).

Trotz dieser Erweiterung bleibt es mit Sicherheit schwer die LKW-Führerscheine zu erwerben, bisher ist noch kein Fall bekannt.

> **BEACHTE**
> Die Eignung zum Führen von Kraftfahrzeugen jeder Art entfällt bei:
> - Neigung zu schweren Stoffwechselentgleisungen mit Hypoglykämien und/oder Hyperglykämien
> - während der Neueinstellung mit Insulin.

26.6 Feststellung der Behinderung

Nach § 3 SchwbG (Schwerbehindertengesetz) ist behindert, wer von der Auswirkung einer nicht nur vorübergehenden (über 6 Monate) Funktionsbeeinträchtigung betroffen ist, die auf einem regelwidrigen körperlichen, geistigen oder seelischen Zustand beruht. Bei Störungen des Stoffwechsels und der inneren Sekretion ist der Grad der Behinderung (GdB) v. a. von der Therapieform und Einstellbarkeit dieser Störungen abhängig (§26.15 Stoffwechsel, innere Sekretion-Anhaltspunkte). Beim Diabetes mellitus wird der GdB nach bestimmten Anhaltspunkten festgelegt (➤ Tab. 26.2).

Der Grad der Behinderung gilt als Maß für körperliche, geistige oder seelische Einschränkung, was zur sozialen Beeinträchtigung führen kann. Er besagt aber nichts über die Leistungsfähigkeit am Arbeitsplatz und ist unabhängig vom ausgeübten oder angestrebten Beruf. Zustehende Rechte und Leistungen zum Ausgleich behinderungsbedingter Nachteile setzen zwangsläufig eine Feststellung des GdB voraus. Gelegentlich haben von Diabetes Betroffene Bedenken, den „Antrag auf Feststellung von Behinderung und des Grades der Behinderung" zu stellen, weil sie sich trotz ihrer Stoffwechselerkrankung nicht als behindert erleben oder nicht als behindert angesehen werden wollen. Bei der Furcht vor Diskriminierung am Arbeitsplatz könnte man sich in dieser Frage beraten lassen, etwa beim Arbeitsamt, einem Betriebsrat und/oder einem Schwerbehindertenbeauftragten jenes Betriebes, in dem man tätig ist.

26.7 Der Weg zum Schwerbehindertenausweis

Der Weg zum Schwerbehindertenausweis ist auf der nächsten Seite dargestellt. Die Bewertung des Behindertengrades erfolgt nach Aktenlage der im Antragsformular angegebenen Krankenhäuser, Kurkliniken, Ärzte und Versicherungen, die vom **Versorgungsamt** angeschrieben werden. Sieht der Antragsteller bei der Bewertung nicht alle gesundheitlichen Beeinträchtigungen ausreichend berücksichtigt, kann er die Rechtsmittel des Widerspruchs und der Klage vor dem Sozialgericht in Anspruch nehmen, was in fast jedem zweiten Fall mindestens zu Teilerfolgen führt. Bei einer Klage vor dem Sozialgericht sind bisher keine Prozesskosten zu befürchten. Es besteht kein Anwaltszwang und formgerechte Klageschriften werden nicht erwartet. Dem Sozialgericht ist lediglich zu begründen, warum der Feststellungsbescheid des Versorgungsamtes abgelehnt wird.

Tab. 26.2 Anhaltspunkte für die Zuordnung des Grades der Behinderung (Fassung vom April 2004)

Störung, Behandlungsweise, Einstellbarkeit	GdB
Der Diabetes mellitus Typ 2 ist allein durch Diät einstellbar oder Der Diabetes mellitus Typ 2 ist durch Diät und Kohlenhydratresorptionsverzögerer oder Biguanide (d. h. orale Antidiabetika, die allein nicht zur Hypoglykämie führen) ausreichend einstellbar	10
Der Diabetes mellitus Typ 2 ist durch Diät und Sulfonylharnstoffe (auch bei zusätzlicher Gabe anderer oraler Antidiabetika) ausreichend einstellbar	20
Der Diabetes mellitus Typ 2 ist durch Diät, orale Antidiabetika und ergänzende Insulininjektionen ausreichend einstellbar	30
Der Diabetes mellitus Typ 1 ist durch Diät und alleinige Insulinbehandlung gut einstellbar	40
Der Diabetes mellitus Typ 1 ist durch Diät und alleinige Insulinbehandlung **schwer einstellbar** (häufig bei Kindern), es treten gelegentliche ausgeprägte Hypoglykämien auf	50
Häufige, ausgeprägte Hypoglykämien sowie Organkomplikationen sind ihren Auswirkungen entsprechend **zusätzlich** zu bewerten	

Der Weg zum Schwerbehindertenausweis
(aus: Die Rechte behinderter Menschen und ihrer Angehörigen)

1. Antrag beim Versorgungsamt
in dessen Zuständigkeitsbereich der Antragsteller wohnt; amtliche Antragsvordrucke sind kostenlos erhältlich u.a. bei den Versorgungsämtern, örtlichen Fürsorgestellen der Kreise und kreisfreien Städte, Sozialämtern, Behindertenverbänden, Schwerbehindertenvertretungen in Betrieben

2. Im Antrag
a) möglichst vollständige Angaben machen (vor allem zu den Gesundheitsstörungen und Folgen)
b) soweit vorhanden ärztliche Unterlagen über Gesundheitsstörungen in Kopie beifügen (z. B. Krankenhausentlassungsbericht, Kurbericht, ärztliche Bescheinigungen)
c) soweit vorhanden Bescheide und Entscheidungen über die Behinderung beifügen (z. B. Rentenbescheid der Berufsgenossenschaft oder des Versorgungsamtes nach den BVG, SVG, ZDG, OBG, HHG, BSeucheG, BBG; Entscheidungen über den Unfallausgleich nach beamtenrechtlichen Vorschriften)
d) Lichtbild in der Größe eines Passbildes beifügen

3. Eingangsbestätigung des Versorgungsamtes
kann z. B. dem Arbeitgeber vorgelegt werden, um Kündigungsschutz geltend zu machen

4. Eingangsbestätigung des Versorgungsamtes
mit Feststellung der Behinderung, des GdB von 20 bis 100 und der besonderen Merkzeichen
Rechtsmittel dagegen; Widerspruch, wenn dieser erfolglos:
Klage beim Sozialgericht

5. Ausstellung eines Schwerbehindertenausweises, wenn GdB mindestens 50 beträgt
Bei GdB unter 50, aber mindestens 30, kann man beim Arbeitsamt einen Antrag auf Gleichstellung stellen

Abb. 26.1 Der Weg zum Schwerbehindertenausweis

26.8 Schutz im Arbeitsleben

26.8.1 Beschäftigungspflicht

Die Rechte von Behinderten wurden durch einige Neuregelungen im Sozialgesetzbuch, SGB IX, die am 1. Mai 2004 in Kraft getreten sind, nämlich im „Gesetz zur Förderung der Ausbildung und Beschäftigung schwerbehinderter Menschen", gestärkt.

Jeder öffentliche und private Arbeitgeber (AG) mit jahresdurchschnittlich monatlich mindestens 20 Arbeitsplätzen muss gemäß §71 Abs. 1 SGB IX rückwirkend zum 1. Januar 2004
- 5% der Stellen mit Schwerbehinderten besetzen.
- Bei der Berechnung der Mindestzahl von Arbeitsplätzen, auf denen schwerbehinderte Menschen zu beschäftigen sind, zählen Stellen, auf denen Auszubildende beschäftigt werden, nicht mit.

Außerdem gilt Folgendes:
- §84 Abs. 2 SGB IX verpflichtet den Arbeitgeber zur Eingliederung von schwerbehinderten Beschäftigten, die länger als 6 Wochen ununterbrochen oder innerhalb eines Jahres arbeitsunfähig sind.
- Schwerbehindertenvertretung und Betriebs- oder Personalrat können die Klärung von Maßnahmen verlangen und überwachen, ob Arbeitgeber die Präventionsvorschriften einhalten.
- Der Arbeitgeber muss im Falle einer Kündigung nachweisen, dass er zuvor erfolglos versucht hat, den schwerbehinderten Mitarbeiter einzugliedern.
- Die Arbeitsplätze müssen behindertengerecht ausgestaltet werden, sofern dies keine unzumutbaren Mehrkosten verursacht.
- Die AG sind verpflichtet die Schwerbehindertenvertretung über alle Angelegenheiten der betrieblichen Integration Schwerbehinderter zu informieren.
- Förderleistungen an die AG für die Einstellung und Beschäftigung schwerbehinderter wurden neu geordnet und verbessert.
- Der AG muss sich bei der Frage, ob ein Arbeitsplatz mit einem Behinderten besetzt werden kann, Vermittlungsvorschläge vom Arbeitsamt machen lassen. Die Schwerbehindertenvertretung ist bei allen Entscheidungen immer beteiligt.

Die Behinderten haben:
- einen Anspruch auf Übernahme der Kosten einer Arbeitsassistenz (Notwendigkeit muss vorliegen)
- Inanspruchnahme einer Teilzeitbeschäftigung.

Die Arbeitsämter sind verpflichtet:
- möglichst frühzeitige und betriebsnahe Qualifizierung der arbeitslosen Schwerbehinderten zu fördern
- besondere Vermittlungsstellen in jedem Arbeitsamt einzurichten
- ein flächendeckendes Netz von Integrationsfachdiensten zu schaffen, die Schwerbehinderte vermitteln und arbeitsbegleitend betreuen
- die Beratung der AG auf- und auszubauen.

Für besonders betroffene Schwerbehinderte werden spezielle Integrationsunternehmen, Integrationsbetriebe und -abteilungen zur Eingliederung in das Arbeitsleben, geschaffen.

Die Beteilungsrechte der **Schwerbehindertenvertretungen** sind im Interesse einer besseren betrieblichen Integration erweitert worden.

Die Behinderten sind:
- entsprechend ihren Fähigkeiten und Kenntnissen einzusetzen
- bei innerbetrieblichen Fortbildungsmaßnahmen bevorzugt zu berücksichtigen
- Ihre Teilnahme an außerbetrieblichen Maßnahmen ist in zumutbarem Umfang zu erleichtern.

26.8.2 Kündigungsschutz

Der Kündigungsschutz tritt erst nach einer Dauer des Arbeitsverhältnisses von 6 Monaten ein, und gilt somit nicht in der Probezeit, sofern die Feststellung der Schwerbehinderteneigenschaft bereits vorliegt bzw. beantragt wurde (vorsorglicher Kündigungsschutz). Beabsichtigt der Arbeitgeber (AG), dem schwerbehinderten Arbeitnehmer zu kündigen, so muss er vorher schriftlich die Zustimmung der Hauptfürsorgestelle einholen und den Betriebs- oder Personalrat anhören.

Der besondere Kündigungsschutz für schwerbehinderte Menschen wurde leicht eingeschränkt. Gemäß §90 Abs. 2a SGB IX steht dem Betroffenen kein besonderer Kündigungsschutz zu, wenn die Schwerbehinderteneigenschaft
- zum Zeitpunkt der Kündigung nicht nachgewiesen ist
- oder nicht offenkundig ist.

Es sei denn der Behinderte hat den Feststellungsantrag beim Versorgungsamt gestellt und dieses hat – ohne Verschulden des Antragstellers – noch nicht entschieden.

Bei Insolvenz oder Schließung des Betriebes wird die Zustimmung des Integrationsamtes zur Kündigung nach einem Monat gemäß §88 Abs. 5 SGB IX unterstellt.

BEACHTE
Wird die Kündigung ohne vorherige Zustimmung der Hauptfürsorgestelle und ohne Anhörung des Betriebs- oder Personalrates ausgesprochen, so ist sie unwirksam.

Dennoch sollte man angesichts einer solchen Kündigung innerhalb von 3 Wochen **Kündigungsschutzklage** beim Arbeitsgericht erheben.

Die Hauptfürsorgestelle muss auf eine **gütliche Einigung** hinwirken und vor einer Entscheidung **Stellungnahmen** anhören:
- des Arbeitsamtes
- des Betriebs-/Personalrats
- der Schwerbehindertenvertretung
- des Behinderten.

Kommt die gütliche Einigung nicht zustande, hat das Arbeitsgericht darüber zu entscheiden, wobei es die Sozialwidrigkeit der Kündigung berücksichtigen muss.

Arbeitsunfähigkeit

Bei langwährender Krankheit kommt eine Kündigung erst dann in Frage, wenn es dem AG nicht mehr möglich oder zumutbar ist, überbrückende Maßnamen durchzuführen (z. B. Einstellung von Aushilfskräften, personelle oder organisatorische Umstellung, Anordnung von Überstunden oder Mehrarbeit). Ist zum Zeitpunkt der Kündigung mit einer **Arbeitsunfähigkeit auf unabsehbare Zeit** zu rechnen, so gilt eine Kündigung als sozial gerechtfertigt. Diese Ungewissheit würde zu unzumutbaren betrieblichen oder wirtschaftlichen Belastungen führen.

Oft wird die Zustimmung zur Kündigung aber auch verweigert mit Hinweis darauf, dass andere Arbeiten, die auch weiterhin im Betrieb anfallen, verrichtet werden können.

Eine evtl. **verminderte Leistungsfähigkeit** gilt als Belastung, die der AG hinzunehmen hat. Gerade für solche Fälle ist der besondere Schutz durch dieses Gesetz auch vorgesehen.

Erwerbs- oder Berufsunfähigkeit

Wird ein schwerbehinderter Arbeitnehmer **erwerbs- oder berufsunfähig** (siehe Gesetz zur Erwerbsminderung, ➤ Kap. 26.3) führt dies nicht automatisch zur Beendigung des Arbeitsverhältnisses. Die Zustimmung der Hauptfürsorgestelle ist auch in diesen Fällen einzuholen.

> **BEACHTE**
> Der Kündigungsschutz greift auch dann, wenn der AG von der Schwerbehinderteneigenschaft bzw. von einem Antrag auf Anerkennung der Schwerbehinderteneigenschaft nichts weiß. Der Sonderkündigungsschutz bleibt dann erhalten, wenn der AG von der Antragstellung innerhalb einer Frist von 1 Monat unterrichtet wird (BAG Urteil vom 5.7.1992 AZR 8/90).
> Im Falle einer Fusion bestehen die geltenden Regelungen auch unter einer neuen Firmenleitung weiter. Beim Kauf einer Firma gelten sämtliche Tarifverträge und Betriebsvereinbarungen weiterhin. Sie dürfen vor Ablauf eines Jahres nicht zum Nachteil der Arbeitnehmer verändert werden.

Gleichstellung

Personen mit einem GdB von mindestens 30 aber weniger als 50, können sich hinsichtlich des Kündigungsschutzes Schwerbehinderten gleichstellen lassen, wenn sie andernfalls keinen Arbeitsplatz finden oder den vorhandenen Arbeitsplatz sonst verlieren würden.

> **BEACHTE**
> Der Antrag ist beim zuständigen **Arbeitsamt** zu stellen – nicht beim Versorgungsamt!

Mit dem Tag des Eingangs beim Arbeitsamt wird die Gleichstellung wirksam. Wenigstens 18 Stunden muss die wöchentliche Arbeitszeit betragen, damit eine Gleichstellung für den Arbeitsplatz ausgesprochen werden kann.

In jedem Fall müssen die Probleme einen Ausbildungsplatz zu bekommen oder zu behalten mit oder überwiegend in **Zusammenhang mit der Behinderung** stehen. Dies ist der Fall wenn z. B.:
- häufige oder längere Krankheitszeiten ihre Ursache in der Behinderung haben
- wenn die Einschränkung der Leistungsfähigkeit auf die Behinderung zurückzuführen ist.

Die Gleichstellung erfolgt oftmals nur **befristet.** So können momentane Schwierigkeiten der Arbeitsplatzerhaltung und/oder -erlangung überbrückt werden. Auch bei der Einarbeitung auf einen neuen Arbeitsplatz erfolgt die Gleichstellung oft befristet. Auf diese Weise können begleitende Hilfen durch die Hauptfürsorgestelle bereitgestellt werden (Arbeitsassistenz).

26.8 Schutz im Arbeitsleben

BEACHTE
Ob ein Gleichstellungsantrag zum gegenwärtigen Zeitpunkt günstig ist, sollte man im Vorfeld durch das vertrauliche Gespräch mit dem Betriebsrat und der Schwerbehindertenvertretung klären.

Warum? Wer bei seinem Arbeitsamt einen Antrag auf Gleichstellung einreicht, muss das Arbeitsamt ermächtigen den Arbeitgeber (AG) zu fragen, ob ihm eine Kündigung drohe. Allein diese Frage könnte den AG veranlassen den Betreffenden auf die Entlassungsliste zu setzen. Der Gleichstellungsantrag wird aber nicht ohne diese Ermächtigung bearbeitet.

Ein Gleichstellungsantrag gilt immer nur für den betreffenden Betrieb. Wird der Antrag abgelehnt, so sollte bei **veränderten Rahmenbedingungen** im Betrieb die Gleichstellung neu beantragt werden.
Das Arbeitsamt überprüft
- Minderleistung
- Ausfallzeiten der letzten drei Jahre
- vorhandenen Kündigungsschutz aufgrund von Betriebsvereinbarungen
- ob der AG eine Kündigung bezüglich des Antragstellers beabsichtigt.

26.8.3 Weitere Vergünstigungen im Beruf

Zusatzurlaub

Schwerbehinderten Arbeitnehmern (auch Heimarbeitern) steht ein bezahlter Zusatzurlaub von einer Arbeitswoche zu, sofern vertragliche oder tarifliche Regelungen keinen längeren Zusatzurlaub vorsehen. Soweit nichts anderes vereinbart ist, wird für den Zusatzurlaub allerdings kein zusätzliches Urlaubsgeld gezahlt. Gleichgestellte haben keinen Anspruch auf Zusatzurlaub.

Mehrarbeit und Selbständigkeit

Auf ihr Verlangen hin sind Schwerbehinderte von Mehrarbeit freizustellen (§ 46 SchwbG). Bei der Zulassung sowohl zu gewerblichen als auch zu freiberuflichen Tätigkeiten sind sie bevorzugt zu behandeln.

Begleitende Hilfen im Arbeits- und Berufsleben

Um die soziale Stellung und Wettbewerbsfähigkeit von Schwerbehinderten zu sichern, beseitigen die Fürsorgestellen bzw. Hauptfürsorgestellen in Zusammenarbeit mit den Arbeitsämtern betriebliche Probleme und zahlen zur Verbesserung und Erhaltung von Arbeitsplätzen Geldleistungen an Behinderte und Arbeitgeber.

In einem Aufruf an die Arbeitgeber in den neuen Bundesländern weisen die Sozialminister darauf hin, dass Schwerbehinderte, wenn sie auf geeigneten Plätzen beschäftigt werden, im Regelfall eine volle Arbeitsleistung erbringen. Ist dies jedoch nicht der Fall, bietet das Schwerbehindertengesetz eine Vielzahl wirksamer **Hilfen:**
- Investitionskostenzuschüsse in erheblicher Höhe zur Schaffung und Ausgestaltung von Arbeitsplätzen für Schwerbehinderte
- Lohnkostenzuschüsse, falls trotz Anpassungsmaßnahmen erhebliche Leistungsmängel verbleiben
- Erstattung der Kosten für besondere Aufwendungen zur Betreuung oder dauernden Anleitung.

Durch diese Leistungen können alle betriebswirtschaftlichen Nachteile, die sich eventuell aus der Beschäftigung Schwerbehinderter ergeben, ausgeglichen werden. Aus der Optimierung der Arbeitsplätze mithilfe von Investitionsmaßnahmen ergeben sich im Regelfall sogar betriebswirtschaftliche Vorteile.

26.8.4 Schwerbehindertenausweis und Bewerbung um einen Arbeitsplatz

Bei der Einstellung muss die Schwerbehinderteneigenschaft **auf Befragen** stets offenbart werden. Verstößt der Arbeitnehmer dagegen, kann der Arbeitgeber den Arbeitsvertrag wegen arglistiger Täuschung mit sofortiger Auflösungswirkung anfechten. Wird nicht nach der amtlich festgestellten Schwerbehinderteneigenschaft gefragt, muss sie der Bewerber nicht von sich aus erwähnen.

Bei der Arbeitsplatzsuche und bei Karriereambitionen können sich die besonderen Rechte des Behinderten auch als hinderlich erweisen. Eindeutig von Vorteil ist der Schutz im Arbeitsleben für den Schwerbehinderten dagegen, wenn er einen Arbeitsplatz hat und sich beruflich nicht verändern will.

Darüber hinaus hat der Arbeitgeber das Fragerecht bezüglich Behinderungen, für die kein Grad der Behinderung beantragt wurde oder werden soll, nur dann, wenn seine **berechtigten Interessen** zu schützen sind. Das wäre dann der Fall, wenn diese Behinderungen erfahrungsgemäß die Eignung des Stellenbewerbers für die vorgesehen Tätigkeit beeinträchtigen (BAG-Urteil vom 5.10.1995 2AZR 923/94).

26.9 Nachteilsausgleiche

26.9.1 Merkzeichen

Als Voraussetzung für verschiedene Nachteilsausgleiche hat das Versorgungsamt auf Antrag auch darüber zu entscheiden, ob der Schwerbehindertenausweis mit bestimmten Merkzeichen versehen wird. Die **Merkzeichen** haben folgende Bedeutung:

B Ständige Begleitung des Behinderten bei Benutzung öffentlicher Verkehrsmittel ist zur Vermeidung von Eigen- und Fremdgefährdung notwendig, vor allem zum Ein- und Aussteigen oder während der Fahrt oder zum Ausgleich von Orientierungsstörungen. Ständiger Begleitung bedürfen z. B. Querschnittsgelähmte, Ohnhänder, Blinde, erheblich Sehbehinderte, hochgradig Hörbehinderte, geistig Behinderte und Anfallskranke, denen das Merkzeichen G zusteht.

Bl Der Behinderte ist blind oder so sehbehindert, dass er sich in unvertrauter Umgebung nicht ohne fremde Hilfe zurechtfinden kann, z. B. weil das bessere Auge nur eine Sehschärfe von nicht mehr als 1/50 hat.

G Der Behinderte ist durch eingeschränktes Gehvermögen, durch innere Leiden, durch Anfälle oder durch gestörte Orientierungsfähigkeit im Straßenverkehr in seiner Bewegungsfähigkeit erheblich beeinträchtigt bzw. für ihn sind Gehstrecken von ca. 2 Kilometer bzw. 30 Minuten mit Gefahren verbunden.

Voraussetzungen für das **Merkzeichen G**:
- Auf die Gehfähigkeit sich auswirkende Funktionsstörungen der unteren Gliedmaßen und/oder der Lendenwirbelsäule bedingen einen GdB von mindestens 50. Ein GdB unter 50 genügt, wenn aufgrund der Behinderung an den unteren Gliedmaßen die Gehfähigkeit besonders schwerwiegend eingeschränkt ist.
- Erhebliche Beeinträchtigung der Bewegungsfähigkeit durch innere Leiden wie z. B. bei schweren Herzschäden und schweren Atembehinderungen. Bei hirnorganischen Anfällen und Diabetes mit häufigen hyper-/hypoglykämischen Stoffwechselentgleisungen, die vor allem am Tag auftreten.
- Störung der Orientierungsfähigkeit, z. B. durch Sehbehinderung mit einem GdB von mindestens 70, durch Taubheit oder an Taubheit grenzende Schwerhörigkeit im Kindesalter, durch erhebliche Störungen der Ausgleichsfunktionen (in Bezug auf das Gleichgewicht) und durch geistige Behinderung mit einem GdB von mindestens 80.

aG Der Behinderte ist außergewöhnlich gehbehindert und kann sich aufgrund seines Leidens nur mit fremder Hilfe oder nur mit großer Anstrengung außerhalb seines Kraftfahrzeugs bewegen. Dazu zählen z. B.:
- Querschnittsgelähmte
- Doppeloberschenkel- und Doppelunterschenkelamputierte
- Hüftexartikulierte und einseitig Oberschenkelamputierte, die kein Kunstbein tragen können oder zugleich unterschenkel- oder armamputiert sind
- Schwerbehinderte mit schwersten Erkrankungen des Herzens oder der Atmungsorgane.

H Der Behinderte ist hilflos und für die gewöhnlichen Verrichtungen im Ablauf des täglichen Lebens (An- und Auskleiden, Körperpflege, Nahrungsaufnahme, körperliche Bewegung und geistige Anregung) in erheblichem Maße auf fremde Hilfe angewiesen bzw. Hilfe muss in dauernder Bereitschaft stehen. Als hilflos gelten z. B.:
- diabetische Kinder bis zum 16., in Ausnahmefällen bis zum 18. Lebensjahr, muss von den Erziehungsberechtigen beantragt werden
- Blinde und hochgradig Sehbehinderte
- Querschnittsgelähmte

- Doppel- und Mehrfachamputierte
- Hirngeschädigte, Anfallsleidende und geistig Behinderte mit einem GdB von 100 für diese Leiden.

RF Der Behinderte erfüllt die gesundheitlichen Voraussetzungen für die Befreiung von der Rundfunkgebührenpflicht. Anspruch auf dieses Merkzeichen haben:

- Blinde und hochgradig Sehbehinderte mit einem GdB von mindestens 60 aufgrund der Sehbehinderung
- Gehörlose oder Hörgeschädigte, denen auch mit Hörhilfen keine ausreichende Verständigung über das Gehör möglich ist bzw. ab GdB 50 wegen beidseitiger hochgradiger Schwerhörigkeit
- Behinderte mit einem Mindest-GdB von 80, die an öffentlichen Veranstaltungen ständig nicht teilnehmen können.

26.9.2 Beförderung und Verkehr

Die Leistungen entsprechend der Behinderung sind in der folgenden Tabelle dargestellt (➤ Tab. 26.3).

26.9.3 Steuern

Das Finanzamt erstattet die Steuern nicht nach einer Erkrankung, sondern nach dem festgestellten GdB. Prinzipiell gibt es ab einem GdB von 25 eine Steuerbefreiung, die mit zunehmendem GdB steigt (➤ Tab. 26.4).

Schwerbehinderte mit dem Merkzeichen G erhalten steuerrechtliche Nachteilsausgleiche nach § 9 und § 33 Einkommensteuergesetz.

Sind zusammen veranlagte **Ehegatten beide behindert,** steht der Pauschbetrag **zweimal** zu.

Wird die Behinderung erst **nachträglich** festgestellt und vom Versorgungsamt anerkannt, obwohl sie nachweisbar schon vorher bestand, lassen sich auch schon bestands- oder rechtskräftige Steuerbescheide noch ändern und überbezahlte Steuerbeträge können zurückerstattet werden.

Bei **Kindern** gilt:

- Hat ein Kind Anspruch auf Behinderten-Pauschbetrag, kann der Pauschbetrag auf den Steuerpflichtigen, der für das Kind einen Kinderfreibetrag oder Kindergeld erhält, übertragen werden.
- Mit dem **Bescheid des Versorgungsamtes** (GdB 50 und Zusatzmerkmal H!) erkennt das Finanzamt einen Steuerfreibetrag von 3680 € an. Außerdem kann im Rahmen der Steuererklärung noch ein **Pflegepauschbetrag** i.H. von 924 € geltend gemacht werden.
- Auch für die **Beschäftigung einer Haushaltshilfe** sind die Voraussetzungen nach EstG § 33a erfüllt. Es können bis zu 624 € beantragt werden. So kann das zu versteuernde Einkommen der Eltern eines diabetischen Kindes bis zu 5228 € gesenkt werden.

Tab. 26.3 Finanzielle Leistungen bei Beförderung und Verkehr je nach Merkzeichen

Merkzeichen	Leistung
G/H oder vom Versorgungsamt herausgegebene Wertmarke	unentgeltliche Beförderung im Nahverkehr (Zuschläge müssen gezahlt werden)
Bl/H und Bezieher von Arbeitslosenhilfe, Hilfe zum Lebensunterhalt Schwerkriegsbeschädigte	Wertmarke auf Antrag unentgeltlich, wer keinen Antrag stellt muss 61,36 € zahlen
AG	Parkerleichterungen und reservierte Plätze an Wohnung und Arbeitsstelle
H/Bl/aG	Befreiung von Kraftfahrzeugsteuer, wenn der Behinderte der KfZ-Halter ist
G und Gehörlose	Ermäßigung der Kraftfahrzeugsteuer um 50%, wenn Behinderter KfZ-Halter ist
Bl und/oder H	Freifahrtberechtigung im öffentlichen Nahverkehr und Ermäßigung der Kraftfahrzeugsteuer um 50%
B	unentgeltliche Beförderung im öffentlichen Personenverkehr und auf Inlandsflügen

Tab. 26.4 Steuererstattung abhängig vom GdB nach § 33b Abs. 3 EstG, R 194 EstR

GdB	Steuerfreibetrag
25 und 30	310 €
35 und 40	430 €
45 und 50	570 €
55 und 60	720 €
65 und 70	890 €
75 und 80	1060 €
85 und 90	1230 €
95 und 100	1420 €
Zusatzmerkmale H und Bl	3700 €

BEACHTE
Allein aufgrund des Diabetes erhält man in der Regel erst ab GdB 50 eine Steuerbefreiung.

Tab. 26.5 Wohngeldfreibeträge bei verschiedenen GdB

GdB	
GdB < 80	1200 € in Verbindung mit häuslicher Pflege oder Merkmal H
GdB 80 – 100	1500 € in Verbindung mit häuslicher Pflege oder Merkmal H
GdB 100	1500 € bei Vorlage eines Ausweises

Die TELEKOM gewährt ein monatliches Gesprächsguthaben von:
- 6,90 € zzgl. MwSt., wenn der Ausweis das Merkzeichen RF enthält
- 8,70 € zzgl. MwSt., wenn sozialberichtigte Blindheit, oder Gehörlosigkeit bzw. Sprach- und Kommunikationsbehinderung von mindestens GdB 90 vorliegen.

26.9.4 Wohnen und Bauen

Beim Schwerbehinderten wird bei der Wohngeldberechnung ein Freibetrag in unterschiedlicher Höhe gewährt (➤ Tab. 26.5).

Im Rahmen der **sozialen Wohnungsbauförderung** gilt für Schwerbehinderte und ihnen Gleichgestellte:
- Die maßgebende Einkommensgrenze wird erhöht.
- Unter bestimmten Voraussetzungen wird eine Überschreitung der Wohnflächengrenze zugelassen.
- Die Bewilligung zusätzlicher Baudarlehen, Familienzusatzdarlehen und Beihilfen ist möglich.

26.9.5 Kommunikation und Medien

Von der Rundfunkgebührenpflicht sind u. a. Schwerbehinderte mit dem Ausweismerkzeichen RF im Schwerbehindertenausweis befreit. Die Befreiung erstreckt sich auf die Gebühren der öffentlichen Rundfunkanstalten. Der Antrag muss beim Sozialamt gestellt werden.

26.9.6 Sonstiges

Schwerbehinderte erhalten, teilweise auf freiwilliger Grundlage, auch Nachteilsausgleiche wie z. B.:
- Eintrittsermäßigungen, bei Notwendigkeit auch für ihre Begleitung (B), beim Besuch von Filmvorstellungen, Sportveranstaltungen, Theateraufführungen, Freibädern usw.
- bevorzugte Bedienung an Amtsstellen
- Beitragsermäßigung für ihre Mitgliedschaft bei Vereinen, Interessenverbänden und dergleichen
- Fahrpreisermäßigungen bei Bergbahnen, bei der Schifffahrt.

Weitere Informationsbroschüren zum Thema Soziales ➤ Kap. 27. **Informationsquellen.**

Diabetikern, die **Sozialhilfe** beziehen, steht neben dem Regelsatz ein zusätzlicher Betrag für „Diät" in Höhe von 56,00 € pro Monat zu (VG Göttingen, Az.2A 2307/99), wenn der Arzt auf einem Formblatt die Form der Kost bestätigt.

Fragen

1. Was besagt der GdB über die Leistungsfähigkeit am Arbeitsplatz?
2. In welchem Fall ist dem Diabetiker eine berufliche Neu- oder Umorientierung zu empfehlen?
3. In welchen Fällen fehlt die Eignung zum Führen von Kraftfahrzeugen?
4. Welche Vor- und Nachteile kann der Besitz des Schwerbehindertenausweises im Berufsleben haben?

Lösungen siehe Anhang.

KAPITEL 27 Anhang

27.1 Lösungsteil

Kap. 1 Was ist Diabetes?

Lösungen zu Frage
1. 1922
2. Weil er keine LANGERHANS-Inseln mehr hat, die zur Insulinherstellung angeregt werden könnten. Sämtliche insulinproduzierenden Zellen sind zerstört.
3. Nein: Dem Ausbruch des Typ-2-Diabetes kann jedoch durch Prävention (Gewichtsreduktion, Bewegung, vernünftige Ernährung) vorgebeugt werden.
4. Der schlanke Typ-2-Diabetiker hat einen relativen Insulinmangel, der übergewichtige Typ-2-Diabetiker sowohl einen relativen Insulinmangel, als auch das Problem der Insulinresistenz.
5. Vermehrter Durst und vermehrtes Wasserlassen, Gewichtsabnahme, Wadenkrämpfe, Sehstörungen, Veränderungen wie Juckreiz im Genitalbereich und der Haut.
6. Da nur dadurch effektiv die Insulinresistenz verbessert (= reduziert) werden kann.

Kap. 2 Selbstkontrolle

Lösungen zu Frage
1. a. Sie dient der Dokumentation des tatsächlichen Blutzuckerverlaufes während eines Tages und einer Nacht. Sie sollte Nüchternwerte und postprandiale (nach dem Essen) Werte erfassen.
b. Zur Vermeidung von Hypo- sowie Hyperglykämien
2. Alle Patienten, die durch ihre Therapie (Insulin, orale Antidiabetika) unterzuckern könnten. Alle Patienten, die im Rahmen ihrer Therapie eine Anpassung erlernt haben.
3. Blutzuckermessung muss wiederholt werden um technische Fehler (➤ Kap. 2.1.2) auszuschließen. Sollte sich der hohe Wert bestätigen:
   a) Echt hoher Wert durch Insulinmangel oder zu viel gegessen?!
   b) Gegenregulationswert: hoher Blutzucker **nach** vorausgegangener Hypoglykämie (Zucker aus der Leber).
4. Entscheiden Sie, welche Kriterien für Sie am wichtigsten sind (Lösungen siehe ➤ Kap. 2.1.1)
5. Messung des Blutzuckers
   – Messung des Azetons (falls erforderlich) im Urin und ggf. im Blut
   – Gewichtskontrolle
   – Blutdruckmessung.

Kap. 3 HbA1c und Fruktosamin

Lösungen zu Frage
1. Eine miserable Blutzuckereinstellung während der letzten 6 bis 8 Wochen.
2. Da die Bindung des roten Blutfarbstoffes an Eiweiß (Hämoglobin, Hb) durch Abbau der roten Blutkörperchen in der Milz nach einer Lebensdauer von etwa 3 Monaten gelöst wird.
3. Der Zerfall verzuckerter Eiweiße (Fruktosamine) geschieht wesentlich rascher als der Abbau des glykosilierten Hämoglobins (HbA1c), so dass es bei guter Blutzuckereinstellung zu einem rascheren Abfall des anfangs hohen Fruktosamins im Blut kommt.

Kap. 5 Insuline

Lösungen zu Frage
1. Normalinsulin, Kurzzeit-Analog-Insulin.

2. Normalinsulin: nach 2 Stunden Kurzzeit-Analog-Insulin: nach 1 Stunde.
3. Als U-100-Insulin, d. h. mit 100 IE Insulin/ml.
4. 8–12 Stunden.
5. Es ist ein reines Verzögerungsinsulin und enthält kein Normalinsulin!

Kap. 6 Insulinhandhabung

Lösungen zu Frage
1. Im Gemüsefach des Kühlschranks oder in kühlen Kellerräumen.
2. Sie können mehrfach benutzt werden.
3. Der Verzögerungsstoff muss mit dem Insulin durch vorsichtiges Rollen und Schwenken in der Hand vermischt werden.
4. Mit der Injektionsspritze wird zuerst das klare Normal- oder Kurzzeit-Analog-Insulin aufgezogen und danach erst das vorbereitete, trübe Insulin. Geht man umgekehrt vor und zieht zuerst das trübe Verzögerungsinsulin auf und kommt beim anschließenden Aufziehen des klaren, kurzwirkenden Insulins Verzögerungsinsulin in die Insulinampulle, so kann das Normal- oder Kurzzeit-Analog-Insulin darin verunreinigt werden.
5. Es sollte in die Bauchdecke gespritzt werden, da es dort am schnellsten wirkt.
6. Beachten Sie, dass Sie den Inhalt einer Pen-Patrone nur mit der entsprechenden U-100-Injektionsspritze spritzen.

Kap. 7 Spritzentherapie für Typ-2-Diabetiker

Lösungen zu Frage
1. Eine Insulintherapie ist indiziert, wenn sich das individuelle Therapieziel durch orale Antidiabetika nicht erreichen lässt. Außerdem bei ketoazidotischen Entgleisungen, vor Operationen, bei schweren entzündlichen und nicht-entzündlichen Erkrankungen und in der Schwangerschaft.
2. Die Substitution mit Basalinsulin zur Nacht ist immer dann notwendig, wenn die Nüchtern-Blutzuckerwerte trotz der maximalen Gabe oraler Antidiabetika und entsprechender Ernährung (kein Fett und Eiweiß) zur Nacht außerhalb des Zielbereichs von etwa 110 mg/dl (6,1 mmol/l) kapillären Vollblut (= Fingerbeere) liegen.
3. Wenn die Blutzuckerwerte nach dem Essen zu hoch sind, sollte zu den Hauptmahlzeiten ein Normalinsulin oder Kurzzeit-Analog-Insulin gespritzt werden.
4. Eine flexible Gestaltung des Tagesablaufs ist mit diesem Therapieregime nicht möglich. Zusatzmahlzeiten führen in der Regel zu einer zusätzlichen Kalorienaufnahme und daher eher zu einer Gewichtszunahme. Bei großen Injektionsmengen von Mischinsulinen kommt es darüber hinaus zu Überlappungen der beiden Insulinkomponenten, und damit auch häufig zu Unterzuckerungen unmittelbar vor dem Mittagessen und durch die Abendspritze (häufig schon gegen 18.00 Uhr injiziert) gelegentlich auch um Mitternacht.
5. Insbesondere die Gefahr der nächtlichen Unterzuckerungen, aber auch der Unterzuckerungen am späten Vormittag, ist deutlich geringer, als unter herkömmlichen Mischungen. Diese neueren Mischinsuline können auch unmittelbar vor der Mahlzeit und bei Bedarf danach gespritzt werden.
6. Die intensivierte konventionelle Insulintherapie (ICT). Die Therapie mit der strikten Trennung von Basal- und Mahlzeiteninsulin.

Kap. 8 Insulintherapie für Typ-1-Diabetiker

Lösungen zu Frage
1. Die so genannte konventionelle Insulintherapie (CT) und die intensivierte konventionelle Therapie (ICT). Standardtherapie sollte bei der Behandlung des Typ-1-Diabetikers heute die intensivierte Insulintherapie sein, da durch sie die Entstehung von diabetischen Folgeschäden um bis zu 80 % verringert werden kann. Diese Therapie ist etwas aufwändiger als die konventionelle Insulintherapie, bei der weniger oft gespritzt, jedoch angepasst an die vorhandene Insulinmenge häufiger gegessen werden muss.
2. Abdeckung von BE (Mahlzeiteninsulin) und Blutzuckerkorrekturen (Korrekturinsulin).
3. Normal-Insulin: alle 4–5 Std., Kurzzeit-Analog-Insulin: alle 2–3 Std.

4. Durch den Basalratentag (Fastentest).
5. Verzögerungsinsulin dient nicht dazu, den Blutzucker zu senken, sondern ihn „auf Höhe" zu halten.
6. Testung des nächtlichen Blutzuckers, Überprüfung der Spät-BE, der Spritzzeit und Spritzstelle.
7. Begriff für ein Ansteigen des Blutzuckers in den frühen Morgenstunden.
8. Eiweißhaltige Spätmahlzeiten können zu morgendlichen Blutzuckererhöhungen führen.
9. Das Blutzucker-Tagebuch oder -Jahresbuch!

Kap. 10 Hypoglykämie (Unterzuckerung)

Lösungen zu Frage
1. Schweißausbruch, Heißhunger, Herzklopfen, Kribbeln an den Lippen, Konzentrationsschwäche, Zittern, Sehstörungen.
2. Im Normalfall nicht, es sei denn, es wurden schon mehrfach schwere Unterzuckerungen mit Krampfanfällen erlebt.
3. Zu viel Insulin gespritzt, zu langer Spritz-Ess-Abstand, zu starke Tablettendosis, zu wenig Kohlenhydrate gegessen, körperliche Bewegung, Alkohol.
4. Bei spürbarer Unterzuckerung 1–2 schnelle BE (Traubenzucker, Saft, Cola) zu sich nehmen, erst dann den Blutzucker testen und evtl. noch längeranhaltende BE essen, um ein Abrutschen in eine erneute Unterzuckerung zu vermeiden.
5. Folgende Fehler sollten Sie vermeiden: Keinen Traubenzucker oder andere Not-BE bei sich zu tragen, zuerst den Blutzucker zu testen, zu wenig BE zu sich zu nehmen, bis zur nächsten Mahlzeit abzuwarten, BE mit Fett und Eiweiß (z. B. Schokolade) zur Anhebung des Blutzuckers zu essen.

Kap. 11 Hyperglykämische Stoffwechselentgleisung (Überzuckerung)

Lösungen zu Frage
1. Nein, es dauert immer einige Stunden!
2. Der Körper versucht, den Zucker durch den Urin auszuscheiden und zieht dabei Wasser aus den Körperzellen.
3. Die Energie, die zur Aufrechterhaltung der lebensnotwendigen Funktionen benötigt wird, stellt der Körper bei Insulinmangel aus Fettsäuren her. Dabei entsteht als „Abfallprodukt" Azeton.
4. Nein!
5. Bei einem Magen-Darm-Infekt: weniger Insulin spritzen, eventuell nur das Basalinsulin, mit Traubenzucker gesüßten Tee trinken!
6. Alle Typ-1-Diabetiker und Patienten, die keinerlei eigenes Insulin mehr haben, sollten Azeton im Urin testen, wenn der Blutzucker über 250 mg/dl liegt oder sie auch bei niedrigeren Blutzuckerwerten über Bauchschmerzen, Übelkeit und Erbrechen klagen.

Kap. 12.2 Ernährung: Kohlenhydrate

Lösungen zu Frage
1. Eine Berechnung des Kohlenhydratgehaltes in der Nahrung ist nur im Zusammenhang mit der zu bestimmenden Insulinmenge bei Insulintherapie sinnvoll. Dies gilt für alle insulinpflichtigen Diabetiker.
2. Hauptnährstoffe:
Kohlenhydrate: 1 g = 4 kcal
Eiweiß: 1 g = 4 kcal
Fett: 1 g = 9 kcal
3. Die Kohlenhydrate liefern unserem Körper die Energie, die er benötigt, um seine Körperfunktionen, wie Verdauung, Aufrechterhaltung der Körpertemperatur, Herztätigkeit, Atmung und Bewegung ausüben zu können.
4. Kohlenhydrate werden in Form von Glykogen in der Leber und der Muskulatur als Energiereserve gespeichert.
5. Pflanzliche Nahrungsmittel: Brot- und Backwaren, Getreide, Gemüse, Obst, Nüsse und Samen. Tierische Nahrungsmittel: Milch, Milchprodukte.
6. 1 BE = 12 g Kohlenhydrate = 30 g Mischbrot
7. In der Kohlenhydrat-Austauschtabelle (BE-Austauschtabelle) wird angegeben, wie viel Gramm eines kohlenhydrathaltigen Nahrungsmittels 1 BE enthält.

Es gilt 1 BE = 10–12 g Kohlenhydrate.
Die Austauschtabelle gibt aber nur den Kohlenhydratgehalt an und berücksichtigt nicht die Blutzuckerwirksamkeit.
8. Die Resorptionsgeschwindigkeit der Kohlenhydrate drückt aus, wie schnell die Kohlenhydrate ins Blut gelangen und den Blutzucker erhöhen (die Blutzuckerwirksamkeit der Kohlenhydrate). Ein Maß hierfür ist der glykämische Index (GI). Es gilt 1 BE Traubenzucker = 100 %.
9. Immer wieder mal, um das anfangs mit der Waage gelernte Schätzvermögen zu überprüfen.
10. Beispiel:
    105 g Vollkornbrot oder 90 g Mischbrot
    30 g Aufschnitt oder 20 g Käse 10 g Halbfettmargarine oder 5 g Butter/Margarine
    1 Tl. Diabetikermarmelade
    oder: 1 Müsli mit 3 BE.

Kap. 12.2.8 Ernährung: Ballaststoffe

Lösungen zu Frage
1. a) Ballaststoffe verzögern die Resorption von Kohlenhydraten
    – Blutzuckerspitzen werden vermieden
    – weniger Insulin zur Verarbeitung der Kohlenhydrate ist notwendig
    – die diabetische Stoffwechsellage wird verbessert.
   b) Manche Ballaststoffe sind in der Lage, Cholesterin und Gallensäuren zu binden. Sie tragen damit zur Senkung des Blutcholesterinspiegels bei und sind wichtige Helfer gegen Herz-Kreislauferkrankungen.
2. Vollkornprodukte
    – Obst, Gemüse (Hülsenfrüchte) als Rohkost und mit Schale
    – Salate.
3. Ballaststoffreiche Zwischenmahlzeiten:
    – Müsli
    – Vollkornbrot
    – Obst
    – Joghurt mit Leinsamen oder Weizenkleie.

Kap. 12.3 Ernährung: Fette

Lösungen zu Frage
1.

–	Es beugt Osteoporose vor.
X	Es liefert essentielle Fettsäuren.
X	Es dient als Schutz für die Haut und wichtige Organe.

2.

–	Kaloriengehalt
–	Fettgehalt
X	Fettqualität

3.

–	Rindfleisch
X	Nüsse
–	Käse
X	Pflanzenöl

4.

X	Salami
–	Bierschinken
–	Ei

Kap. 12.4 Ernährung: Eiweiß

Lösungen zu Frage
1. Eiweiß besteht aus Aminosäuren, die kettenförmig miteinander verknüpft sind.
   Seine Funktionen im menschlichen Körper sind:
    – Zellaufbau (z. B. Muskel-, Knorpel-, Hautzellen)
    – Wachstum
    – Blut- und Hormonbildung.
2. Pflanzliches Eiweiß lässt sich durch Kombinationen verschiedener eiweißhaltiger Lebensmittel aufwerten Beispiel:
    – Getreide (Mehl, Brot) mit Hülsenfrüchten, z. B. Linsensuppe mit Brot
    – Kartoffeln mit Ei oder Quark

- Mischung aus Mais (⅓) und Bohnen (⅔). Vorteil: Es ergibt sich hiermit eine gute Möglichkeit, das für den eigenen Körper notwendige Eiweiß in ausreichender Menge zu sich zu nehmen, ohne gleichzeitig zu viel Fett (Kalorien) aufzunehmen!
3. Bei hohem Eiweißverzehr kann es durch die Umwandlung von Eiweiß in Glukose (glukogene Wirkung) zu morgendlichen hohen Blutzuckerwerten kommen.
4. Eine zu hohe Eiweißaufnahme stellt eine hohe Belastung für die Nieren dar. Beim Eiweißum- und -abbau entstehen giftige Stickstoffverbindungen, die in der Leber und der Niere entgiftet und dann ausgeschieden werden müssen. D. h. durch einen ständig hohen Eiweißkonsum müssen die Nieren einen vermehrten Filtrationsdruck aufbauen. Diese Mehrarbeit führt zu einer frühzeitigen Schädigung der Nieren.

Kap. 12.5 Ernährung: Erstellung eines individuellen Ernährungsplanes

Lösungen zu Frage
1. Der Sinn eines Ernährungsplanes liegt also darin:
   - das Richtige
   - zur richtigen Zeit
   - in der richtigen Menge
   - in der richtigen Zusammensetzung
   - und in der richtigen Zubereitung zu essen.
2. Folgende Informationen werden bei der Aufstellung eines Ernährungsplans benötigt:
   - Energiebedarf (abhängig von: Körpergröße, Gewicht, Geschlecht, Alter und körperlicher Belastung)
   - persönliche Ernährungsgewohnheiten
   - Therapieform.
3. 10–20 % Eiweiß
   25–35 % Fett
   (⅓ Streichfett, ⅓ verstecktes Fett, ⅓ Kochfett)
   45–60 % Kohlenhydrate.

Kap. 12.6 Ernährung: Diätetische Lebensmittel

Lösungen zu Frage
1. Süßstoffe:
   - enthalten keine Kohlenhydrate und erhöhen nicht den Blutzucker
   - enthalten keine Kalorien
   - sie werden chemisch hergestellt
   - sie haben eine deutlich höhere Süßkraft als Haushaltszucker.

In Deutschland zugelassene Süßstoffe: Saccharin, Sucralose, Cyclamat, Acesulfam, Aspartam, Thaumatin, Neohesperidin

Zuckeraustauschstoffe:
   - enthalten Kohlenhydrate, die den Blutzucker nur geringfügig ansteigen lassen
   - enthalten Kalorien
   - sie werden aus pflanzlichen Grundstoffen gewonnen.

Wichtige Zuckeraustauschstoffe: Fruchtzucker, Sorbit, Isomalt

2. Die Blutzuckerwirksamkeit von Zuckeraustauschstoffen ist bei den meisten Diabetikern gering. Deshalb ist es sinnvoll, für Zuckeraustauschstoffe kein Insulin zu spritzen.
3. Diätetische Lebensmittel sind Lebensmittel, die anstelle von Zucker mit Zuckeraustauschstoffen und/oder Süßstoffen hergestellt werden.
4. Nein, sie sind nicht mehr erforderlich, da wissenschaftlich erwiesen ist, dass sie für eine diabetesgerechte Ernährung nicht empfehlenswert sind und Experten ganz normale Nahrungsmittel für Diabetiker empfehlen.

Kap. 12.7 Ernährung: Getränke

Lösungen zu Frage
1a.

Art der Getränke	ohne Anrechnung	nicht wünschenswert	Anrechnung als BE
Apfelsaft (naturrein)			X
Multivitamin-Nektar		X	
Diätlimonade (light)	X		
Cola light	X		
Orangensaft, ungezuckert			X
Diät-Fruchtnektar			X
Tonic Water		X	
Bitter Lemon		X	
Buttermilch			X
Vollmilch			X

1b.

Art der Getränke	geeignet	ungeeignet
Mineralwasser		X
Apfelsaft, naturrein	X	
Cola	X	
Cola light		X
Diätfruchtsaftgetränke		X
Buttermilch		X

2. Auf die schnelle Blutzuckerwirksamkeit. Trinken Sie Fruchtsaftgetränke nur als verdünnte „Schorle".
3.

X	Einen hohen Restzuckergehalt bis zu 30 g/l

4.

X	Es ist alkoholarm
X	Es ist kohlenhydratreich

5.

X	Haushaltszucker

6.

–	Hering vor dem Alkoholgenuss essen.
X	Vor dem Schlafengehen den Blutzucker messen und gegebenenfalls zusätzlich Kohlenhydrate essen.
–	Eine Flasche Mineralwasser zusätzlich trinken.
X	Spritzen Sie kein Insulin für alkoholische Getränke.

Kap. 13 Diabetische Folgeschäden

Lösungen zu Frage
1. Nieren, Augen, Nerven.
2. Überschüssiger Zucker im Blut (außerhalb des Normbereiches) führt über Zwischenprodukte, wie Fruchtzucker und Alkohol (Polyolstoffwechsel) direkt zu einer Schädigung der kleinsten Gefäße und Nerven. Zusätzliche Schäden erfolgen über eine deutliche Verminderung der Fließeigenschaften des Blutes und krankhaften Veränderungen an den Membranen der Zellen.
3. Optimale Blutzuckereinstellung (jedoch nicht zu rasche Blutzuckersenkung) und die Lasertherapie.
4. Weil durch eine rechtzeitige augenärztliche Diagnose von Verschlechterungen des Augenhintergrundbefundes und rechtzeitige Therapie eine Erblindung vermieden werden kann.
5. Durch Untersuchungen des Urins auf Spuren von Eiweiß (Mikroalbuminurie).
6. Das Herz mit seinen Herzkranzgefäßen, die hirnversorgenden Blutgefäße und die Arterien der Beine.
7. Einen Herzinfarkt, den der Patient selbst nicht bemerkt hat und der nur aufgrund des EKGs oder auch des Herz-Ultraschalls (Echokardiographie) diagnostiziert wurde. Kommt bei der diabetischen autonomen Neuropathie vor.
8. Brennen und Schmerzen sowie Taubheitsgefühle im Bereich der Füße.

9. Ja, ursächlich kann eine Neuropathie des Magens mit mangelhafter Entleerung vorliegen, bis hin zur Magenlähmung (Gastroparese).
10. Nervenschädigungen im Bereich des Fußes durch erhöhte Blutzuckerwerte, verbunden mit Druckstellen, die nicht bemerkt werden, mangelnde Fußpflege, falsches Schuhwerk, verbunden mit einer Infektion und gelegentlich auch zusätzlichen Durchblutungsstörungen.
11. Um rechtzeitig Druckstellen und Geschwüre zu entdecken und behandeln zu können und damit eine Amputation zu vermeiden.
12. Der diabetische Fuß ist in der Regel ein neuropathischer Fuß – also der Nervenschaden steht im Vordergrund. Absolute Ruhigstellung ist deshalb die erste und wichtigste Maßnahme. Viele Patienten glauben jedoch, dass sie Durchblutungsstörungen haben und führen deswegen vermehrt Gehtraining durch, was in diesem Fall die völlig falsche, und somit für den Patienten gefährliche, Therapie ist (Gefahr der Amputation!).
13. Necrobiosis lipoidica.
14. Ja! Bei Typ-1-Diabetikern etwa 3-mal häufiger als bei Nicht-Diabetikern; etwas häufiger, auch bei Typ-2-Diabetikern.

Kap. 14 Bluthochdruck

Lösungen zu Frage
1. Oft gar nicht, gelegentlich in Form von Kopfschmerzen, Herzklopfen in Ruhe und unter Belastung, Ohrensausen und Schwindel sowie häufiges Nasenbluten und Luftnot unter Belastung.
2. Weil der Blutdruck zu verschiedenen Zeiten und auch unter verschiedenen Belastungssituationen unterschiedlich ist und bei bestimmten Krankheitsbildern charakteristische Verläufe zu verzeichnen sind.
3. Angina pectoris, Herzinfarkt sowie verstärkte Arteriosklerose der Blutgefäße, Schlaganfall oder Hirnblutung und eine Niereninsuffizienz.
4. Gewichtsreduktion, Meiden von Kochsalz in der Ernährung, regelmäßige Bewegung (Ausdauertraining), Meiden von Kraftsport. Bei Diabetikern frühzeitig Einsatz von ACE-Hemmern/At-1-Blockern sowie eiweiß-normalisierte Ernährung, insbesondere bei gleichzeitiger Mikroalbuminurie.

Kap. 15 Bewegung und Sport bei Diabetes

Lösungen zu Frage
1. Blutzucker testen, Belastungsstärke und -dauer abschätzen, Unterzuckerungen vorbeugen!
2. Eine untrainierte Muskulatur hat wenig Zucker gespeichert, es kann schnell zu Unterzuckerungen kommen.
3. Wenn vor dem Sport bereits ein hoher Blutzucker bestanden hat, bei starker Anstrengung und zusätzlichem Stress.
4. Anstrengende sportliche Betätigung kann die Augenveränderungen verschlechtern (insbesondere Kraftsport).
5. Das schnellwirkende Mahlzeiten-Insulin zum Mittagessen.
6. Ja, die Muskulatur füllt ihre Glukosevorräte wieder auf, so dass es auch lange nach dem Sport noch zu Unterzuckerungen kommen kann.

Kap. 16 Urlaub und Reisen

Lösungen zu Frage
1. Um einen niedrigen Blutzuckerwert bereits vor Beginn der Fahrt zu entdecken.
2. Damit sich ihr Fahrzeug im Falle einer schweren Unterzuckerung nicht selbständig in Bewegung setzt und damit einen großen Schaden anrichten kann.
3. Weil je nach Flugrichtung Insulin gespart oder mehr Insulin gebraucht wird.

Kap. 17.2 Diabetes und Schwangerschaft

Lösungen zu Frage
1. Weil bereits zum Zeitpunkt der Zeugung eines Kindes sowohl bei der Mutter als auch beim Vater optimale Blutzuckerwerte vorliegen sollten (Minimierung des Risikos von Fehlbildungen des Kindes, Minimierung der Risiken für die Mutter).
2. Die schwangere Diabetikerin sollte – wenn nicht vorher schon geschehen – sofort geschult und bezüglich des Blutzuckers und des Blutdrucks optimal eingestellt werden.

3. Der Insulinbedarf nimmt bis auf einen zwischenzeitlichen kurzfristigen Rückgang bis zum Ende der Schwangerschaft um das 2- bis 4-fache des Ausgangswertes zu.
4. Weil vor, während und auch nach der Geburt durch starke Blutzuckerschwankungen ein Risiko sowohl für Mutter als auch das Kind besteht. Deshalb ist unbedingt Führung und Betreuung der schwangeren Diabetikerin durch einen Diabetologen nötig.

Kap. 19 Fußpflege

Lösungen zu Frage
1. Besonders durch den diabetischen Nervenschaden, wodurch der Patient oft kein Gefühl mehr im Bereich der Füße hat.
2. Ja, weil sie vom Patienten oft nicht bemerkt werden und sich infizieren können.
3. Täglich.
4. Schere und Hornhauthobel.
5. Zur regelmäßigen Pflege einen mit Diabetikern vertrauten und speziell geschulten medizinischen Fußpfleger. Bei Verletzungen sofort einen Arzt.

Kap. 26 Soziales

Lösungen zu Frage
1. Nichts.
2. Wenn durch den Beruf bedingt zu starke Blutzuckerschwankungen mit der Gefahr von Folgeschäden oder auch Hypoglykämien in Kauf genommen werden müssten oder wenn eine Eigen- oder Fremdgefährdung vorliegt.
3. Die Eignung zum Führen von Kraftfahrzeugen jeglicher Art fehlt lediglich dann, wenn eine Neigung zu schweren Stoffwechselentgleisungen mit Unterzuckerungen, insbesondere nicht bemerkten Unterzuckerungen, besteht.
4. Mehr Schutz vor Kündigung, Zusatz-Urlaub und größere begleitende Hilfen im Arbeits- und Berufsleben. Nachteile bei der Bewerbung um einen neuen Arbeitsplatz.

27.2 Informationsquellen

27.2.1 Verbände und Organisationen

Deutscher Diabetiker-Bund e. V. (DDB)

Selbsthilfegruppe von Diabetikern, bundesweit etwa 40000 Mitglieder. Die erklärten Ziele des DDB sind:
- die Interessen der Diabetiker in der Öffentlichkeit zu vertreten,
- Aufklärungs- und Fortbildungsveranstaltungen für Diabetiker und Interessierte durchzuführen,
- den Erfahrungsaustausch von Diabetikern untereinander zu fördern und
- in Einzelfällen auch persönliche Beratung anzubieten, z. B. in sozialrechtlichen Fragen.

Der Deutsche Diabetiker-Bund unterhält eine Bundesgeschäftsstelle und ist weiter in Landes- und Bezirksverbände aufgegliedert. Die Höhe des jährlichen Mitgliedsbeitrags wird vom jeweiligen Landesverband festgelegt. Eine Mitgliedschaft kann nur empfohlen werden.

Viele Landesverbände verfügen über eigene Internetseiten und E-Mail-Adressen, die über die Internetseite des Deutschen Diabetikerbundes gefunden werden können (www.diabetikerbund.de).

Adressen der Bundes- und Landesverbände (Stand 15.8.2008)

DDB e. V. Bundesgeschäftsstelle
Goethestraße 27
34119 Kassel
Tel.: 0561/70 34 77-0
Fax: 0561/70 34 77-1
info@diabetikerbund.de
www.diabetikerbund.de

Landesverband Baden-Württemberg e. V.
Kriegsstraße 49
76133 Karlsruhe
Tel.: 0721/3 54 31 98
Fax: 0721/3 54 31 99
Info@ddb-bw.de
www.ddb-bw.de

Landesverband Berlin e. V.
Schillingstraße 12
10179 Berlin
Tel.: 030/2 78 67 37
Fax: 030/27 59 16 57
ddb.berlin@arcor.de
www.ddb-lv-bln.de

Landesverband Brandenburg e. V.
Schopenhauerstraße 37
14467 Potsdam
Tel.: 0331/9 51 05 88
Fax: 0331/9 51 05 90
info@diabetikerbund-brandenburg.de
www.diabetikerbund-brandenburd.de

Landesverband Bremen e. V.
Am Wall 102
28195 Bremen
Tel.: 0421/6 16 43 23
Fax: 0421/ 6 16 86 07
pursche@ddb-hb.de
www.ddb-hb.de

Landesverband Hamburg e. V.
Steinstraße 15
22095 Hamburg
Tel.: 040/20 00 43 80
Fax: 040/20 00 43 88
info@diabetikerbund-hamburg.de
www.diabetikerbund-hamburg.de

Landesverband Hessen e. V.
Friedrich-Ebert-Straße 5
34613 Schwalmstadt-Treysa
Tel.: 06691/2 49 57
Fax: 06691/2 49 58
info@diabetiker-bund-hessen.de
www.ddbhessen.de

Landesverband Mecklenburg-Vorpommern e. V.
Lübeckerstraße 5
19053 Schwerin
Tel.: 0385/59 16 60
info@diabetikerbund.de

Landesverband Niedersachsen e. V.
Am Nottbohm 46a
31141 Hildesheim
Tel.: 05121/87 61 73
Fax: 05121/87 61 81
ddb-nds-as@t-online.de
www.ddb-niedersachsen.de

Landesverband Nordrhein-Westfalen e. V.
Johanniterstraße 45
47053 Duisburg
Tel.: 0203/6 08 44 0
Fax: 0203/6 08 44 77
ddblvnrw@t-online.de
www.ddb-nrw.de

Landesverband Rheinland-Pfalz e. V.
Theodor-Fliedner-Straße 25
55218 Ingelheim
Tel.: 06132/8 59 77
Fax: 06132/71 21 96
mlamichel@aol.com
www.diabetes-rlp.de

Landesverband Saarland e. V.
Wolfskaulstraße 43
66292 Riegelsberg
Tel.: 06806/95 35 71
Fax: 06806/95 35 72
ddbsaarland@t-online.de
www.diabetiker-saar.de

Landesverband Sachsen e. V.
Striesener Straße 39
01307 Dresden
Tel.: 0351/4 52 66 52
Fax: 0351/4 52 66 53
info@Diabetikerbund-Sachsen.de
www.Diabetikerbund-Sachsen.de

Landesverband Sachsen-Anhalt e. V.
Theodor-Neubauer-Straße 27
06130 Halle
Tel.: 0345/1 22 33 14
Fax: 0345/6 85 46 50
diabetikerbundsa@onlinehome.de
www.diabetikerbundsa.de

Landesverband Schleswig-Holstein e. V.
Auguste-Viktoria-Straße 16
24103 Kiel
Tel.: 0431/18 00 09
Fax: 0431/1 22 04 07
info@ddb-sh.de
www.ddb-sh.de

Landesverband Thüringen e. V.
Waldenstraße 13a
99084 Erfurt
Tel./Fax: 0361/7 31 48 19
ddb-thueringen@gmx.de
www.ddb-thueringen.de.vu

DDB-Mitgliedsorganisationen

Arbeitskreis der Pankreatektomierten e. V.
Krefelder Straße 52
41539 Dormagen
Tel.: 02133/4 23 29
Fax: 02133/4 26 91
Adp-dormagen@t-online.de
www.adp-dormagen.de

Bundesweite Fördergemeinschaft Junger Diabetiker e. V.
Müllerstraße 56–58
13349 Berlin
Tel./Fax: 030/79 70 54 26
info@bfjd.de
www.bfjd.de

Förderkreis Eltern diabetischer Kinder und Jugendlicher e. V.
Am Hainzenthal 57
67722 Winnweiler
Tel.: 06302/21 60
Fax: 06302/15 21

Deutsche Diabetes Union e. V.
Staffelseestraße 6
81477 München
Tel.: 089/522 79 899
Fax: 089/ 552 79 885
info@diabetes-union.de
www.diabetes-union.de

Weitere Organisationen

Diabetikerbund Bayern e. V.
Landesgeschäftsstelle
Ludwigstraße 67
90402 Nürnberg
Tel.: 0911/22 77 15
Fax: 0911/ 23 49 876
info@diabetikerbund-bayern.de
www.diabetikerbund-bayern.de

Deutsche Diabetes Stiftung
Tengstraße 22
80798 München
c/o Nutrion AG

Stiftung Inselzelltransplantation
Projensdorfer Straße 374
24116 Kiel
Tel.: 0172/6 10 06 09
mailbox@cure-diabetes.com
www.cure-diabetes.com

IDAA Deutschland e. V.
(Intern. Diabetic Athletes Association) IDDA
Landwehrstraße 58
80336 München
Tel./Fax: 089/53 15 43
ulrike.thurm@idaa.de
www.idaa.de

Insuliner (Zusammenschluss junger Typ-1-Diabetiker)
Frau Anneliese Kuhn-Prinz
Vor dem Dickenhahn 25
56472 Dreisbach
Tel.: 02661/ 917 66 44
Fax: 02661/ 917 66 54
verlag@insuliner.de
www.insuliner.de
Selbsthilfegruppe insulinpflichtiger DiabetikerInnen; Chat-Room im Internet

Bayerischer Blinden- und Sehbehindertenbund e. V. Landesgeschäftsstelle
Arnulfstraße 22
80335 München
Tel.: 089/ 55 988-0
Fax: 089/ 55 988-266
info@bbsb.org
www.bbsb.org

Bundesverband Insulinpumpenträger e. V.
Reinekestraße 31
51145 Köln
Tel.: 02203/2 58 62

Bundesverband Selbsthilfe Körperbehinderter
Postfach 20
74236 Krautheim
Tel.: 06294/6 83 02
Fax: 06294/9 53 83

Deutsches Studentenwerk
Informations- und Beratungsstelle Studium und Behinderung
Referat 6
Monbijou Platz 11
10178 Berlin
Tel.: 030/29 77 27 60
studium-behinderung@studentenwerke.de

ZFD (Polologenverband)
Liste qualifizierter Podologen unter folgender Adresse erhältlich:
Schaumburgstraße 14–16
45657 Recklinghausen
Tel.: 02361/ 185960
Fax: 02361/ 185961
www.zfd.de

Informationen aus dem Internet

Über Suchmaschinen (z. B. google.de) bekommen Sie immer wieder neue Adressen. Hier eine kleine Auswahl der fast täglich wechselnden Angebote:

Deutschsprachige Seiten

www.diabetikerbund.de
Die Seite des Deutschen Diabetikerbundes e. V.

www.diabetes-forum.de
Informationen rund um den Diabetes

www.diabeticus.com
Informationen rund um den Diabetes

www.diabetes-kinder.de
Die Seite der Arbeitsgemeinschaft pädiatrische Diabetologie (Zusammenschluss der Diabetes-Teams in der Kinderheilkunde

www.diabetes-tagebuecher.de
Dokumentationshilfen für Ihre selbst gemessenen Blutzucker- und Blutdruckwerte

www.dge.de
Internetseite der Deutschen Gesellschaft für Ernährung, alle Fragen zur Ernährung, aktuelle Informationen, Artikel

www.aerzte-im-netz.de
Das deutsche Ärzteverzeichnis, hier finden Sie Fachärzte, Diabetologen etc. an Ihrem Wohnort und in Ihrer Nähe (mit Eingabe der Postleitzahl und ggf. auch des Ortes)

www.betacare-infoservice.de
Alle diabetesrelevanten Themen aus der Sozialversicherung, Krankenversicherung, Rechte, Urteile etc.

www.idaa.de
Internetseite des International Diabetes Athletes Association, für ambitionierte Sportler; haben sich dort aus der ganzen Welt organisiert

www.impotenz-selbsthilfe.de
Internetseite der Selbsthilfegruppe Erektile Dysfunktion, Seite mit weiteren Adressen und Links

Englischsprachige Seiten

www.childrenwithdiabetes.com
Internationaler Austausch unter Eltern

www.diabetes.org
Adresse der Amerikanischen Diabetes-Gesellschaft (ADA) mit umfassenden Informationen

27.2.2 Zeitschriften

Diabetes-Journal

Eine monatlich erscheinende Zeitschrift mit aktuellen Informationen über alle Bereiche des Diabetes. Zwei kostenlose Probeexemplare bzw. ein Abonnement können über den Verlag bestellt werden. Das Abonnement ist zum jährlichen Bezugspreis von 37,80 € (pro Heft 3,15€) erhältlich. Einzelverkaufspeis 3,70 €, erhältlich im Bahnhofs- und Flughafenbuchhandel. Mitglieder des DDB erhalten einen ermäßigten Vorzugspreis, in einigen Landesverbänden ist der Bezugspreis im Mitgliedsbeitrag enthalten.
Verlag Kirchheim & Co GmbH
Kaiserstraße 41 55116 Mainz
Tel.: 06131/ 960 70 0
Fax: 06131/ 960 70 70
www.kirchheim-verlag.de
www.diabetes-journal.de
E-Mail: info@kirchheim-verlag.de

Diabetes Forum

Zeitschrift für integriertes Diabetesmanagement, Adressaten: Diabetesberater/Innen, Mediziner Psychologen, Interessierte
Verlag Kirchheim & Co GmbH
Kaiserstraße 41
55116 Mainz

Diabetes-Eltern-Journal

Zeitschrift für Eltern diabetischer Kinder, erscheint 4x jährlich
Verlag Kirchheim & Co GmbH
Kaiserstraße 41
55116 Mainz

Mellitus Lauf

3-mal jährlich erscheinende Zeitung über Sport und Diabetes. Verlag Kirchheim & Co GmbH
Kaiserstraße 41
55116 Mainz

Diabetes-Ratgeber

Der Diabetes-Ratgeber erscheint 12-mal jährlich und ist kostenlos über Apotheken erhältlich.

Insuliner

Der „Insuliner" wendet sich vor allem an junge Typ-1-Diabetiker. Erscheint 4mal jährlich. Zu beziehen über den Insuliner-Verlag; Jahresabonnement 12 € bei Einzugsermächtigung bzw. 14 € mit Rechnung, 18 € für Zeitung + Kassette oder Diskette
Insuliner-Verlag
Frau Anneliese Kuhn-Prinz
Vor dem Dickenhuhn 25
56472 Dreisbach
www.insuliner.de

Subkutan

„Subkutan" ist eine kostenlose Zeitschrift für Mitglieder der Landesverbände Brandenburg, Bremen, Hamburg, Hessen, Nordrhein-Westfalen, Schleswig-Holstein, Thüringen im Deutschen Diabetiker-Bund sowie des Bundesverbandes Insulinpumpenträger und erscheint vierteljährlich.
Wenz & Antonin GmbH
Verlag für Medizin und Umwelt
Dortmund

Schriftenreihe des Deutschen Diabetiker-Bundes

Sie erscheint mit aktuellen Themen in unregelmäßigen Abständen und wird kostenlos an Mitglieder verteilt.

Sprachführer für Diabetiker
Der Sprachführer für Diabetiker ist kostenlos bei der Drugofa GmbH erhältlich.
Drugofa GmbH
Clevischer Ring 127
51063 Köln

27.2.3 Fachbücher

Diabetes allgemein

Howorka, K.:
Insulinabhängig?
Funktioneller Insulingebrauch: Der Weg zur Freiheit mit nahezu normalem Blutzucker.
Ein Patientenlehrbuch für die Behandlung mit Selbstkontrolle und mehrfachen Injektionen oder einer steuerbaren Insulinpumpe.
Verlag Kirchheim, Mainz, 7. Auflage 2004
Sehr empfehlenswertes Buch über die Grundprinzipien der normnahen funktionellen Insulintherapie.

Schmeisl, G.: Das Diabetes-Kurs-Buch
„Highlights" der Serie aus dem Diabetes Journal (Diabetes-Kurs), Herbst 2008
Kirchheim-Verlag
Kaiserstraße 41
55116 Mainz

Schmeisl, G.:
Schulungsbuch für Diabetiker
6. Auflage 2008 in Audio-Version im DAISY Format für Blinde und Sehbehinderte
zu beziehen über: BIT-Zentrum des Bayerischen Blindenbundes, Arnulfstraße 22, 80335 München

Ernährung und Kochen

Herausgegeben von der Ernährungsberatung der Nestlé-Gruppe Deutschland
Kalorien mundgerecht
Umschau Verlag, Frankfurt/Main, 2006
Das handliche Nachschlagewerk enthält im Vorspann die wichtigsten Grundregeln einer ausgewogenen Ernährung. Der Hauptteil besteht aus einem farbig untergliederten Tabellenwerk, das 2500 Lebensmittel und Fertigprodukte umfasst. Zu den einzeln aufgeführten Lebensmitteln werden folgende Angaben gemacht: Kilokalorien, Kilojoule, Eiweiß, Fett, Kohlenhydrate, BE, Ballaststoffe, Cholesterin. Für die gebräuchlichsten Lebensmittel werden die Inhaltsstoffe bereits portionsweise angegeben. Eine zusätzliche Harnsäuretabelle ergänzt das Nachschlagewerk.

Ippach, P.; Ullrich, R.:
Diabetes-Kochbuch und Ratgeber
Basisinfos zum Thema Diabetes, 130 Rezepte zum Abnehmen für Typ-2-Diabetiker mit Nährwert- und BE-Angaben, 232 farb. Abb.
Hizel-Verlag Stuttgart, 7. Aufl. Januar 2009,
ISBN: 978-3-7776-1628-5, 20,40 €

Erfahrungsberichte von Betroffenen und seelische Bewältigung

Erfahrungsberichte von Betroffenen, die Mut machen, den Diabetes zu akzeptieren.

Hirsch, A.
Diabetes ist meine Sache
PAL Verlagsgesellschaft, Mannheim, 2.Auflage 2001

Ott, G.:
Mein süßes Leben
Verlag Kirchheim, Mainz, 2. Auflage 2000

Schwerbehinderung und Soziales

Finck, H.; Malcherczyk, L.:
Diabetes & Soziales
Ein praktischer Ratgeber für alle Diabetiker und ihre Angehörigen.
Verlag Kirchheim Mainz, 3. Auflage 2002

Bundesarbeitsgemeinschaft Hilfe für Behinderte e. V.:
Schriftenreihe der Bundesarbeitsgemeinschaft Hilfe für Behinderte
Band 103: Die Rechte behinderter Menschen und ihrer Angehörigen

34. Auflage 2006
40215 Düsseldorf, Kirchfeldstraße 149,
 Tel.: 0211/31 00 60
info@BAGH.de

Bundesarbeitsministerium für Gesundheit und Soziale Sicherung
Ratgeber für behinderte Menschen
Broschüre, Bestellnummer A 712
Referat Information, Publikation, Redaktion
Postfach 500
53108 Bonn
Tel.: 0180/51 51 510
Fax: 0180/51 51 511 (0,12 €/Min.)
Internet: www.bmgs.bund.de

Sozialverband Deutschland e. V. Bundesverband:
Bayerisches Staatsministerium für Arbeit und Sozialordnung:
Der Schwerbehinderte und seine Rechte
80797 München, Winzererstraße 9

Bayerisches Staatsministerium für Arbeit und Sozialordnung:
Nachteilsausgleich für Schwerbehinderte
80797 München, Winzererstraße 9

Bayerisches Staatsministerium der Finanzen:
Steuertips für Behinderte
Pressereferat
80539 München, Odeonsplatz 4
und bei allen bayerischen Finanzämtern

Landschaftsverband Westfalen-Lippe, Hauptfürsorgestelle:
Schriftenreihe
Heft 2: Nachteilsausgleiche
Heft 5: Behinderung und Ausweis
Heft 7: Kündigungsschutz
48145 Münster, Postfach 6125,
Warendorfer Straße 26
Tel.: 0251/591-65 55, Fax: 0251/591-65 66
www.lwl.org

27.3 Häufig auftretende Silben in der Medizin und ihre Bedeutung

Grundsätzlich haben wir uns bemüht dieses Schulungsbuch „in Deutsch" zu schreiben. Doch in der Medizin sind nun einmal viele Ausdrücke in lateinisch. Damit Sie sich besser zurechtfinden, und auch wirklich alles verstehen, können Sie an Hand dieser Liste die Ihnen fremden Begriffe „übersetzen". (Die Liste ist nicht vollständig, sie bezieht sich überwiegend auf Vokabular in diesem Buch).

Tab. 27.1 Medizinisches Vokabular

Silbe	Bedeutung	Beispiel
anti-	gegen	**anti**bakteriell
hyper-	zu viel, zu hoch	**Hyper**tone, **Hyper**glykämie
hypo-	zu wenig, unter	**Hypo**tonie, **Hypo**glykämie
sub-	unter	**sub**kutan
-itis	Entzündung	Gastr**itis**, Hepat**itis**, Nephr**itis**
-ämie	Blut, im Blut	Hyperkali**ämie**
-scopie	Betrachtung, Untersuchung	Gastro**scopie**, Recto**scopie**
-graphie	Darstellung	Angio**graphie**
angio-	Gefäß	**Angio**graphie
neuro-	den Nerv betreffend	**Neur**itis
-pathie	Leiden	Neuro**pathie**
mikro-	kleinste	**Mikro**angiopathie
makro	groß, größere	**Makro**angiopathie
häm-	Blut	**Häm**aturie
myo-	Muskel	**Myo**kard, **Myo**karditis
-urie	Ausscheidung von Urin, im Urin	Häma**turie**, Poly**urie**, Olig**urie**
poly-	mehrfach, viele	**Poly**arthritis, **Poly**urie, **Poly**neuropathie
a-	keine, weg, ohne	**A**phasie (keine Sprache) **a**bakteriell (keine Bakterien)

27.4 Berechnungen und Beispiele für den eigenen Energiebedarf

Berechnung des Energiebedarfs

Gewicht X Energie-   = täglicher
              faktor   Energiebedarf

☐ kg X ☐ = ☐ kcal

Berechnung eines reduzierten Energiebedarfs

Bei Übergewicht muss man täglich 1000 kcal einsparen, um in 1 Woche 1 kg abzunehmen!

Reduzierter Energiebedarf = ☐ kcal

Berechnung des eigenen BMI

Körpergewicht ☐ kg

geteilt durch
Körperlänge mal Körperlänge ☐ m²

= BMI ☐

Berechnung der BE-Gesamtmenge

Berechneter Gesamtbedarf   1500   kcal

Berechneter eigener
Gesamtbedarf   ☐ kcal

Eiweiß

20 % Eiweiß = 300 kcal aus Eiweiß ÷ 4,0 = 75 g Gesamteiweiß

☐ % Eiweiß = ☐ kcal aus Eiweiß ÷ 4,0 = ☐ g Gesamteiweiß

Fett

30 % Fett = 450 kcal aus Fett ÷ 9,0 = 50 g Fett

☐ % Fett = ☐ kcal aus Fett ÷ 9,0 = ☐ g Fett

50 g Fett davon   ⅓ aus Streichfett   = 17 g Streichfett
                  ⅓ Zubereitungsfett   = 17 g Zubereitungsfett
                  ⅓ aus versteckten Fetten   = 17 g

☐ g Fett davon   ⅓ aus Streichfett   = ☐ g Streichfett
                  ⅓ Zubereitungsfett   = ☐ g Zubereitungsfett
                  ⅓ aus versteckten Fetten   = ☐ g

Kohlenhydrate

50	% Kohlenhydrate =	750	kcal aus KH ÷ 4,0 =	188	g KH
	% Kohlenhydrate =		kcal aus KH ÷ 4.0 =		g KH

Berechnung der BE-Gesamtmenge

12 g Kohlenhydrate = 1 BE

188	g Kohlenhydrate	÷	12	~	15	BE
	g Kohlenhydrate	÷	12	~		BE

27.4 Berechnungen und Beispiele für den eigenen Energiebedarf

Rechenbeispiel

Zum Abschluss erfolgt nun noch die Verteilung der Gesamt-BE-Menge auf z.B. 6 Mahlzeiten:

15 BE   1500 kcal

☐ BE   ☐ kcal

	BE-Menge	Energie	
1. Frühstück	3 BE	300 kcal	
	☐ BE	☐ kcal	
2. Frühstück	2 BE	150 kcal	
	☐ BE	☐ kcal	
Mittagessen	3 BE	450 kcal	
	☐ BE	☐ kcal	
Zwischenmahlzeit	2 BE	150 kcal	
	☐ BE	☐ kcal	
Abendessen	3 BE	300 kcal	
	☐ BE	☐ kcal	
Spätmahlzeit	2 BE	150 kcal	
	☐ BE	☐ kcal	

Register

Symbols
40er-Regel 79
α-Glukosidasehemmer 35, 66

A
ABI, Ancle-Brachial-Index 147
Acarbose 36
ACE-Hemmer 165
Acesulfam 127
Acetonnachweis 79
ADA
– Klassifikation 2
Alcopop 131
Alkohol
– Getränke 130
– zur Desinfektion 59
Alkoholtupfer 17
Alphablocker 165
Alphazellen 3
Altersdiabetes 1
Amaryl® 33
Aminosäuren 3
Analoginsulin 41, 43
– Kurzzeit-Analog-Insulin 41
– Langzeit-Analog-Insulin 45
Anästhesist 189
Anatomie 3
Ancle-Brachial-Index 147
Angst 207, 209
Antidiabetika
– orale 33
Antidiabetika, orale
– Schwangerschaft 185
Apidra® 43, 80
Arbeitsassistenz 220
Arbeitsunfähigkeit 220
Arterienverkalkung 145
Arteriosklerose 145, 163
Aspartam 127
Aspirieren 59
AST 17
AT-1-Blocker 165
Augenarztkontrollen 140, 184
Augenhintergrundveränderungen 139
Ausbildung 211
Ausdauertraining 167
Austrocknungskoma, hyperosmolares 95
Autofahren 175
Avandamet 36
AVK, Arterielle Verschlusskrankheit 146

Azathioprin 199
Azeton 97
– Selbstkontrolle 25

B
Backwaren 107
Ballaststoffe 112
Ballonkatheter 148
Basalinsulinanteil 75
Basalrate 73
– Langzeit-Analog-Insulin 73
– Lantus 73
– Levemir® 74
– NPH-Insulin 73
Basalratentag 85
Basalratentest 76
Basalratenüberprüfung 76
Basis-Bolus-Prinzip 71
Bauch-Fettsucht 7
Bauchspeicheldrüse 3
– künstliche 200
Bauchspeicheldrüsenfunktion 72
Bauchumfang 5, 15
BE
– schnelle 93
BE, Broteinheit 104
Bed-time-Insulin 73
BE-Faktor 77
Beförderung, Vergünstigungen 223
Behandlungskosten 203
Behinderung 217
Berechnungseinheit, BE 104
Beruf 211
Berufsunfähigkeit 212, 220
Beschäftigungspflicht 218
Betablocker 165
Betazellen 3
Betazellstimulatoren 34
Bewerbungsgespräch 212
Bier 133
Biguanide 35
Bindemittel 129
Blutdruck 163
Bluthochdruck 163
Blutzucker
– Messgeräte 19
– Selbstkontrolle 15
– Umrechnungstabelle 23
– Zielwerte in der Schwangerschaft 184
Blutzuckerkorrektur 80
Blutzuckermessung
– unblutige 199

Blutzuckerschwankungen 84
Bolusinsulin 76
B.O.T. 65
Brot 107
Broteinheit
– schnelle 93
Bullosis diabeticorum 158
Burning feet 149
Byetta 64
Byetta® 9

C
CHARCOT-Fuß 152
Cheiroarthropathie 159
Cheiropathie 159
Cholesterin 118
– Cholesteringehalt 119
– Cholesterinspiegel 119
– HDL 118, 148
– LDL 118, 147
– Nahrungscholesterin 119
Cialis® 157
Claudicatio intermittens 146
Clopidogrel® 148
Cortison 199
Cyclamat 127
Cyclosporin 199
Cymbalta® 151

D
Dawnphänomen 83
Dermatopathie 158
Diabetes
– Akzeptanz 206
– Beschwerden 12
– pankreopriver 12
– Symptome 12
– Therapie 2
– Typ-1 3
– Typ-2 5
Diabetesbetreuung, ambulante 193
Diabetes Typ-2
– Kinder und Jugendliche 11
– schlank 9
– Therapie 9
– übergewichtig 9
Diabetestypen 1
Diabetiker
– Lebensmittel 125
– Tagebuch 15
Diabetikerpass 193
Diabetiker-Sportgruppe 169
Diabetische Nephropathie 142
Diabetische Retinopathie 139

Diaphragma 187
Diätprodukte 126
Dickungsmittel 129
Disaccharide 104
Diuretikum 165
DLG-Diabetiker-Zertifikat 133
Doppelbindungen 117
Dosisanpassung 74
DPP-4-Hemmer 9, 37, 145
DUPUYTREN-Kontraktur 159
Durchstechflaschen 53
Dusk-Phänomen 74
Dysfunktion, erektile 156

E
Edmonton Protokoll 201
Einfachzucker 103
Einmalpen 57
Eiweiß 120
– Mischungen 121
– pflanzlich 120
– Rechenbeispiel 125, 241
– tierisch 120
Eiweißzufuhr, überhöhte 122
Energie
– in Nahrungsmitteln 102, 241
Energiebedarf 122
Energiefaktoren 123
EREC-AID-System 156
Erektionsstörung 156
Ernährung 101
Ernährungsdreieck 101, 118
Ernährungsplan 122
Erwerbsunfähigkeit 212, 220
Essen 101
Eucreas® 38
Euglucon 33
Exenatide 63
Exubera® 48

F
Fahrerlaubnis 216
Farbvergleich 16
Fastenperiode 76
Fastentest 75
– Ausgangswert 75
Fertigpen 57
Fett 114
– Rechenbeispiel 125, 241
– viscerales 7
Fette
– Fettgehalt 115
– versteckt 115
Fettqualiät 117
Fettsäuren 117
Fettsucht 7
Fettwegweiser 116
Flugreisen 176

Folgeschäden 137
– Angst vor 209
FONTAINE
– Stadien der pAVK 146
Fruchtzucker 103, 128
Fruktosamin 30
Fruktose 103, 128
Führerschein 216
Fuß, diabetischer 151
– Diagnostik 153
– Symptome 152
– Therapie 154
– Vorfußentlastungsschuh 155
Fußpflege 191
– Kostenerstattung 214

G
Galaktose 103
Gastroparese 150
GdB, Grad der Behinderung 217
Gefäßschäden 147
Gefühlsstörungen 149
Geliermittel 129
Gemüse 108
Geschichte des Diabetes 1
Gestationsdiabetes 186
– Erkennung 186
– Risikofaktoren 186
Getränke 130
Getreide 107
Getreidestärke 108
Gewicht
– Definition 7
GI, glykämischer Index 105
Gingivitis 160
Glargin 73
Gleichstellung mit
   Schwerbehinderten 220
Glibenclamid 33
Glimepirid 33
Glinide 34
Glitazon 66
Glitazone 36
– Kombinationspräparate 37
Glomeruläre Filtrationsrate, GFR 143
GLP1 63
Glucophage® 11, 35
Glucosidase-Hemmer 35
Glukagon 93
Glukose 103
– kontinuierliche Messung 26
Glukosetoleranz, pathologische 14
Glykämischer Index 101, 105
Glykogen 104
Glykohämoglobinwert 29
Grütze 108

H
Halbfettbutter 115
Halbfettmargarine 115
Hämoglobin
– glykosiliertes 30
Harnzucker
– Selbstkontrolle 25
Haushaltshilfe 223
Haushaltszucker 104
Hausmittel 195
Hauterkrankungen 158
HDL-Cholesterin 118, 148
Hüft-Fettsucht 7
Hülsenfrüchte 108
Humalog® 41, 42, 80
Humalog mix® 48
Hyperglykämie 95
– beim Sport 170
– bei Operationen 189
Hypertonie 163
Hypoglykämie 91
– Behandlung 92
– beim Autofahren 175
– beim Sport 169
– nach der Geburt 183
– Symptome 91
Hypo-Wahrnehmungsstörung 26

I
ICT, intensivierte konventionelle
   Insulintherapie 71
– Probleme 81
IDDM, insulin-dependent diabetes
   mellitus 1
Immunbehandlung 199
Impfung
– Diabetes-Antikörper 200
Impfungen
– vor Reisen 179
Injektion 59
Injektionshilfen 53
Injektionsstellen 60
Inkretin-Mimetika 63
Inkretin-Mimetikum 9
Inselzellen 3
– Transplantation 200
Insulin 3, 39
– Altinsulin 40
– Analoga 41
– Aspart 42
– Aufziehen 52
– Aufziehen aus Ampulle 52
– Basalrate 73
– Bolus 76
– Detemir 47
– feste Mischungen 41, 48
– Gesamtmenge 84

– Glargin 45
– Glulisine 42
– Humaninsulin 42
– Inhalierbar 48
– Kunstinsulin 41
– Kurzzeit-Analog-Insulin 42
– Lagerung und Transport 51
– Langzeit-Analog-Insulin 45
– Lispro 42
– Mahlzeiten 77
– Mischen 52
– Mischinsuline 41
– Normalinsulin 40, 45
– NPH-Insulin 40, 45
– NPH-Kombinationsinsulin 41
– Vergleich Normal- und Kurzzeit Analog Insulin 45
– Verzögerungsinsulin 40
– Wirkdauer 80
– Wirkung, schnellere 62
– Wirkungsverlauf 39
– Zink-Verzögerungsinsulin 40
Insulinbedarf
– bei Parondontalerkrankungen 160
Insulinbedarf bei Pilleneinnahme 187
Insuline
– Pumpentherapie 90
Insulinersatz 4
Insulinpumpentherapie 87
– Insuline 90
– Prinzip 88
– Schwangerschaft 183
– Voraussetzungen 87
Insulinresistenz 5, 9, 36
Insulin-Sensitizer 36
Insulinspiegel 7
Insulinspritzen 51
Insulintherapie 71
– intensiviert konventionell 71
– Kombinationstherapie 64, 65
– konservativ 67
– Operation 190
– Typ-2-Diabetes 63
Insulinunempfindlichkeit 5
Interferon 199
Interkontinentalflüge 176
– CT 176
– ICT 177
– Ost-West 177
– West-Ost 177
– Zeitverschiebung 176
Intrauterinpessar 187
Inulin 104
Isomalt 128

J
Janumet® 37
Jet-Lag 176
Jugendliche, Diabetes 10

K
Kaloriengehalt 102
Kalziumantagonist 165
Kanülen 58
Karies 160
Karpaltunnel-Syndrom 159
Kartoffeln 109
Katarakt 157
Ketoazidose 96
Ketonkörpermessung 25
Kinder
– Diabetes 10
– Steuerrecht 223
Kindergarten 211
Kinderwunsch 181
Klassifikation
– Diabetes 2
Kochfett 115
Kohlenhydrat
– Austauschtabelle 107
Kohlenhydrate 103
– Backwaren 107
– Brot 107
– Gemüse 109
– Getreide 107
– Grütze 108
– Kartoffelprodukte 109
– Nüsse 110
– Obstsaft 110
– Rechenbeispiel 125, 241
– Samen 110
– Trockenobst 110
Komaentwicklung 96
Koma, ketoazidotisches 96
Kombinationstherapie 64
Kondome 187
Kontinuierliche Glukosemessung 26
Kontraktur
– DUPUYTREN 159
Kontrazeptiva
– hormonelle 187
– Mikropille 187
Körpermassen-Index 123
Korrekturinsulin 79
Korrekturregel 99
– 40er-Regel 79, 99
– 50er-Regel 99
– Hyperglykämische Stoffwechselentgleisung 99
– Insulinbedarf 99
– Insulin-Gesamtdosis 99
Korrekturregeln 79

Kosten 203
Krafttraining 168
Krankenversicherung 213
– Basistarif 213
– bei Reisen 178
– Rückzahlungsgrenze 215
– Standardtarif 213
Krankheitsbewältigung 181
Kündigungsschutz 219
Kunstinsulin 41
Kurzzeit-Analog-Insulin 42

L
Laktit 128
LANGERHANS-Inseln 3
Langzeit-Analog-Insulin 45
Lantus 45
Lantus® 73
Lanzette 17
LDL-Cholesterin 118
Lebensmittel
– diätetische 125
Lebensversicherung 213
Leistungsfähigkeit, verminderte 220
Leptin 7
Levemir® 46, 65
Levitra® 157
Lieblingsstellen 85
Linsentrübung 157
Lipoatrophien 61
Lipodystrophie 158
Lipohypertrophien 61
Liprolog® 41, 42, 80
Liprolog Mix® 48
LJM, Limited Joint Mobility 159
Lyrica® 151

M
Magenballon 8
Magenband 8
Magenentleerungsstörung, diabetische 150
Magenlähmung, autonome 77
Magenverkleinerung 9
Magnetresonanztomographie 89
Mahlzeiten
– Verteilung 125
Mahlzeiteninsulin 77
Makroalbuminurie 144
Makroangiopathie 137, 145
Makulopathie 140
Maltit 128
Malzzucker 104, 133
Maninil 33
Mannit 128
Medikamente 33
Mehl 108
Merkzeichen 222

Mescorit® 35
Messfehler 21
Messgeräte 17
Messstellen
– alternativ 17, 20
Metabolisches Syndrom 5
Metabolisch-vaskuläres Syndrom 5, 146
Metformin 35, 66
Miglitol 35
Mikroalbuminurie 143
– Einflüsse 144
Mikroangiopathie 137
Mikroverkapselung 201
Mikroverletzung der Haut 59
Milch 111
Milchhalbfett 115
Milchprodukte 111
Milchzucker 104
Mischinsulin 69
Missbildungsrisiko 184
MOGENSEN
– Stadien der Nephropathie 143
Monosaccharide 103
Morgendämmerungsphänomen 83
Morgengupf 84
MRT bei Insulinpumpe 89
Mundhygiene 161
MUSE, medicated-urethral-system for erection 157

N

Nachtwert, hoher 83
Nadellänge 59
Nährstoff
– Energiegehalt 124
Nährstoffrelation 102, 124
Nahrung
– Zusammensetzung 102
Nahrungsmittel
– pflanzlich 104
– tierisch 104
Narkose 189
Nateglinide 34
Necrobiosis lipoidica 158
Neohesperidin 127
Nephropathie 142
– orale Antidiabetika 145
Nervenschäden 148
– Eingeweidenerven 149
Neuropathie
– autonome 156
– Diagnostik 150
– sensible 149
Neuropathie-Diagnostik 154

Nicotinamid 199
NIDDM, non-insulin-dependend diabetes mellitus 1
Niereninsuffizienz
– Diät 145
– Insulinbedarf 144
– Medikamente 145
– orale Antidiabetika 145
Nierenschädigung 142
Nierenschwelle 13, 16
NIS, nahe-normoglykämische Insulinsubstitution 71
NovoMix® 30, 48
NovoNorm® 34
NovoRapid® 42, 80

O

Obst 109, 110
OGTT, oraler Glukose
– -Toleranztest 13
Oligosaccharide 104
Omega-3-Fettsäuren 102, 117
Operation 189
– Auge 142
– Insulintherapie 190
– Komplikationen 189
Oraler Glukose Toleranztest 11
Osteoarthropathie 152

P

Pankreas 3
– künstliches 200
Parodontalbehandlung 160
Parodontalerkrankungen 160
Parodontitis 160
Partnerschaft 181
pAVK, periphere arterielle Verschlusskrankheit 146
PCI, Perkutane Catheter Intervention 148
Pedographie 153
Pen 53
Pennadel 58
Pflegeversicherung 215
Physiologie 3
Pille 187
Pioglitazon 36
Polyneuropathie 148
– autonome 149
– Gefühlsstörungen 149
– sensible 149
Polysaccharide 104
PrePoint Studie 4, 200
Pro-Insulinspiegel 7
Proliferative Retinopathie 140
Protamin 40
Protein 120
Proteinurie 143

Psyche 205
Pumpentherapie 87

R

Rasilez® 165
Reisen 51, 175
– Utensilien 178
Remissionsphase 4, 10
Renin-Angiotensin-System 165
Reninhemmer, direkter 165
Rente
– Berufs- und Erwerbsunfähigkeits- 212
Repaglinide 34
Resistin 7
Retinopathie 139
Rinderinsulin 39
Rosiglitazon 36
Rundfunkgebührenpflicht 224

S

Saccharide 104
Saccharin 127
Schaufensterkrankheit 146
Schule 211
Schulter-Hand-Syndrom 159
Schwangerschaft 182
– Blutzuckereinstellung 185
– Blutzuckerkontrollen 184
– Blutzucker-Zielwerte 184
– Gestationsdiabetes 186
– Hyperglykämie 183
– Insulinbedarf 183, 185
– Insulinpumpentherapie 183
– Komplikationen 183
– Screening-Test 186
– Verhütung 187
– Zahnarzt 161
Schweineinsulin 39
Schwellkörperautoinjektionstherapie 156
Schwerbehindertenausweis 217
Schwerbehinderung 217
SEA 48
Sehbehinderte 158
– Pen 53, 57
Sehschärfe, verminderte 158
Sekretionsstörung 7
Sekt 132
Selbstkontrolle 15
Sexualleben 182
Sexualstörungen 155
Sildenafil 157
Siofor® 35
S.I.T. 66
Sitagliptin 37
SKAT-Methode 156

Sorbit 128
Soziale Beziehungen 207
Soziales 211
Sozialgericht 215
Spätmahlzeit 84
Spirale 187
Sport 167
– Arten 172
– Entgleisung 170
– Gefahren 173
– Maßnahmen 170
– Vorteile 173
Sport-BE 170
Spritzen 51
Spritz-Ess-Abstand 48, 77
Spritzstellen 60
Spritztechnik 59
Stammzellen
– embryonale 201
Stammzellenforschung 201
Star, grauer und grüner 157
Stärke 104
Starlix® 34
Stechhilfen 16
Stent
– beschichtet 148
Steuerfreibetrag 223
Stoffwechselentgleisung 79
– hyperglykämische 95
Streichfett 114
Stress 205
Sucralose 111, 127
Sulfonylharnstoffe 33
– Schwangerschaft 185
Süßstoffe 126

T
Tadalafil 157
Teigwaren 108
Teststreifenverordnung 213
Thaumatin 127
Therapie 2
Therapiekosten 203
Thiazolidindione 36
Thioctacid® 151

Training
– Ausdauertraining 167
– Geschicklichkeitstraining 167
– Gestaltung 169
– Krafttraining 167
Transplantation 200
Traubenzucker 103

U
U-40-Insulin 53
U-100-Insuline 53
Übergewicht 7
– Tipp 107
Ultraschall-Doppleruntersuchung 154
Umrechnungstabelle 23
Umschulung 212
Unscharfsehen 158
Unterzuckerung 91
– Behandlung 92
– beim Autofahren 175
– beim Sport 170
– Bewusstlosigkeit 93
– Glucagen® Hypokit 94
– Glukagon 93
– Komplikationen 92
– leichte 91
– mittelschwere 92
– nach Alkohol 131
– nach der Geburt 183
– nächtliche 83
– schwere 92
– Symptome 91
– Traubenzuckereinlauf 94
– Warnsymptome 91
Urlaub 175

V
Vakuumpumpe 156
Vardenafil 157
Verfahren, Sozialgerichts- 215
Vergleich
– Insulinarten 80

Vergünstigungen 222
– Beförderung 223
– Nachteilsausgleiche 222
– Verkehr 223
Verhütung 187
Verschlusskrankheit, arterielle 146
Versicherung bei Reisen 178
Versorgungsamt 217
Viagra® 157
Vielfachzucker 104
Vildagliptin 37

W
Wachstumshormon-Hemmer 142
Wein 132
Wohlstandssyndrom 5, 146
Wohngeld 224
Wohnungsbauförderung, soziale 224
Wundermittel 195

X
Xanthome 158
Xylit 128

Z
Zähne 160
Zahnfleischentzündung 160
Zahnreinigung, professionell 161
Zeitverschiebung 176
Zellulose 104
Zielblutzucker 79
Zubereitungsfett 115
Zucker 106
Zuckeralkohole 128
Zuckeraustauschstoff 111, 128
Zucker-Langzeit-Gedächtnis 29
Zukunftsperspektiven 199
Zusatz-BE 170, 172
Zusatzurlaub 221
Zweifachzucker 104
Zwischen-BE 80
Zwischenmahlzeit
– BE-Faktor 78
Zwischenmahlzeiten 78

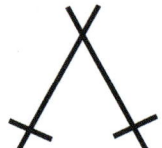

Deegenbergklinik

für Innere Krankheiten / Kardiologie / Diabetologie / Angiologie
und Orthopädie
AHB- und Reha-Klinik
Burgstraße 21
97688 Bad Kissingen
☎ (0971) 821-0 — Fax (0971) 821-8460
e-mail: deegenberg@t-online.de
Internet: http://www.deegenberg.de

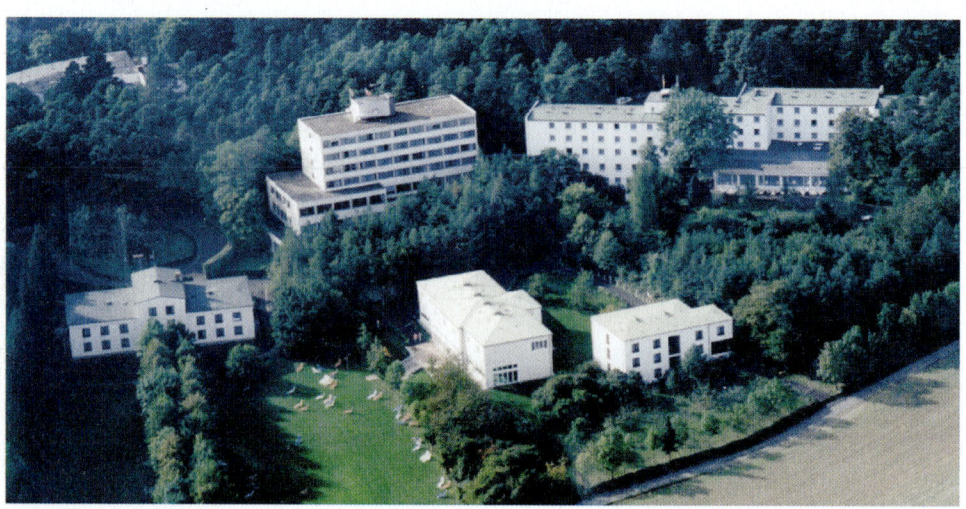